ADICTO AL PAN

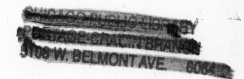

CHICAGO PUBLIC LIBRARY
PORTAGE CRAGIN BRANCH
5108 W. BELMONT AVE. 60641

ADICTO AL PAN

ELIMINA EL TRIGO, BAJA DE PESO
Y MEJORA TU SALUD

DR. WILLIAM DAVIS

AGUILAR

AGUILAR

Título original: *Wheat Belly*
Publicado por acuerdo con Rodale, Inc.

© 2011 William Davis, M.D.

© De esta edición:
2014, Penguin Random House USA Grupo Editorial LLC
2023 N. W. 84th Ave.
Doral, FL, 33122
Teléfono: (305) 591-9522
Fax: (305) 591-7473

Primera edición: Octubre de 2014

ISBN: 978-1-63113-031-1

Traducción: María Andrea Giovine
Diseño de cubierta: Amy C. King
Diseño del libro: Joanna Williams
Fotografías de cubierta: Getty Images
Fotografía de autor: Dawn Davis
Montaje de esta edición: Grafika LLC

Printed in USA by HCI Printing

Este libro fue concebido exclusivamente como un texto de consulta, no como un manual
médico. La información, que aquí se proporciona, está diseñada para ayudarte a tomar
decisiones de salud informadas. No pretende ser un reemplazo de ningún tratamiento
que te haya recetado el médico. Si sospechas que tienes un problema de salud,
te invitamos a que busques ayuda médica competente.

La mención en este libro de compañías, organizaciones o autoridades específicas
no implica responsabilidad por parte del autor o la editorial, así como tampoco
implica que apoyen el libro, a su autor o a la editorial.

Las direcciones de Internet y los números de teléfono que se proporcionan
en el libro eran vigentes al momento de enviarlo a la imprenta.

Todos los derechos reservados. Esta publicación no puede ser reproducida, ni en todo
ni en parte, ni registrada en, o transmitida por, un sistema de recuperación de información,
en ninguna forma ni por ningún medio, sea mecánico, fotoquímico, electrónico, magnético,
electroóptico, por fotocopia o cualquier otro, sin el permiso previo de la editorial.

R0444235450

Para Dawn, Bill, Lauren y Jacob,
mis compañeros en este viaje sin trigo

ÍNDICE

Introducción   IX

**PARTE UNO   TRIGO: EL GRANO ENTERO
             NO SALUDABLE**

Capítulo 1   *¿Qué* panza?   3

Capítulo 2   No son los muffins que hacía tu abuela:
              La creación del trigo moderno   13

Capítulo 3   El trigo deconstruido   35

**PARTE DOS   EL TRIGO Y LA MANERA EN
             QUE DESTRUYE LA SALUD DE
             LA CABEZA A LOS PIES**

Capítulo 4   Oye, tú, ¿quieres comprar un poco de
              exorfinas? Las propiedades adictivas del trigo   49

Capítulo 5   Se te ve la panza de trigo:
              La relación entre el trigo y la obesidad   63

Capítulo 6   Hola, intestino. Soy yo, el trigo.
              El trigo y la enfermedad celíaca   85

Capítulo 7   El país de la diabetes:
              El trigo y la resistencia a la insulina   109

Capítulo 8   A disminuir el ácido:
              El trigo como el gran enemigo del pH   133

Capítulo 9   Cataratas, arrugas y jorobas:
              El trigo y el proceso de envejecimiento   149

Capítulo 10   Mis partículas son más grandes que las tuyas:
               El trigo y las enfermedades cardíacas   167

Capítulo 11   Todo está en tu mente: El trigo y el cerebro   191

Capítulo 12   Cara de bagel: El efecto destructivo
               del trigo en la piel   203

PARTE TRES   DILE ADIÓS AL TRIGO

Capítulo 13   Adiós, trigo: Crea una vida saludable,
               deliciosa y sin trigo   219

Epílogo   257

Apéndice A   En busca del trigo en todos los lugares
               equivocados   263

Apéndice B   Recetas saludables para encoger
               la panza de trigo   273

Agradecimientos   305

Referencias   309

Índice temático   331

INTRODUCCIÓN

SI HOJEAS LOS ÁLBUMES DE FOTOS de tus padres o de tus abuelos, es probable que te sorprenda lo *delgado* que se ve todo el mundo. Las mujeres probablemente usaban vestidos talla cuatro y los hombres tenían 32 de cintura. El sobrepeso era algo que se medía en unas cuantas libras; la obesidad era poco común. ¿Niños con sobrepeso? Casi nunca. ¿Cinturas talla 42? Aquí no. ¿Adolescentes de doscientas libras? Claro que no.

¿Por qué las June Cleaver de los cincuenta y sesenta, las amas de casa que no trabajaban, así como otras personas de esa época eran mucho más delgadas que las personas actuales que vemos en la playa, en el centro comercial o en nuestro propio espejo? Mientras que en aquella época las mujeres por lo general pesaban de 110 a 115 libras y los hombres de 150 a 165, hoy cargamos con 50, 75 o hasta 200 libras *más*.

Las mujeres de ese mundo no hacían mucho ejercicio que digamos. (Se consideraba indecoroso, como tener pensamientos impuros en la iglesia). ¿Cuántas veces viste a tu mamá ponerse sus tenis para salir a correr tres millas? Para mi mamá, hacer ejercicio era aspirar las escaleras. Actualmente, cuando hace un bonito día, salgo y veo docenas de mujeres corriendo, caminando, andando en bicicleta… algo que prácticamente *nunca* veíamos hace 40 o 50 años. Y, no obstante, engordamos más y más cada año.

Mi esposa es triatleta y entrenadora de triatlones; así es que, cada año, veo varios de esos eventos deportivos extremos. Los triatletas entrenan intensamente durante meses o años antes de nadar de

1 a 2 ½ millas en aguas abiertas, recorrer en bicicleta de 56 a 112 millas, para terminar corriendo de 13 a 26 millas. El simple hecho de terminar una carrera es en sí una hazaña, dado que el evento requiere varios miles de calorías y una resistencia espectacular. La mayoría de los triatletas tienen hábitos alimenticios bastante saludables.

Entonces, ¿por qué una tercera parte de esos hombres y mujeres disciplinados tiene sobrepeso? Yo les doy todavía más crédito por tener que cargar esas treinta, cuarenta o cincuenta libras de más. Pero, con ese nivel extremo de actividad constante y con un programa de entrenamiento exigente, ¿cómo es que siguen teniendo sobrepeso?

Si seguimos la lógica convencional, los triatletas con sobrepeso necesitan *hacer más ejercicio* o *comer menos* para bajar de peso. Creo que es una idea francamente ridícula. En este libro voy a argumentar que el problema con la dieta de la mayoría de los estadounidenses no es la grasa y el azúcar ni el surgimiento del Internet y el fallecimiento del estilo de vida agrario. Es el *trigo*... o lo que nos quieren hacer creer que se llama "trigo".

Verás que lo que estamos comiendo, inteligentemente disfrazado de un muffin integral o una chapata de cebolla, en realidad no es trigo en lo más mínimo, sino el producto de investigaciones genéticas realizadas durante la última mitad del siglo XX. El trigo moderno es verdadero trigo en la misma medida en que un chimpancé se aproxima a un ser humano. Aunque nuestros peludos parientes primates comparten el 99 por ciento del total de los genes que se encuentran en los seres humanos, con brazos más largos, el cuerpo cubierto de pelo y menos probabilidades de ganar el primer premio en Jeopardy, confío en que de inmediato puedes identificar la diferencia que representa ese 1 por ciento. En comparación con su ancestro de hace apenas cuarenta años, el trigo moderno ni siquiera está tan cerca.

Creo que el aumento en el consumo de granos –o, más precisamente, el aumento del consumo de esa cosa genéticamente modificada llamada trigo moderno– explica el contraste entre las personas sedentarias más delgadas de los años cincuenta y las personas con sobrepeso del siglo XX, incluidos los triatletas.

Reconozco que declarar que el trigo es un alimento maligno es como afirmar que Ronald Reagan era comunista. Puede que suene absurdo, incluso poco patriótico, degradar un alimento básico emblemático al estatus de riesgo de salud pública. Sin embargo, voy a defender la idea de que el grano más popular del mundo es también el ingrediente más destructivo de nuestras dietas.

Algunos de los efectos peculiares documentados que tiene el trigo en los seres humanos incluyen estimulación del apetito, exposición a *exorfinas* activas en el cerebro (la contraparte de las endorfinas generadas internamente), incrementos exagerados en el nivel de azúcar en la sangre que detonan ciclos de saciedad alternados con un aumento del apetito, el proceso de *glicación* que subyace en las enfermedades y el envejecimiento, efectos inflamatorios y en el pH que erosionan los cartílagos y dañan los huesos, así como la activación de respuestas inmunológicas alteradas. El resultado del consumo de trigo es un rango complejo de enfermedades, desde la enfermedad celíaca –la devastadora enfermedad intestinal que se desarrolla a partir de la exposición al gluten del trigo– hasta una amplia variedad de trastornos neurológicos, diabetes, enfermedades cardíacas, artritis, erupciones extrañas y los delirios paralizantes de la esquizofrenia.

Si eso que llamamos trigo es un problema tan grave, entonces dejarlo de lado debería producir beneficios enormes e inesperados. Y de hecho, así es. Como un cardiólogo que trata a miles de pacientes que tienen riesgo de padecer enfermedades cardíacas, diabetes y los miles de efectos destructivos de la obesidad, personalmente, he visto cómo *se desvanecieron* las panzas que se desbordaban por encima del cinturón, cuando mis pacientes eliminaron el trigo de su dieta, y bajaron 20, 30 ó 50 libras tan solo en los primeros meses. Una pérdida de peso rápida y sin esfuerzo, por lo general, trae consigo beneficios para la salud que me siguen sorprendiendo incluso hoy, después de haber presenciado este fenómeno miles de veces.

He visto cambios radicales en la salud, como en el caso de la mujer de treinta y ocho años con colitis ulcerativa, que estaba por enfrentar una extirpación de colon, que *se curó* al eliminar el trigo y conservó su colon intacto. O el del hombre de veintiséis años, que estaba incapacitado y prácticamente no podía caminar a causa del dolor en las articulaciones, el cual experimentó un alivio total y volvió a caminar y correr libremente después de quitar el trigo del menú.

Por extraordinarios que puedan sonar esos resultados, muchas investigaciones científicas implican que el trigo es la raíz de esas enfermedades e indican que eliminarlo puede reducir o aliviar los síntomas por completo. Verás que, sin quererlo, hemos inter-cambiado conveniencia, abundancia y bajos costos para la salud por panzas de trigo, muslos abultados y enormes papadas. Muchos de los argumentos que doy en los siguientes capítulos han sido demostrados en estudios científicos que están disponibles para que todos los leamos. Resulta increíble que muchas de las lecciones que he aprendido fueron demostradas en estudios realizados *hace décadas*, pero que por alguna razón nunca llegaron a la superficie de la conciencia médica o pública. Yo simplemente sumé dos más dos para sacar algunas conclusiones que tal vez te sorprendan.

NO ES TU CULPA

En la película *Good Will Hunting* (conocida en español como *El indomable Will Hunting*, *En busca del destino* o *Mente indomable*), el personaje de Matt Damon, quien posee un genio poco común pero alberga los demonios del abuso que vivió en el pasado, rompe en llanto cuando el psicólogo Sean Maguire (Robin Williams) repite una y otra vez "no es tu culpa".

De manera similar, muchas personas afectadas por una fea pancita de trigo nos culpamos: demasiadas calorías, muy poco ejercicio, muy poca mesura. Sin embargo, es más preciso decir que el consejo que hemos estado siguiendo de comer "más granos enteros" nos ha restado control sobre nuestro apetito y nuestros impulsos, haciéndonos gordos y poco saludables, a pesar de nues-tros mejores esfuerzos y buenas intenciones.

Yo comparo el consejo, ampliamente aceptado, de que "hay que comer granos enteros" con decirle a un alcohólico que, "si una copa o dos no hacen daño, nueve o diez podrían ser aún mejores". Aplicar ese consejo tiene repercusiones desastrosas para la salud.

No es tu culpa.

Si andas por ahí cargando una panza de trigo protuberante e incómoda, si te esfuerzas, sin éxito, por entrar en los jeans del año pasado y le aseguras a tu médico que no, no has estado comiendo mal, pero sigues teniendo sobrepeso, prediabetes, presión y colesterol altos o si estás tratando desesperadamente de ocultar un par de humillantes senos masculinos, piensa en decirle adiós al trigo.

Elimina el trigo, elimina el problema.

¿Qué tienes que perder excepto tu pancita de trigo, tus senos masculinos y tu trasero con forma de bagel?

PARTE UNO

TRIGO:
EL GRANO ENTERO
NO SALUDABLE

CAPÍTULO 1

¿QUÉ PANZA?

La ciencia médica le da la bienvenida a la creación de una hogaza de pan elaborada conforme a la mejor evidencia científica... Un producto así se puede incluir en la dieta tanto de los enfermos como de los sanos, con un entendimiento completo del efecto que puede tener en la digestión y el crecimiento.

Dr. Morris Fishbein
Editor del *Journal of the American Medical Association*, 1932.

EN SIGLOS PASADOS, una panza prominente era exclusiva de los privilegiados, una marca de riqueza y éxito, un símbolo de no tener que limpiar tus establos ni arar tu propia tierra. En este siglo, no tienes que arar tu propia tierra. Hoy, la obesidad se ha democratizado: *Todo el mundo* puede tener una panza grande. Tu papá llamaba a su rudimentario equivalente de mediados del siglo XX "panza cervecera o panza chelera". Sin embargo, ¿qué hacen con una panza cervecera las amas de casa, los niños y la mitad de nuestros amigos y vecinos que no toman cerveza?

Yo la llamo panza de trigo, aunque igual de fácil hubiera podido llamar a esta enfermedad cerebro de pretzel, intestino de bagel o cara de galleta, ya que no hay ningún órgano que no se vea afectado por el trigo. Sin embargo, el impacto del trigo en la talla de nuestra cintura es la característica más visible y definitoria, una expresión externa de las grotescas distorsiones que los seres humanos experimentamos al consumir este grano.

Una panza de trigo representa la acumulación de grasa, que resulta de años de consumir alimentos que desencadenan la insulina, la hormona del almacenamiento de la grasa. Aunque algunas personas almacenan grasa en las nalgas y en los muslos, la mayoría de las personas acumulan grasa desbordante alrededor de la cintura. Esta grasa "central" o "visceral" es única: A diferencia de la grasa que hay en otras áreas del cuerpo, provoca fenómenos inflamatorios, distorsiona las respuestas de la insulina y libera señales metabólicas anormales al resto del cuerpo. En el hombre con panza de trigo no deseada, la grasa visceral también produce estrógenos, lo que ocasiona los "senos masculinos".

Sin embargo, las consecuencias del consumo no sólo se manifiestan en la superficie de nuestro organismo; el trigo también puede llegar prácticamente a todos los órganos del cuerpo, desde los intestinos, el hígado, el corazón y la glándula tiroidea hasta el cerebro. De hecho, casi no hay ningún órgano que *no* se vea afectado por el trigo de alguna forma potencialmente dañina.

JADEAR Y SUDAR EN EL HEARTLAND*

Me dedico a la cardiología preventiva en Milwaukee. Como muchas otras ciudades del Medio Oeste, Milwaukee es un buen lugar para vivir y formar una familia. Los servicios de la ciudad funcionan bastante bien, las bibliotecas son de primera, mis hijos asisten a escuelas públicas de calidad y la población es apenas lo bastante

---

* N. de T. Región central del territorio de Estados Unidos que comprende los estados conocidos como *Midwestern United States*.

grande para contar con los eventos culturales de una gran ciudad, como una sinfónica y un museo de arte excelentes. Las personas que viven aquí son bastante amistosas. Pero… están *gordas*.

Y no quiero decir un poco gordas. Quiero decir muy, muy gordas. Me refiero al tipo de gordos que jadean y sudan después de subir un piso de escaleras. Me refiero a mujeres de 18 años que pesan 240 libras, a camionetas súper inclinadas hacia el lado del conductor, sillas de ruedas del doble de ancho, a equipos de hospital incapaces de atender a pacientes que pesan 350 libras o más. (No caben en el escáner para tomografía computarizada ni en ningún otro aparato para diagnóstico. De todas formas, aunque cupieran, no se alcanzaría a *ver* nada. Sería como tratar de determinar si la imagen en el agua turbia del océano es un delfín o un tiburón).

En tiempos lejanos, un individuo que pesara 250 libras o más era una rareza; hoy, encontrar casos así entre los hombres y mujeres que andan caminando en el centro comercial es tan común como encontrar jeans en Gap. Las personas jubiladas tienen sobrepeso u obesidad al igual que los adultos de mediana edad, los adultos jóvenes, los adolescentes y hasta los niños. Los oficinistas son gordos, los obreros son gordos. Las personas sedentarias son gordas y también los atletas. Los blancos son gordos, los negros son gordos, los latinos son gordos, los asiáticos son gordos. Los carnívoros son gordos, los vegetarianos son gordos. Los estadounidenses padecen obesidad en una escala nunca antes vista en la experiencia humana. Ninguna demografía ha escapado a la crisis del aumento de peso.

Pregúntale al USDA o a la Oficina del Cirujano General y te dirán que los estadounidenses están gordos porque beben demasiados refrescos, comen demasiadas papas fritas, toman demasiada cerveza y no hacen suficiente ejercicio. Y esas cosas pueden ser ciertas. Pero ésa para nada es la historia completa.

De hecho, muchas personas con sobrepeso son bastante conscientes en términos de salud. Pregúntale a cualquiera que pese más de 250 libras ¿Qué crees que fue lo que provocó un aumento de peso tan increíble? Te sorprendería cuántos *no* dicen: "Tomo Big

Gulps, como Pop Tarts y veo televisión todo el día". La mayoría dirá algo como: "No lo entiendo. Hago ejercicio cinco veces al día. He reducido la grasa y he aumentado los granos enteros. Sin embargo, ¡parece que no puedo dejar de engordar!".

¿CÓMO LLEGAMOS AQUÍ?

La tendencia nacional de reducir el consumo de grasa y colesterol, y de aumentar las calorías provenientes de los carbohidratos, ha creado una situación peculiar en la que los productos hechos de trigo no sólo han aumentado su presencia en nuestras dietas, sino que han llegado a *dominarlas*. Para la mayoría de los estadounidenses, cada comida y cada refrigerio contienen alimentos hechos con harina de trigo. Puede ser el plato principal, puede ser la guarnición, puede ser el postre… y probablemente son *todos* los anteriores.

El trigo se ha convertido en un ícono nacional de salud: "Come más granos enteros saludables", nos dicen, y la industria alimenticia se sumó gustosa, creando versiones "saludables para el corazón" de nuestros productos de trigo favoritos "hasta el tope" de granos enteros.

La triste verdad es que la proliferación de productos de trigo en la dieta estadounidense es proporcional al ensanchamiento de nuestra cintura. El consejo que dio en 1985 el Instituto Nacional del Corazón, los Pulmones y la Sangre; a través de su Programa Nacional de Educación sobre el Colesterol, de reducir el consumo de grasa y colesterol y reemplazar las calorías con granos enteros; coincide perfectamente con el inicio de un ascenso pronunciado en el peso de hombres y mujeres. Irónicamente, 1985 marca también el año en el que los Centros para el Control y la Prevención de Enfermedades (CDC, por sus siglas en inglés) comenzaron a elaborar estadísticas de peso corporal, documentando ordenadamente la explosión de la obesidad y la diabetes que comenzó en ese año en particular.

De todos los granos de la dieta humana, ¿por qué ensañarse sólo con el trigo? Porque el trigo, por un margen considerable, es la fuente dominante de proteína de gluten en la dieta de los seres humanos. A menos que seas Euell Gibbons, la mayoría de las personas no comen mucho centeno, cebada, espelta, triticale, bulgur, kamut, ni ningunas otras fuentes menos comunes de gluten; el consumo de trigo eclipsa el consumo de otros granos, que contienen gluten, por más de cien a uno. El trigo también tiene atributos únicos que esos otros granos no tienen, atributos que lo hacen especialmente nocivo para nuestra salud, de lo cual hablaré en capítulos posteriores. Sin embargo, me enfoco en el trigo porque, en la gran mayoría de las dietas estadounidenses, la exposición al gluten se puede considerar sinónimo de exposición al trigo. Por esa razón, con frecuencia uso el trigo para referirme a todos los granos que contienen gluten.

El impacto para la salud del *Triticum aestivum*, el pan de trigo común, y sus amigos genéticos tiene un espectro muy amplio con efectos curiosos de la boca al ano, del cerebro al páncreas, del ama de casa apalache al ejecutivo de Wall Street.

Si suena loco, tenme paciencia. Hago estas afirmaciones con una conciencia clara, sin trigo.

GRANOS MALVADOS

Como la mayoría de los niños de mi generación, –nací a mediados del siglo XX y crecí con pan Wonder y Devil Dogs–, tengo una relación larga y estrecha con el trigo. Mis hermanas y yo éramos verdaderos conocedores de cereales para el desayuno, hacíamos nuestras propias mezclas individuales de Trix, Lucky Charms y Froot Loops, y nos tomábamos felices la leche dulce y de colores pastel que quedaba en el fondo del tazón. Por supuesto, la "gran experiencia estadounidense de los alimentos procesados" no terminaba en el desayuno. De almuerzo, mi mamá por lo general nos mandaba sándwiches de mantequilla de maní o de boloña, el preludio de los pastelillos Ho Ho y Scooter Pies envueltos en celofán. A veces, también incluía unas cuantas galletas Oreo o Vienna Fingers. En la cena, nos encantaba ingerir, frente a la televisión, comestibles que venían empacados en su propio plato de aluminio, lo cual nos permitía consumir nuestro pollo empanizado, panecillo de maíz y tarta de manzana, mientras veíamos el programa *Get Smart*.

En mi primer año de licenciatura, armado con un pase que me permitía comer todo lo que quería en el comedor universitario, me embutía waffles y panqueques para el desayuno, fetuchini Alfredo para el almuerzo, pasta con pan italiano para la cena. ¿Un muffin con semilla de amapola o un bizcocho de postre? ¡Faltaba más! No sólo gané una llanta considerable alrededor de la cintura a los diecinueve, sino que me sentía exhausto todo el tiempo. Durante los siguientes veinte años, combatí ese efecto bebiendo galones de café, luchando por sacudirme el constante estupor que persistía sin importar cuántas horas durmiera todas las noches.

No obstante, no registré nada de esto hasta que vi una foto que me tomó mi esposa mientras estábamos de vacaciones con los niños, que entonces tenían ocho y cuatro años, en la Isla Marco en Florida. Era 1999.

En la foto, estaba dormido en la arena, con mi flácido abdomen desparramado a ambos lados y la papada recargada sobre mis flácidos brazos cruzados.

En ese momento fue cuando realmente me sentí impactado. No sólo tenía unas cuantas libras de más, además tenía unas buenas treinta libras de peso acumuladas alrededor de la cintura. ¿Qué debían pensar mis pacientes cuando les aconsejaba que se pusieran a dieta? No era mejor que los médicos de los años sesenta, que fumaban Marlboro mientras aconsejaban a sus pacientes que tuvieran una vida saludable.

¿Por qué tenía esas libras extra alrededor de la cintura? Después de todo, corría de tres a cinco millas todos los días, llevaba una dieta razonable, balanceada, que no incluía cantidades excesivas de carne ni de grasas, evitaba la comida chatarra y picar entre comidas y me concentraba en los granos enteros saludables. ¿Qué estaba pasando?

Claro, tenía mis sospechas. No podía evitar darme cuenta de que, en los días que desayunaba pan tostado, waffles o bagels, pasaba varias horas con somnolencia y letargo. Sin embargo, si me comía un omelet con tres huevos y queso, me sentía bien. No obstante, unos análisis de laboratorio básicos realmente me pararon en seco. Triglicéridos: 350 mg/dl; colesterol HDL ("bueno"): 27 mg/dl. Y tenía diabetes, con un nivel de azúcar en la sangre (en ayuno) de 161 mg/dl. Corría todos los días, pero ¡tenía sobrepeso y diabetes! Algo tenía que estar muy mal en mi dieta. De todos los cambios que había hecho en mi alimentación, en nombre de la salud, aumentar mi consumo de granos enteros saludables había sido el más significativo. ¿Podía ser que los granos en realidad me estuvieran haciendo engordar?

Ese momento de flácida epifanía representó el inicio de un viaje que me llevó a seguir el rastro de las migajas que dejaron el sobrepeso y todos los problemas de salud que éste trae consigo. Sin embargo, cuando observé efectos aún mayores en una escala superior a mi experiencia personal fue cuando me convencí de que realmente estaba pasando algo interesante.

LECCIONES DE UN EXPERIMENTO SIN TRIGO

Un hecho interesante: El pan de trigo entero (índice glucémico 72) eleva el azúcar en la sangre tanto o *más* que el azúcar de mesa o la sacarosa (índice glucémico 59). (La glucosa eleva el azúcar en la sangre a 100, de ahí que su índice glucémico sea 100. La medida en que un alimento en particular eleva el azúcar en la sangre en relación con la glucosa determina el índice glucémico de ese alimento). Así es que; cuando estaba creando una estrategia, para ayudar a mis pacientes con sobrepeso y propensión a la diabetes, para reducir el azúcar en la sangre de una manera más eficaz;

me pareció lógico que la manera más rápida y simple de obtener resultados fuera eliminar los alimentos que ocasionaban una elevación más profunda del azúcar: en otras palabras, no el azúcar, sino el trigo. Elaboré un manual sencillo sobre cómo reemplazar alimentos basados en trigo con otros alimentos naturales de bajo índice glucémico para crear una dieta saludable.

Después de tres meses, mis pacientes regresaban para seguir adelante con la tarea. Como había previsto, con pocas excepciones, el azúcar en la sangre (glucosa) había bajado de un rango diabético (126 mg/dl o más) a un rango normal. Sí, los diabéticos se volvieron *no* diabéticos. Así es: La diabetes en muchos casos se puede curar –y no sólo controlar– si se eliminan de la dieta los carbohidratos, en especial el trigo. Muchos de mis pacientes también habían bajado veinte, treinta y hasta cuarenta libras.

Sin embargo, fue lo que *no* esperaba lo que me dejó asombrado.

Reportaron que habían desaparecido los síntomas de ardor de estómago. Los retortijones y la diarrea cíclicos del síndrome del intestino irritable ya no estaban. Su energía había mejorado, estaban más concentrados, dormían más profundamente. Las erupciones se habían esfumado, incluso las que habían padecido durante años. Los dolores de artritis reumatoide habían disminuido o se habían desvanecido, lo cual les había permitido reducir, o incluso eliminar, los desagradables medicamentos que tomaban para combatirlos. Los síntomas de asma mejoraron o se resolvieron por completo, lo cual permitió que muchos de ellos desecharan sus inhaladores. Los atletas reportaron un desempeño más consistente.

Más delgados. Con más energía. Con más claridad de pensamiento. Intestinos, articulaciones y pulmones más sanos. Una y otra vez. Obviamente esos resultados eran razón suficiente para renunciar al trigo.

Lo que me convenció aún más fueron los muchos ejemplos en los que la gente eliminaba el trigo y luego se permitía algún antojo con trigo: un par de pretzels, un canapé en un coctel. En minutos, muchos experimentaban diarrea, hinchazón y dolor en las articulaciones o dificultad para respirar. Retomarlo, eliminarlo, el fenómeno se volvía a repetir.

Lo que comenzó como un simple experimento para reducir el azúcar en la sangre se convirtió en un análisis de múltiples enfermedades y en una pérdida de peso que me sigue sorprendiendo aún hoy.

UNA TRIGOTOMÍA RADICAL

Para muchos, la idea de quitar el trigo de la dieta, por lo menos en términos psicológicos, es tan dolorosa como pensar en una endodoncia sin anestesia. Para algunos, el proceso puede tener efectos adversos incómodos similares a dejar el cigarrillo o el alcohol. Sin embargo, este procedimiento *debe* realizarse para que el paciente se recupere.

Adicto al pan explora la propuesta de que los problemas de salud de los estadounidenses, desde la fatiga hasta la artritis, las afecciones gastrointestinales y la obesidad, se originan con el inocente muffin de salvado o el bagel de canela y pasas que te comes con tu café todas las mañanas.

La buena noticia: Hay una cura para esta enfermedad llamada panza de trigo… o, si lo prefieres, cerebro de pretzel, intestino de bagel o cara de galleta.

La conclusión: La eliminación de este alimento, que ha formado parte de la cultura humana durante más siglos de los que Larry King ha estado al aire, te hará más atractivo, más rápido y más feliz. Bajar de peso, en particular, se puede llevar a cabo a un ritmo que no creías posible. Y puedes perder selectivamente la grasa más visible, que se opone a la insulina, genera diabetes e inflamaciones y hace que te avergüences: la grasa abdominal. Es un proceso que se realiza sin pasar hambre ni privaciones, con un amplio espectro de beneficios para la salud.

Entonces, ¿por qué eliminar el trigo en vez de, digamos, el azúcar o todos los granos en general? El siguiente capítulo explicará por qué el trigo es único entre los granos modernos, por su capacidad de convertirse rápidamente en azúcar en la sangre. Además, tiene una conformación genética que ha sido poco entendida y no ha sido lo suficientemente estudiada, así como propiedades adictivas que hacen que comamos en exceso todavía *más*; se ha relacionado literalmente con decenas de padecimientos debilitantes, más allá de los asociados con el sobrepeso, y se ha infiltrado en todos los aspectos de nuestra dieta. Claro, reducir el consumo de azúcar refinada probablemente es una buena idea, dado que aporta poco o ningún beneficio nutricional y, además, tiene un impacto negativo en tu nivel de azúcar en la sangre. Sin embargo, eliminar el trigo es el paso más fácil y más efectivo que puedes dar para proteger tu salud y reducir tu cintura.

CAPÍTULO 2

NO SON LOS MUFFINS QUE HACÍA TU ABUELA: LA CREACIÓN DEL TRIGO MODERNO

Es tan bueno como el buen pan.

Miguel de Cervantes,
Don Quijote

EL TRIGO, MÁS QUE cualquier otro alimento (incluyendo el azúcar, la grasa y la sal), es la piedra angular de la comida estadounidense, una tendencia que comenzó antes de que Ozzie conociera a Harriet. Se ha convertido en una parte tan ubicua de la dieta estadounidense, de tantas maneras, que parece esencial para nuestro estilo de vida. ¿Qué sería un plato de huevos sin pan tostado, qué sería el almuerzo sin sándwiches, la cerveza sin pretzels, los picnics sin panecitos de hot dogs, los dips sin galletas, el hummus sin pan pita, el salmón ahumado sin bagels, la tarta de manzana sin el borde tostado?

SI ES MARTES, DEBE SER TRIGO

Una vez medí la longitud del pasillo del pan en el supermercado local: sesenta y ocho pies.

Eso representa sesenta y ocho pies de pan blanco, pan de trigo entero, pan multigrano, pan de siete granos, pan de centeno, pan negro, pan de masa fermentada, pan italiano, pan francés, palitos de pan, bagels blancos, bagels de pasas, bagels de queso, bagels de ajo, pan de avena, pan de linaza, pan de pita, bollos, panecillos Kaiser, pan de semilla de amapola, panecitos para hamburguesas y catorce variedades de pan para hot dogs. Eso sin contar siquiera la panadería y los cuarenta pies adicionales de estantes repletos de productos de trigo "artesanales".

Y, además, está el pasillo de las botanas y meriendas, con aproximadamente cuarenta marcas de galletas y veintisiete marcas de pretzels. El pasillo de ingredientes para hornear tiene pan rallado y crutones. La zona de lácteos tiene docenas de esos tubos que abres para hornear panecillos, brioches y cruasanes.

Los cereales para el desayuno son un mundo en sí mismos y, por lo general, disfrutan del monopolio de un pasillo completo del supermercado, de estantes llenos de arriba a abajo.

Hay casi un pasillo completo dedicado a cajas y bolsas de pasta y fideos: espagueti, lasaña, penne, coditos, conchas, pasta de trigo entero, pasta de espinacas, pasta de tomate, fideos de huevo, desde cuscús de granos diminutos hasta láminas de pasta de tres pulgadas de grosor.

¿Y qué hay de los alimentos congelados? El congelador tiene cientos de fideos, pastas y guarniciones que contienen trigo para acompañar el pastel de carne y el filete al punto.

De hecho, aparte del pasillo de detergentes y jabones, prácticamente no hay estante que *no* contenga productos con trigo. ¿Puedes culpar a los estadounidenses por permitir que el trigo domine su dieta? Después de todo, está prácticamente en todos los alimentos.

El trigo como cosecha ha tenido éxito a una escala sin pre-
cedentes, superada sólo por el maíz en términos de acres de tierra
cultivada. Está, por mucho, entre los granos más consumidos de
la tierra y constituye el 20 por ciento del total de las calorías que
se consumen.

Y el trigo ha sido un éxito económico innegable. ¿De cuántas
otras maneras un productor puede transformar el valor de cinco
centavos de materia prima en $3.99 de producto deslumbrante
y atractivo para el consumidor, con la recomendación adicional
de la Asociación Americana del Corazón? En la mayoría de los
casos, el costo de anunciar estos productos excede el costo de los
ingredientes mismos.

Los alimentos para el desayuno, la comida, la cena y los
refrigerios elaborados parcial o totalmente con trigo se han
convertido en la regla. De hecho, una dieta así haría felices al
USDA, el Consejo de Granos Enteros, el Consejo del Trigo Entero,
la Asociación Americana de Dietética, la Asociación Americana de
Diabetes y la Asociación Americana del Corazón, sabiendo que su
mensaje de que –hay que comer más "granos enteros saludables"–
ha ganado numerosos y entusiastas seguidores.

Entonces, ¿por qué esta planta aparentemente benigna que
alimentó a generaciones de seres humanos de repente se volvió
contra nosotros? Por un lado, no es el mismo grano que nuestros
antepasados ponían en su pan de cada día. El trigo evolucionó
de manera natural sólo hasta cierto punto durante siglos, pero
ha cambiado drásticamente en los últimos cincuenta años bajo la
influencia de los científicos agrícolas. Las cepas de trigo han sido
sometidas a procesos híbridos de cruces y modificaciones genéticas
para lograr que la planta de trigo sea resistente a las condiciones del
medio ambiente, como las sequías, o los patógenos y a los hongos.
Pero, más que nada, los cambios genéticos han sido realizados para
incrementar el *rendimiento por acre*. La cosecha promedio de una
granja estadounidense es más de diez veces mayor que la de las
granjas de hace un siglo. Esos enormes incrementos en la cosecha

han requerido cambios drásticos en el código genético, incluyendo la reducción de las orgullosas "olas ámbar de grano"* de antaño por la producción actual de trigo "enano" de dieciocho pulgadas de alto. Cambios genéticos tan fundamentales como ésos, como verás, han costado caro.

Incluso en las pocas décadas desde que tu abuela sobrevivió a la época de la Prohibición y bailaba el Big Apple, el trigo ha pasado por incontables transformaciones. A medida que la genética ha progresado en los últimos cincuenta años, permitiendo la intervención humana que se realiza a una escala mucho más rápida que la lenta reproducción de la naturaleza en ciclos anuales, el ritmo del cambio ha aumentado de manera exponencial. La columna vertebral genética de tu muffin, de semilla de amapola de alta tecnología, ha llegado a su condición actual mediante un proceso de aceleración evolutiva que hace que nos veamos como *Homo habilis* atrapados en algún punto de los inicios del Pleistoceno.

DEL POTAJE NATURAL A LOS AGUJEROS DE DONA

"Danos hoy nuestro pan de cada día".

Está en la Biblia. En Deuteronomio, Moisés describe la tierra prometida como "una tierra de trigo, cebada y viñedos". El pan es fundamental para el ritual religioso. Los judíos celebran la Pascua con pan ácimo para conmemorar la huida de los judíos de Egipto. Los cristianos consumen hostias que representan el cuerpo de Cristo. Los musulmanes consideran que el pan sin levadura, llamado naan, es sagrado e insisten en que hay que almacenarlo hacia arriba y en que nunca debe ser tirado en público. En la Biblia, el pan es una metáfora de una cosecha abundante, de un tiempo de plenitud, de no morir de hambre, incluso de salvación.

---

*N. de T. Verso de la canción patriótica estadounidense *America the Beautiful*

¿No partimos el pan con amigos y familiares? ¿No es algo nuevo y maravilloso "lo mejor desde el pan en rebanadas"?* "Quitarle a alguien el pan de la boca" es privar a esa persona de una necesidad fundamental. El pan es un alimento básico casi universal: chapati en India, tsoureki en Grecia, pita en el Medio Oriente, aebleskiver en Dinamarca, naan bya para desayuno en Myanmar, donas glaseadas en cualquier momento del día en Estados Unidos.

La idea de que un alimento tan fundamental, y tan profundamente engranado en la experiencia humana, pueda ser malo para nosotros es perturbadora y va en contra de visiones culturales, sostenidas durante mucho tiempo, sobre el trigo y el pan. Sin embargo, el pan actual se parece muy poco a las hogazas que salían de los hornos de nuestros antepasados. El trigo ha cambiado de la misma manera en que un Cabernet Sauvignon moderno de Napa está muy lejos del tosco fermento del siglo cuatro A. C. de los vinicultores de Georgia, que enterraban urnas de vino en túmulos bajo tierra. El pan y otros comestibles hechos de trigo han alimentado a los seres humanos durante siglos, pero el trigo de nuestros ancestros no es el mismo que el trigo moderno que llega a tu desayuno, comida o cena. De las cepas originales de pasto silvestre que cosechaban los primeros seres humanos, el trigo ha aumentado de manera exponencial a más de 25,000 variedades y todas ellas prácticamente son el resultado de la intervención humana.

En la decadencia del Pleistoceno, alrededor del 8500 a. C., milenios antes de que ningún cristiano, judío o musulmán caminara sobre la tierra, antes de los imperios egipcios, griegos y romanos, los natufianos llevaban una vida seminómada a lo largo del Fértil Creciente (actualmente Siria, Jordán, Líbano, Israel e Irak) y complementaban la caza y la recolección con la cosecha de plantas regionales. Ellos cosechaban el ancestro del trigo moderno, el einkorn, en campos que florecían de manera silvestre en llanuras abiertas. Comidas compuestas por gacela, jabalí, aves silvestres y cabras montesas eran acompañadas con platos de

---

*N. de T. Expresión anglosajona, "the best thing since sliced bread"

granos y frutas que crecían de manera natural. Reliquias como las excavadas en el asentamiento de Tell Abu Hureyra, en lo que ahora es la zona central de Siria, sugieren el uso hábil de herramientas como hoces y morteros para cosechar y moler granos, así como de pozos de almacenamiento para guardar la comida cosechada. Se han encontrado restos de trigo cosechado en excavaciones arqueológicas como Tell Aswad, en Jericó, Nahal Hemar, en Navali Cori y en otros lugares. El trigo se molía a mano y luego se comía como potaje. El concepto moderno de pan con levadura no aparecería en muchos miles de años.

Los natufianos cosechaban trigo einkorn silvestre y es probable que intencionalmente almacenaran semillas para sembrarlas en la siguiente estación en áreas de su elección. El trigo einkorn terminó por convertirse en un componente esencial de la dieta de los natufianos, reduciendo la necesidad de cazar y recolectar. El cambio de cosechar granos silvestres a cultivarlos fue un cambio fundamental que dio forma al comportamiento migratorio subsecuente; así como al desarrollo de herramientas, la lengua y la cultura. Marcó el inicio de la agricultura, un estilo de vida que requería un compromiso a largo plazo de establecerse en un sitio más o menos permanente, un parteaguas en el curso de la civilización humana. Sembrar granos y otros alimentos generó un excedente de comida que dio origen a la especialización ocupacional, el gobierno y todos los elementos relacionados con la cultura (mientras que, en contraste, la *ausencia* de agricultura detuvo el desarrollo cultural en algo similar a la vida neolítica).

Durante más de los diez mil años en que el trigo ha ocupado un lugar prominente en las cavernas, chozas y casas de adobe y en las mesas de los seres humanos, lo que comenzó como einkorn cosechado, luego emmer, seguido por el *Triticum aestivum* cultivado, ha cambiado gradualmente y en intervalos irregulares. El trigo del siglo XVII era el trigo del siglo XVIII, el cual, a su vez, era muy similar al trigo del siglo XIX y de la primera mitad del siglo XX. Al conducir tu carreta por el campo en cualquiera de esos siglos, hubieras visto campos de "olas ámbar de granos" de cuatro pies de alto meciéndose con la brisa. Esfuerzos humanos primitivos por cultivar trigo produjeron modificaciones azarosas cada vez mayores año tras año, algunas exitosas, la mayoría no, e incluso un ojo perspicaz tendría complicaciones para identificar la diferencia entre el trigo de las granjas de principios del siglo veinte y sus predecesores de hace muchos siglos.

Durante los siglos XIX y XX, como en muchos siglos anteriores, el trigo cambió poco, la harina Pillsbury's Best XXXX que mi abuela usaba para preparar sus famosos muffins de crema en 1940 era un poco diferente de la harina de su bisabuela sesenta años antes o de la de algún pariente dos siglos atrás. Moler el trigo se había vuelto más mecánico en el siglo XX, produciendo una harina más fina a mayor escala, pero la composición básica de la harina seguía siendo en gran medida la misma.

Todo eso terminó en la última parte del siglo XX, cuando un incremento en los métodos de hibridación transformó este grano. Lo que ahora pasa por trigo ha cambiado, no a través de las fuerzas de la sequía, la enfermedad o una mezcla darwiniana para sobrevivir, sino a través de la intervención humana. Como resultado, el trigo ha pasado por una transformación más drástica que la de Joan Rivers, estirado, cosido, cortado y vuelto a coser para producir algo totalmente único, casi irreconocible cuando lo comparas con el original y que, no obstante, se sigue llamando de la misma manera: trigo.

La producción comercial moderna de trigo ha tenido el propósito de producir rasgos como una mayor cosecha, menores costos de elaboración y la producción a mayor escala de una mercancía consistente. Mientras tanto, no se ha formulado prácticamente ninguna pregunta sobre si esas características son compatibles con la salud humana. Yo opino que, en algún punto de la historia del trigo, tal vez hace cinco mil años, pero más probablemente hace cincuenta años, el trigo cambió.

El resultado: Una hogaza de pan, una galleta o una tortita hoy en día son diferentes de lo que eran hace miles de años, diferentes incluso de los que preparaba nuestra abuela. Tal vez se vean igual e incluso sepan muy parecido, pero hay diferencias bioquímicas. Esos pequeños cambios en la estructura de la proteína del trigo se traducen en la diferencia entre una respuesta inmunológica devastadora a la proteína de trigo a ninguna respuesta inmunológica.

EL TRIGO *ANTES* DE QUE LOS GENETISTAS LE PUSIERAN LAS MANOS ENCIMA

El trigo se adapta de manera única a condiciones del medio ambiente y puede crecer desde áreas como Jericó, a 850 pies por encima del nivel del mar, hasta en las regiones montañosas del Himalaya, a 10,000 pies por encima del nivel del mar. Su rango latitudinal también es amplio y varía desde muy al norte en Noruega, a 65° de latitud norte, hasta Argentina, a 45° de latitud sur. El trigo ocupa sesenta millones de acres de tierra de cultivo en Estados Unidos, un área equivalente al estado de Ohio. A nivel mundial, el trigo crece en un área diez veces más grande que esa cifra, o el doble del tamaño de Europa Occidental.

El primer trigo silvestre y luego cultivado fue el einkorn, el tatarabuelo de todo el trigo posterior. El einkorn tiene el código genético más simple de todo el trigo, con tan solo catorce cromosomas. Alrededor del 3300 a. C., el trigo einkorn, tolerante al frío, era un grano popular en Europa. Era la época del hombre de hielo tirolés, a quien de cariño se le llama Otzi. Al examinar los contenidos del intestino de este cazador de finales del Neolítico, momificado de manera natural (a quien asesinaron unos atacantes y abandonaron en las montañas glaciares de los Alpes italianos para que se congelara), se encontraron restos parcialmente digeridos de trigo einkorn consumido como pan plano sin levadura, junto con restos de plantas, venado y carne de cabra montesa[1].

Poco después del cultivo de la primera planta de einkorn, la variedad de trigo emmer, el descendiente natural de los padres einkorn y un pasto silvestre no relacionado, el *Aegilops speltoides*, o hierba de cabras, hizo su aparición en el Medio Oriente.[2] La hierba de cabras sumó su código genético al del einkorn, dando como resultado el trigo emmer, más complejo, con veintiocho cromosomas. Las plantas como el trigo tienen la habilidad de conservar la *suma* de los genes de sus antepasados. Imagina que, cuando tus padres se unieron para concebirte, en vez de mezclar cromosomas y contar con cuarenta y seis cromosomas para crear su descendencia, hubieran *combinado* cuarenta y seis cromosomas de mamá con cuarenta y seis de papá, para dar un total de noventa y dos cromosomas en ti. Esto, por supuesto, no sucede en especies más desarrolladas. Esta acumulación de cromosomas en las plantas se denomina poliploidía.

El einkorn y su sucesor evolutivo, el trigo emmer, fueron populares durante varios miles de años, suficientes para ganar su lugar como alimentos básicos e iconos religiosos, a pesar de su cosecha relativamente pobre y de sus características de horneado menos deseables en comparación con el trigo moderno. (Esas harinas más densas y menos refinadas habrían producido horribles ciabattas o pasteles de hojaldre). El trigo emmer es probablemente a lo que Moisés se refería en sus discursos, así como la *espelta* (centeno) mencionado en la Biblia y la gran variedad que persistió hasta la caída del imperio romano.

Los sumerios, quienes tienen el crédito de haber desarrollado el primer lenguaje escrito, nos dejaron decenas de miles de tablillas cuneiformes. Los caracteres pictográficos dibujados en varias tablillas, con fecha del 3000 A. C., describen recetas para preparar panes y pasteles, todos elaborados al moler trigo emmer en un mortero o con un molino de rueda manual. A menudo, se añadía arena a la mezcla para apresurar el laborioso proceso de molido, dejando con arena entre los dientes a los sumerios comedores de pan.

El trigo emmer floreció en el antiguo Egipto, ya que su ciclo de crecimiento dependía de las variaciones de caudal del Nilo según las estaciones. Los egipcios reciben el crédito por aprender cómo hacer que el pan "se levantara" al agregar levadura. Cuando los judíos abandonaron Egipto, en su prisa, no lograron llevar consigo la mezcla de levadura, lo que los obligó a consumir pan ácimo hecho con trigo emmer.

En algún momento en el milenio previo a los tiempos bíblicos, el trigo emmer de veintiocho cromosomas (*Triticum turgidum*) se unió de manera natural a otro pasto, el *Triticum tauschii*, produciendo el *Triticum aestivum*, de cuarenta y dos cromosomas, genéticamente más cercano a lo que actualmente llamamos trigo. Como contiene la suma total del contenido de cromosomas de tres plantas únicas con cuarenta y dos cromosomas, es el más complejo genéticamente. Por tanto, es el más "maleable" en términos genéticos, una característica que servirá a los futuros investigadores especializados en genética en los milenios venideros.

Con el tiempo, las especies de *Triticum aestivum*, más productivas y más compatibles para hornear, opacaron a sus padres, el trigo einkorn y el trigo emmer. Durante muchos siglos siguientes, el trigo *Triticum aestivum* cambió poco. Para mediados del siglo XVIII, el gran botánico y catalogador biológico, Carolo Linneo, padre del sistema de Linneo de categorización de las especies, incluía cinco variedades diferentes bajo el género *Triticum*.

El trigo no evolucionó de manera natural en el Nuevo Mundo, pero fue introducido por Cristobal Colón, cuya tripulación sembró algunos granos en Puerto Rico en 1493. Los exploradores españoles accidentalmente llevaron a México semillas de trigo en un costal de arroz en 1530 y, después, lo introdujeron en el suroeste americano. Bartolomé Gosnold, quien le puso el nombre a Cabo Cod y descubrió la Viña de Martha, llevó por primera vez el trigo a Nueva Inglaterra en 1602, seguido poco tiempo después por los pioneros, quienes trajeron consigo trigo en el *Mayflower*.

El trigo *real*

¿Cómo era el trigo que crecía hace diez mil años y se cosechaba a mano en los campos? Esa sencilla pregunta me llevó a Medio Oriente, o más precisamente, a una pequeña granja orgánica al oeste de Massachusetts.

Ahí encontré a Elisheva Rogosa. Eli no sólo es maestra de ciencias, también es granjera orgánica, dedicada a la agricultura sustentable y fundadora de Heritage Wheat Conservacy (www.growseed.org), una organización dedicada a preservar cosechas antiguas y a cultivarlas usando principios orgánicos. Después de haber vivido en Medio Oriente durante diez años y de haber trabajado con el proyecto Gen Bank en Jordania, Israel y Palestina para recopilar cepas de trigo antiguas casi extintas, Eli regresó a Estados Unidos con semillas que descienden de las plantas originales de trigo del antiguo Egipto y Canaán. Desde entonces, se ha dedicado a cultivar los granos antiguos que alimentaron a sus ancestros.

Mi primer contacto con la señora Rogosa comenzó con un inter-cambio de correos electrónicos que se generó a partir de mi petición de dos libras de grano de trigo einkorn. No pudo evitar proporcionarme in-formación sobre su singular cosecha, puesto que no se trataba sólo de un viejo grano. Eli describió el sabor del pan einkorn como "rico, sutil, con un sabor más complejo", a diferencia del pan elaborado con harina de trigo moderna, que según ella –sabe a cartón–.

Eli se enfurece ante la idea de que los productos de trigo puedan ser poco saludables, y, en cambio, plantea que las prácticas de la agricultura dedicadas a incrementar las cosechas y aumentar las ganancias, que se han llevado a cabo en las últimas décadas, son la fuente de los problemas de salud por el trigo. Ella ve el einkorn y el emmer como la solución, restaurando los cultivos originales, para que crezcan en condiciones or-gánicas, con el fin de reemplazar el trigo industrial moderno.

Y así sucedió, una expansión gradual del alcance de las plantas de trigo, con una selección evolutiva modesta y gradual.

Hoy en día, el einkorn, el emmer y las cepas originales silvestres y cultivadas de *Triticum aestivum* han sido reemplazados por miles de descendientes creados por el hombre de *Triticum aestivum*, así como de *Triticum durum* (pasta) y *Triticum compactum* (harinas muy finas usadas para hacer cupcakes y otros productos). Para encontrar einkorn o emmer actualmente, tendrías que buscar en las limitadas colecciones silvestres o en las modestas plantaciones humanas esparcidas por el Medio Oriente, el sur de Francia y el norte de Italia. Por cortesía de las hibridaciones modernas, diseñadas por los seres humanos, las especies de *Triticum* de hoy están a cientos, quizá a miles, de genes de distancia del trigo einkorn original que crecía de manera natural.

El trigo *Triticum* de hoy es producto de cruces, cuyo objetivo es generar cosechas de mayor rendimiento y obtener características como la resistencia a las enfermedades, la sequía y el calor. De hecho, el trigo ha sido modificado por los seres humanos, hasta tal punto que las cepas modernas son incapaces de sobrevivir en la naturaleza sin el apoyo humano de la fertilización de nitratos y el control de plagas.[3] (Imagina esta extraña situación en el mundo de los animales domesticados: un animal capaz de existir sólo con ayuda humana, como por ejemplo a través de una alimentación especial o de lo contrario moriría).

Las diferencias entre el trigo de los natufianos y lo que llamamos trigo en el siglo XXI serían evidentes a simple vista. El trigo einkorn y el trigo emmer originales venían en forma "de vaina", en la que las semillas colgaban firmemente del tallo. Los trigos modernos vienen en formas "desnudas", en las que las semillas se separan del tallo con mayor facilidad, una característica que facilita el trillado (proceso de separar el grano comestible de la cascarilla no comestible) y lo vuelve más eficaz, determinado por mutaciones en los genes Q y Tg (*gluma tenaz*).[4] Sin embargo, otras diferencias son aún más obvias. La idea romántica de altos campos de trigo, ondeando grácilmente con el viento, ha sido reemplazada por variedades "enanas" y "semienanas" que apenas miden un pie o dos de alto: otro resultado de los experimentos para incrementar la cosecha.

LO PEQUEÑO AHORA ES GRANDE

Durante todo el tiempo en que los seres humanos han practicado la agricultura, los granjeros han luchado por incrementar las cosechas. Casarse con una mujer que tuviera una dote de varios acres de tierra, durante muchos siglos, fue el medio principal de incrementar la producción de cosechas y los acuerdos, a menudo, iban acompañados de varias cabras y un costal de arroz. El siglo XX introdujo la maquinaria mecánica en las granjas, la cual reemplazó la fuerza animal, incrementó la eficiencia y la producción con menos mano de obra, lo cual proporcionó otro aumento incremental en la cosecha por acre. Aunque la producción de los Estados Unidos, por lo general, era suficiente para satisfacer la demanda (con una distribución limitada, más por la pobreza que por el suministro); muchos otros países del mundo eran incapaces de alimentar a su población, lo que resultaba en una hambruna generalizada.

En los tiempos modernos, los seres humanos han intentado incrementar las cosechas al crear nuevas cepas, cruzando distintos trigos y pastos, y generando nuevas variedades genéticas en el laboratorio. Los esfuerzos de hibridación incluyen técnicas como la introgresión y la "cruza híbrida", en la cual la descendencia de la planta cultivada es cruzada con sus padres, con diferentes cepas de trigo o incluso con otros pastos. Esos esfuerzos, aunque fueron descritos por primera vez por el sacerdote y botánico austríaco Gregorio Mendel, en 1866, no comenzaron en serio sino hasta mediados del siglo XX, cuando se entendieron mejor conceptos como heterocigoto y dominancia genética. Desde los primeros esfuerzos de Mendel, los genetistas han desarrollado técnicas elaboradas para obtener un rasgo deseado, aunque de todas formas aún hacen falta muchas pruebas.

Gran parte del suministro mundial actual de pan de trigo modificado intencionalmente desciende de cepas desarrolladas en el Centro Internacional de Mejoramiento de Maíz y Trigo (CIMMYT), ubicado al este de la Ciudad de México, a los pies de las montañas de la Sierra Madre Oriental. El CIMMYT comenzó como un programa de investigación sobre agricultura en 1943, a través de la colaboración de la Fundación Rockefeller y el gobierno mexicano, para ayudar a México a alcanzar la autosuficiencia en términos de agricultura. Se convirtió en un esfuerzo internacional enorme para incrementar las cosechas de maíz, soya y trigo, con la admirable meta de reducir el hambre en el mundo. México proporcionó una tierra eficiente donde experimentar la hibridación de las plantas, ya que el clima permite dos estaciones de siembra al año, reduciendo a la mitad el tiempo requerido para hibridar las cepas. Para 1980, esos esfuerzos habían producido miles de nuevas cepas de trigo, de las cuales las que más producen han sido adoptadas desde entonces a nivel mundial por países del Tercer Mundo hasta naciones modernas industrializadas, entre las que se encuentra los Estados Unidos.

Una de las dificultades prácticas que se resolvieron durante el esfuerzo del CIMMYT para incrementar las cosechas es que, cuando se aplican grandes cantidades de fertilizantes ricos en nitrógeno a los campos de trigo, la cabeza de la semilla que está en la parte superior de la planta crece en enormes proporciones. Sin embargo, la cabeza (parte superior pesada de la semilla) hace que el tallo se doble (lo que los científicos agrícolas denominan "alojamiento"). El alojamiento mata la planta y hace que cosecharla sea problemático. El genetista Norman Borlaug, quien se formó en la Universidad de Minnesota y trabaja en el CIMMYT, es quien recibe el crédito por haber desarrollado un trigo enano de rendimiento excepcional que es más corto y más robusto, lo que significa una temporada de crecimiento más corta, con menos fertilizante para generar el tallo que, de otro modo, era inútil.

Los logros del Dr. Borlaug en la hibridación del trigo le merecieron el título de "padre de la revolución verde", entre la comunidad agrícola, y lo llevaron a ganar la Medalla Presidencial de la Libertad, la Medalla de Oro del Congreso y el Premio Nobel de la Paz en 1970. A su muerte, en 2009, el *Wall Street Journal* lo elogió de la siguiente manera: "Más que cualquier otra persona, Borlaug demostró que la naturaleza no es rival para el ingenio humano cuando se trata de fijar los verdaderos límites del crecimiento". El Dr. Borlaug vivió para ver su sueño convertido en realidad: Su trigo enano de alto rendimiento sí ayudó a resolver el hambre en el mundo, por ejemplo, haciendo que la cosecha de trigo en China fuera ocho veces mayor de 1961 a 1999.

Hoy en día, el trigo enano prácticamente ha reemplazado a la mayoría de las demás cepas de trigo en Estados Unidos y en gran parte del mundo gracias al extraordinario rendimiento de la cosecha. De acuerdo con el Dr. Allan Fritz, profesor de cultivo de trigo de la Universidad Estatal de Kansas, el trigo enano y se-mienano actualmente representa más del 99 por ciento de todo el trigo que se cultiva en el mundo.

UNA MALA REPRODUCCIÓN

La peculiar omisión en el frenesí de la actividad de reproducción, como la realizada en el CIMMYT, fue que, a pesar de los drásticos cambios en la conformación genética del trigo y de otras cosechas, no se llevó a cabo ninguna prueba de seguridad en animales ni en seres humanos con las nuevas cepas genéticas que se habían creado. Tan decididos eran los esfuerzos por incrementar la cosecha, tan confiados estaban los genetistas de plantas de que la hibridación resultaba en productos seguros para el consumo humano, tan urgente era resolver el problema del hambre en el mundo que, esos productos de investigación agrícola, fueron lanzados al mercado alimenticio sin que la seguridad de los seres humanos fuera parte de la ecuación.

Simplemente se asumió que, dado que la hibridación y el cultivo producían plantas que en esencia seguían siendo "trigo", las nuevas cepas serían toleradas perfectamente bien por el público consumidor. De hecho, los científicos agrícolas se burlaron de la idea de que la hibridación tiene el potencial de generar híbridos que no son saludables para los seres humanos. Después de todo,

¿Un grano bueno que se volvió malo?

Dada la distancia genética que se ha generado entre el trigo moderno y sus predecesores evolutivos, ¿es posible que los antiguos granos como el emmer y el einkorn se puedan consumir sin tener los efectos indeseables que se asocian con otros productos de trigo?

Decidí poner a prueba el einkorn, moliendo dos libras de grano entero para producir harina, que después usé para hacer pan. También molí harina de trigo entero orgánico convencional, usando únicamente agua y levadura, sin azúcar ni saborizantes. La harina einkorn se veía muy similar a la harina de trigo entero convencional, pero, cuando añadí el agua y la levadura, las diferencias se hicieron evidentes: La masa ligeramente café se volvió menos elástica, menos flexible y más pegajosa que la masa tradicional y carecía de la maleabilidad de la masa de harina de trigo convencional. Además, la masa olía diferente, más como a mantequilla de maní que al olor neutro estándar de la masa. Se elevó menos que la masa moderna, sólo se levantó un poco, en comparación con la duplicación de tamaño que se espera en el pan moderno. Y, como afirmaba Eli Rogosa, el producto final de pan sabía diferente: más fuerte, más a nueces y dejaba un sabor astringente. Podía imaginar esta rudimentaria hogaza de pan einkorn en las mesas de los amoritas o mesopotamios del siglo III A. C.

Yo tengo sensibilidad al trigo. Entonces, por el bien de la ciencia, llevé a cabo mi propio experimento: cuatro onzas de pan einkorn un día versus cuatro onzas de pan de trigo entero orgánico moderno al día siguiente. Me preparé para lo peor, dado que en el pasado mis reacciones habían sido bastante desagradables.

las técnicas de hibridación han sido usadas, si bien de manera más rudimentaria, en cosechas, en animales e incluso en seres humanos desde hace siglos. Si juntas dos variedades de tomates, sigues obteniendo tomates, ¿verdad?, ¿cuál es el problema? El tema de hacer pruebas de seguridad en animales o seres humanos nunca se menciona. Con el trigo, de la misma manera, se asumió que las variaciones en estructura y contenido de gluten, cualidades que le confieren susceptibilidad o resistencia a varias enfermedades de las plantas, no representarían ninguna consecuencia para los seres humanos.

Además de evaluar mi reacción física, también medí mi nivel de azúcar pinchándome el dedo después de comer cada tipo de pan. Las diferencias fueron asombrosas.

El nivel de azúcar en la sangre al inicio era de 84 mg/dl. Después de consumir el pan einkorn, el azúcar en la sangre estaba en 110 mg/dl. Era más o menos la respuesta esperada al comer algunos carbohidratos. No obstante, después, no sentí ningún efecto perceptible, ni sueño, ni náusea, ni ningún dolor. En resumen, me sentía bien. ¡Qué alivio!

Al día siguiente, repetí el procedimiento, reemplazándolo por cuatro onzas de pan de trigo entero orgánico convencional. El azúcar en la sangre al inicio era de 84 mg/dl. Después de consumir el pan convencional, el azúcar en la sangre estaba en 167 mg/dl. Además, pronto sentí náuseas y casi vomito el almuerzo. El efecto de mareo persistió durante treinta y seis horas, acompañado de unos retortijones que empezaron casi de inmediato y duraron muchas horas. El descanso fue irregular esa noche, aunque lleno de sueños vívidos. No podía pensar con claridad ni lograba entender los artículos científicos que estaba tratando de leer a la mañana siguiente, por lo que tenía que leer y releer los párrafos cuatro o cinco veces; finalmente me rendí. Hasta un día y medio después, no me empecé a volver a sentir normal.

Sobreviví a mi pequeño experimento con el trigo, pero me impresionó la diferencia en las respuestas ante el trigo antiguo y el trigo moderno de mi pan de trigo entero. A todas luces, algo raro estaba pasando.

Mi experiencia personal, por supuesto, no califica como prueba clínica. Sin embargo, pone sobre la mesa algunas preguntas sobre las diferencias potenciales que marcan una distancia de diez mil años: el trigo antiguo, que antecede a los cambios genéticos introducidos por la intervención de los seres humanos, frente al trigo moderno.

A juzgar por los descubrimientos de las investigaciones de los genetistas agrícolas, dichas suposiciones pueden ser infundadas o totalmente equivocadas. Análisis realizados a proteínas expresadas por un híbrido de trigo, en comparación con las dos cepas de sus antecesores han demostrado que, aunque aproximadamente el 95 por ciento de las proteínas expresadas en la descendencia son las mismas, el otro 5 por ciento es único, y no se encuentra en *ninguno* de los dos padres.[5] Las proteínas del gluten del trigo, en particular, sufren un cambio estructural considerable con la hibridación. En un experimento de hibridación, se identificaron *catorce* nuevas proteínas de gluten en la descendencia que no estaban presentes en la planta de trigo de los padres.[6] Además, comparadas con las cepas de trigo de hace siglos, las cepas modernas de *Triticum aestivum* expresan una mayor cantidad de genes de proteínas de gluten asociados con la enfermedad celíaca.[7]

Multiplica esas alteraciones por cientos de miles de hibridaciones, a las cuales el trigo ha sido sometido, y tendrás el potencial de cambios drásticos en rasgos determinados genéticamente, como la estructura del gluten. Y fíjate en que, las modificaciones genéticas creadas por la hibridación de las plantas de trigo básicamente fueron mortales, dado que los miles de nuevos tipos de trigo estaban indefensos si se les dejaba crecer en la naturaleza y, por tanto, dependían de la ayuda del hombre para sobrevivir.[8]

La nueva agricultura de cosechas de trigo de alto rendimiento, en un inicio, fue recibida con escepticismo en el Tercer Mundo, con objeciones basadas principalmente en expresiones del tipo "así no es como solíamos hacerlo". El Dr. Borlaug, héroe de la hibridación del trigo, respondía a los críticos del trigo de alto rendimiento culpando al explosivo crecimiento demográfico y diciendo que éste hacía que la agricultura de alta tecnología fuera una "necesidad". Las cosechas maravillosamente incrementadas que se disfrutaron en países azotados por el hambre como India, Pakistán, China, Colombia, entre otros, rápidamente callaron a los detractores. Las cosechas mejoraron exponencialmente, convirtiendo la escasez en excedente y haciendo que los productos de trigo fueran más baratos y accesibles.

¿Puedes culpar a los granjeros por preferir cepas híbridas enanas que producen más cosecha? Después de todo, muchos pequeños granjeros tienen dificultades económicas. Si pueden incrementar diez veces la cantidad de cosecha por acre, con temporadas de crecimiento más cortas y procesos de cosecha más simples, ¿por qué no habrían de hacerlo?

En el futuro, la ciencia de la modificación genética tiene el potencial de cambiar el trigo aún más. Los científicos ya no necesitan manipular cepas, cruzar los dedos y esperar a que se realice el intercambio de la mezcla adecuada de cromosomas. En cambio, se pueden insertar o extraer a voluntad genes individuales y las cepas se pueden preparar para tener resistencia a enfermedades, resistencia a pesticidas, tolerancia al frío, a la sequía o una gran cantidad de características determinadas genéticamente. En particular, se pueden diseñar genéticamente nuevas cepas para que sean compatibles con fertilizantes o pesticidas específicos. Es un proceso económicamente satisfactorio para los grandes productores de la industria agropecuaria y de semillas y químicos destinado a granjas, como Cargill, Monsanto y ADM, dado que se pueden proteger con patentes las cepas específicas de semillas y, por tanto, pueden acarrear mejores ventas de los tratamientos químicos compatibles.

La modificación genética se construye de acuerdo a la premisa de que un sólo gen puede ser insertado en el lugar adecuado sin alterar la expresión genética de otras características. Aunque el concepto parece lógico, no siempre funciona de una manera tan limpia. En la primera década de modificación genética, no se requería ninguna prueba de seguridad en animales ni en humanos para las plantas modificadas genéticamente, dado que esa práctica no se consideraba distinta de la de hibridación, considerada benigna. Más recientemente, la presión pública ha hecho que las agencias regulatorias, como la rama de la FDA que regula los alimentos, requieran la realización de pruebas antes de lanzar al mercado productos modificados genéticamente. Sin embargo, los críticos de la modificación genética han citado estudios que identifican problemas potenciales con cosechas genéticamente modificadas. Animales de prueba alimentados con granos de soya tolerante al glifosato (conocidos como Roundup Ready, esos granos son creados genéticamente para permitir que el granjero los rocíe libremente con un herbicida llamado Roundup sin que dañe la cosecha) muestran alteraciones en el tejido del hígado, el páncreas, el intestino y los testículos en comparación con animales alimentados con granos de soya convencionales. Se cree que la diferencia se debe a un reacomodo inesperado del ADN cerca del sitio de inserción de los genes, lo cual genera una alteración de las proteínas de los alimentos que tiene efectos tóxicos potenciales.[9]

La introducción de la modificación de genes fue necesaria para que, finalmente, saliera a la luz la idea de realizar pruebas de seguridad en las plantas genéticamente alteradas. La protesta pública ha llevado a la comunidad agrícola internacional a desarrollar pautas; como el Código Alimentario de 2003, un esfuerzo conjunto de la Organización para la Agricultura y la Alimentación de las Naciones Unidas y la Organización Mundial de la Salud; con el fin de ayudar a determinar qué nuevas cosechas modificadas genéticamente deberían ser sometidas a pruebas de seguridad, qué tipos de pruebas deben ser realizadas y qué es lo que debe evaluarse.

Sin embargo, no hubo tal protesta años antes cuando los granjeros y genetistas llevaron a cabo cientos de miles de experimentos de hibridación. No cabe duda de que los reacomodos genéticos inesperados que podrían generar algunas características deseables, como una mayor resistencia a la sequía o una masa con mejores propiedades, pueden verse acompañados por cambios en las proteínas que no son evidentes para los ojos, la nariz o la lengua. Sin embargo, se han concentrado pocos esfuerzos en el análisis de estos efectos secundarios. Los esfuerzos de hibridación continúan, creando nuevo trigo "sintético". Aunque la hibridación se queda corta, en cuanto a la precisión de las técnicas de modificación genética, sigue teniendo el potencial de "encender" o "apagar" inadvertidamente los genes que no están relacionados con el efecto deseado, generando características únicas que no se pueden identificar completamente en este momento.[10]

En consecuencia, las alteraciones del trigo que potencialmente podrían resultar en efectos indeseables en los seres humanos *no* se deben a la inserción o supresión de genes, sino a los experimentos de hibridación que preceden a la modificación genética. Como resultado, en los últimos cincuenta años, miles de nuevas cepas han entrado en el mercado comercial de los alimentos humanos sin que se haya hecho un solo esfuerzo por realizar pruebas de seguridad. Se trata de un desarrollo con implicaciones tan enormes para la salud de las personas que lo voy a repetir: El trigo moderno, a pesar de las alteraciones genéticas para modificar cientos, sino miles, de sus características determinadas genéticamente, se introdujo en el mercado de alimentos para seres humanos, a nivel mundial, sin que se haya formulado ninguna pregunta respecto a su idoneidad para el consumo humano.

Como los experimentos de hibridación no requieren documentación de pruebas realizadas en animales o seres humanos, señalar dónde, cuándo y cómo los híbridos, en específico han amplificado los efectos negativos del trigo es una tarea imposible. Tampoco se sabe si sólo *alguno* o *todo* el trigo híbrido generado tiene el potencial de producir efectos indeseables en la salud de los seres humanos.

El incremento en las variaciones genéticas introducidas con cada ronda de hibridación puede hacer un mundo de diferencia. Toma por ejemplo a los machos y a las hembras de los seres humanos. Aunque hombres y mujeres, en su esencia genética, son en gran medida iguales, las diferencias claramente son responsables de una conversación interesante, sin mencionar los devaneos románticos. Las diferencias cruciales entre los hombres y las mujeres se originan con un solo cromosoma, el diminuto cromosoma "Y" de los hombres y sus pocos genes, que sentó las bases de miles de años de vida y muerte humana, dramas shakespereanos y el abismo que separa a Homero de Marge Simpson.

Y lo mismo sucede con este pasto diseñado por los seres humanos que seguimos llamando "trigo". Las diferencias genéticas generadas, a través de miles de hibridaciones diseñadas por los seres humanos, son responsables de variaciones sustanciales en composición, apariencia y cualidades importantes no sólo para los chefs y los procesadores de alimentos, sino, potencialmente, para la salud humana.

CAPÍTULO 3

EL TRIGO DECONSTRUIDO

YA SEA QUE SE TRATE DE una hogaza de pan multigrano orgánico alto en fibra o de un Twinkie, ¿qué estás comiendo exactamente? Todos sabemos que el Twinkie no es nada más que una golosina procesada, pero el consejo convencional nos dice que el primero es una opción más saludable, una fuente de fibra y de vitaminas B, rico en carbohidratos "complejos".

Bueno, pero la historia siempre tiene otro lado. Vamos a echar un vistazo dentro de los contenidos de este grano para tratar de entender por qué, a pesar de su forma, color, contenido de fibra, orgánico o no, le hace cosas raras a los seres humanos.

EL TRIGO: UN SUPERCARBOHIDRATO

La transformación del pasto silvestre domesticado de los tiempos neolíticos en los Cinnabons, buñuelos franceses o las Dunkin' Donuts actuales requiere una importante destreza manual. Esas configuraciones modernas no eran posibles con la masa del antiguo trigo. Un intento por hacer una dona moderna de mermelada con trigo einkorn, por ejemplo, produciría un desastre de migajas que no conservaría adentro el relleno y que sabría, se sentiría y se vería simplemente como un desastre de migajas. Además de hibridar el trigo para aumentar las cosechas, los genetistas de plantas también han buscado generar híbridos que tienen propiedades más adecuadas para convertirse, por ejemplo, en un cupcake de chocolate y crema o en un pastel de boda de siete pisos.

La harina de trigo *Triticum aestivum* moderna, en promedio, es un 70 por ciento carbohidratos del total de su peso, mientras que las proteínas y la fibra indigerible corresponden cada una al 10 ó 15 por ciento. El poco peso que queda de la harina de trigo *Triticum aestivum* es grasa, en su mayoría fosfolípidos y ácidos grasos poliinsaturados.[1] (Resulta interesante que el trigo antiguo tiene un contenido más alto de proteínas. El trigo emmer, por ejemplo, contiene un 28 por ciento más de proteínas[2]).

Los almidones del trigo son los carbohidratos complejos que adoran los nutriólogos. "Complejo" significa que los carbohidratos en el trigo están compuestos por polímeros (cadenas repetidas) de azúcar y glucosa simples, a diferencia de los carbohidratos simples como la sacarosa, que son estructuras de azúcar con una a dos unidades. (La sacarosa es una molécula de dos azúcares, glucosa + fructosa). La sabiduría popular, como la de tu nutriólogo o el USDA, dice que todos deberíamos reducir nuestro consumo de carbohidratos simples en forma de dulces y refrescos e incrementar nuestro consumo de carbohidratos complejos.

De los carbohidratos complejos del trigo, el 75 por ciento corresponde a la cadena de unidades de glucosa en forma de ramificaciones, la *amilopectina*, y el 25 por ciento restante corresponde la cadena lineal de unidades de glucosa llamada *amilosa*. En el tracto gastrointestinal de los seres humanos, tanto la amilopectina como la amilosa se digieren gracias a la enzima amilasa, que se encuentra en la saliva y en el estómago. La amilopectina es digerida de manera eficaz por la amilasa en glucosa, mientras que la amilosa es digerida de una manera mucho menos eficaz y una parte llega al colon sin haber sido digerida. Como resultado, el carbohidrato complejo amilopectina se convierte rápidamente en glucosa, se absorbe en el torrente sanguíneo y, como se digiere de una manera más eficaz, es el principal responsable del efecto de aumento de azúcar en la sangre que produce el trigo.

Otros alimentos con carbohidratos también contienen amilopectina, pero no el mismo tipo de amilopectina que el trigo. La estructura con forma de ramificaciones de la amilopectina varía dependiendo de su fuente.[3] La amilopectina de las legumbres, conocida como amilopectina C, es la menos digerible; de ahí la cancioncita que cantan los niños: "Frijoles, frijoles, buenos para el corazón, cuanto más los comes, más…"* La amilopectina no digerida llega al colon, donde las bacterias simbióticas se regodean en el banquete de almidones no digeridos y generan gases como el nitrógeno y el hidrógeno, haciendo que no puedas digerir los azúcares.

La amilopectina B es la forma que se encuentra en los plátanos y en las papas y, aunque se digiere mejor que la amilopectina C de los frijoles, hasta cierto punto, se sigue resistiendo a la digestión. La forma *más* digerible de amilopectina, la amilopectina A, es la que se encuentra en el trigo. Como es la más digerible, es la que incrementa de manera más entusiasta el azúcar en la sangre. Esto explica por qué, gramo a gramo, el trigo incrementa el azúcar en la sangre en un nivel mayor que, por ejemplo, los frijoles rojos (alubias o porotos) o las papas fritas. La amilopectina A de los productos de trigo, complejos o no, podría ser considerada un supercarbohidrato, una forma de carbohidrato altamente digerible que se convierte en azúcar en la sangre con mayor facilidad que casi todos los demás alimentos con carbohidratos, simples o complejos.

Esto significa que no todos los carbohidratos complejos están creados igual y que el trigo, que contiene amilopectina A, eleva más el nivel de azúcar en la sangre que otros carbohidratos complejos.

---

*N. de T. Para ejemplificar que las legumbres se digieren menos fácilmente, el autor hace referencia a una canción popular entre los niños de edad escolar, cuya letra dice: "Beans, beans, they're good for your heart, the more you eat'em the more *you fart*".

Sin embargo, la amilopectina A del trigo, la cual tiene una digestión única, también significa que los carbohidratos complejos de los productos de trigo, en una proporción de gramo a gramo, no son mejores, y a menudo son peores, que los carbohidratos simples como la sacarosa.

Las personas por lo general se sorprenden cuando les digo que el pan de trigo entero aumenta el azúcar en la sangre a un nivel más alto que la sacarosa.[4] Aparte de un poco de fibra adicional, comer dos rebanadas de pan de trigo entero no es distinto, y a menudo es peor, que beber una lata de refresco endulzada con azúcar o comer una barra de caramelo.

Esta información no es nueva. Un estudio realizado en 1981 en la Universidad de Toronto lanzó el concepto de índice glicémico, es decir, los efectos comparativos que producen los carbohidratos en el azúcar en la sangre: cuanto más alto sea el azúcar en la sangre, después de consumir un alimento en específico en comparación con la glucosa, más alto es su índice glicémico (IG). El estudio original demostró que el IG del pan blanco era 69, mientras que el IG del pan de granos enteros era 72 y el del cereal Shreded Wheat era 67, mientras que el de la sacarosa (azúcar de mesa) era 59.[5] Sí, el IG del pan de granos enteros es más alto que el de la sacarosa. Por cierto, el IG de un chocolate Mars (nougat, chocolate, azúcar, caramelo y demás) es de 68. Eso es *mejor* que el pan de grano entero. El IG de una barra de Snickers es de 41… *mucho* mejor que el del pan de grano entero.

De hecho, el grado de procesamiento, desde el punto de vista del azúcar en la sangre, representa poca diferencia: El trigo es trigo, con varias formas de procesamiento o no procesamiento, simple o complejo, alto en fibra o bajo en fibra y todos provocan un azúcar alto similar. Igual que "los chicos seguirán siendo chicos", la amilopectina A seguirá siendo amilopectina A. En voluntarios saludables, delgados, dos rebanadas medianas de pan de trigo entero aumentaron su azúcar en 30 mg/dl (de 93 a 123 mg/dl), lo cual no es distinto que el pan blanco.[6] En personas con diabetes, tanto el pan blanco como el pan de grano entero incrementan el azúcar en la sangre de 70 a 120 mg/dl, por encima de los niveles iniciales.[7]

Una observación constante, que también fue hecha en el estudio original de la Universidad de Toronto, así como en esfuerzos posteriores, es que la pasta tiene un IG dos horas más bajo y que el espagueti de trigo entero tiene un índice glucémico de 42, en comparación con el IG de 50 del espagueti de harina blanca. La pasta se encuentra aparte de otros productos de trigo, en parte debido a la compresión de la harina de trigo, que tiene lugar durante el proceso de extrusión, lo cual lentifica la digestión de la amilasa. (La pasta fresca enrollada, como el fettuccine, tiene propiedades glicémicas similares a las pastas que se preparan mediante extrusión). Por lo general, además, las pastas están hechas de *Triticum durum* y no de *aestivum*, lo que las hace más cercanas al emmer en términos genéticos. Sin embargo, incluso el IG favorable es engañoso, dado que es una observación de sólo dos horas y la pasta tiene la curiosa habilidad de generar azúcar alto por periodos de cuatro a seis horas después de su consumo, elevando los niveles de azúcar en 100 mg/dl durante periodos sostenidos en personas que padecen diabetes.[8,9]

Los científicos agrícolas y de alimentos, quienes a través de la manipulación genética han tratado de incrementar el contenido del denominado almidón resistente (almidón que no se digiere por completo) y reducir la cantidad de amilopectina, no han dejado pasar estos hechos irritantes. La amilosa es el almidón resistente más común e incluye una cantidad tan alta, como de 40 a 70 por ciento del peso total, en algunas variedades de trigo hibridadas de manera intencional.[10]

En consecuencia, los productos de trigo elevan los niveles de azúcar más que prácticamente cualquier otro carbohidrato, desde los frijoles hasta las barras de caramelo. Esto tiene importantes implicaciones en el peso corporal, dado que la glucosa se ve inevitablemente acompañada por insulina (la hormona que permite la entrada de la glucosa en las células del cuerpo, convirtiéndola en grasa). Cuanto más alta sea la glucosa en la sangre, después del consumo de alimento, mayor el nivel de insulina y mayor la grasa depositada. Por eso, por decir algo, comer un omelet de tres huevos, que no detona ningún incremento en la glucosa, no agrega grasa al cuerpo; mientras que dos rebanadas de pan de trigo llevan a niveles altos la glucosa en la sangre, liberando insulina y detonando la acumulación de grasa, en particular grasa abdominal o grasa visceral profunda.

Aún hay más respecto al comportamiento curioso que el trigo tiene con relación a la glucosa. La elevación de la glucosa y la insulina, desencadenada por la amilopectina A después del consumo de trigo, es un fenómeno de 120 minutos de duración que produce la "elevación" en el pico de glucosa, seguida por la "baja" producida por la inevitable disminución de la misma. La elevación y la baja crean un pase de dos horas por la montaña rusa de la saciedad y el hambre que se repite a lo largo de todo el día. La "baja" de glucosa es responsable de que el estómago te gruña a las 9 de la mañana, apenas dos horas después de comerte un tazón de cereal de trigo o un English muffin, seguido de los antojos de las 11 de la mañana, previos al almuerzo, así como de la obnubilación mental, la fatiga y la sensación de estar tembloroso que genera el punto más bajo de la hipoglucemia.

Si se desencadena un aumento del azúcar en la sangre repetidamente y/o en periodos sostenidos, el resultado es más acumulación de grasa. Las consecuencias de que se deposite glucosa-insulina-grasa son especialmente visibles en el abdomen, lo cual da exactamente como resultado la panza de trigo. Cuanto más grande sea tu panza de trigo, más pobre será tu respuesta a la insulina, ya que la grasa visceral profunda de la panza de trigo se asocia con una capacidad de respuesta pobre o una pobre "resistencia" a la insulina, requiriendo niveles de insulina cada vez más altos, una situación que genera diabetes. Además, cuanto más grande es la panza de trigo en los hombres, más estrógenos producen los tejidos grasos y más grandes son los senos. Cuanto más grande sea tu panza de trigo, más respuestas inflamatorias se detonan: enfermedades cardíacas y cáncer.

Debido al efecto del trigo similar a la morfina (del cual hablaré en el siguiente capítulo) y al ciclo de glucosa-insulina que genera la amilopectina A que contiene, el trigo, en efecto, es un *estimulante* del apetito. En consecuencia, las personas que eliminan el trigo de su dieta consumen menos calorías, algo de lo que hablaré más adelante en el libro.

Si el ciclo glucosa-insulina-grasa que produce el consumo de trigo es un fenómeno importante que subyace en el aumento de peso, entonces, la *eliminación* del trigo de la dieta debería revertir ese fenómeno. Y eso es exactamente lo que sucede.

Durante años, se ha observado una pérdida de peso relacionada con el trigo en pacientes con enfermedad celíaca, quienes deben eliminar de su dieta todos los alimentos que contienen gluten para detener una respuesta inmunológica negativa, la cual, en los pacientes celíacos básicamente destruye el intestino delgado. Las dietas sin trigo y sin gluten también son libres de amilopectina A.

Sin embargo, el efecto de la pérdida de peso a partir de la eliminación del trigo no queda claro de inmediato en los estudios clínicos. Muchos de quienes padecen enfermedad celíaca son diagnosticados después de años de sufrimiento y comienzan el cambio en su dieta en un estado de desnutrición severa, lo cual es debido a la diarrea prolongada y a la mala absorción de nutrientes. Bajos de peso y desnutridos, quienes padecen la enfermedad celíaca, de hecho, pueden *subir* de peso al eliminar el trigo gracias a la mejoría en su función digestiva.

Sin embargo, si consideramos sólo a personas con sobrepeso que no están gravemente desnutridas en el momento del diagnóstico y que eliminan el trigo de su dieta, queda claro que les permite una pérdida de peso sustancial. Un estudio, realizado por la Clínica Mayo y la Universidad de Iowa en 215 pacientes celíacos con obesidad, demostró una pérdida de peso de 27.5 libras en los primeros seis meses de llevar una dieta sin trigo.[11] En otro estudio, la eliminación del trigo redujo a la mitad el número de personas clasificadas como obesas (con un índice de masa corporal, o IMC, de 30 o más) en el transcurso de un año.[12] Es extraño que los investigadores que llevan a cabo estos estudios, por lo general, atribuyan la pérdida de peso de las dietas sin trigo y sin gluten a la falta de variedad de alimentos. (Por cierto, la variedad de alimentos puede ser muy amplia y maravillosa después de eliminar el trigo, como explicaré después).

El consejo de consumir más granos enteros saludables, en consecuencia, ocasiona un mayor consumo de la amilopectina A que hay en los carbohidratos del trigo, una forma de carbohidrato que, para todo efecto práctico, no es muy diferente y en algunas formas es peor, que meter la cuchara en el frasco del azúcar.

GLUTEN: ¡APENAS TE CONOCEMOS!

Si agregaras agua a la harina de trigo, amasaras la mezcla hasta formar masa y luego la enjuagaras bajo el chorro del agua para lavar los almidones y la fibra, te quedaría una mezcla de proteína llamada gluten.

El trigo es la fuente principal de gluten en la dieta, porque los productos de trigo han llegado a dominar y porque la mayoría de los estadounidenses no tienen el hábito de consumir grandes cantidades de cebada, centeno, bulgur, kamut o triticale (las demás fuentes de gluten). Entonces, para efectos prácticos, cuando hablo de gluten, principalmente me estoy refiriendo al trigo.

Aunque el trigo es, por peso, en su mayoría carbohidrato en forma de amilopectina A, la proteína del gluten es lo que hace que el trigo sea "trigo". El gluten es el único componente del trigo que hace que la masa tenga consistencia de masa, es decir, que se pueda estirar, enrollar, extender y torcer, "ejercicios gimnásticos del horneado" que no se pueden lograr con la harina de arroz, de maíz, ni de ningún otro grano. El gluten permite que el pizzero haga círculos con la masa, luego la lance y le dé esa característica forma aplanada; permite que la masa se estire y se levante cuando la fermentación de la levadura hace que se llene de bolsas de aire. La cualidad de masa distintiva de la simple mezcla de harina de trigo y agua, propiedades que los científicos de los alimentos llaman viscoelasticidad y cohesión, se deben al gluten. Mientras que el trigo es en su mayoría carbohidrato y sólo de 10 a 15 por ciento proteína, el 80 por ciento de esa proteína es gluten. El trigo *sin* gluten perdería sus cualidades únicas que transforman la masa en bagels, pizza o focaccias.

Aquí tienes una rápida lección sobre algo llamado gluten (una lección que podrías clasificar bajo el título: "Conoce a tu enemigo"). Los glútenes son las proteínas de almacenamiento de la planta del trigo, un medio de almacenar carbón y nitrógeno para que la semilla germine y forme nuevas plantas de trigo. El levado, el proceso de "levantamiento" creado por el matrimonio entre el trigo y la levadura, no ocurre sin el gluten y, por tanto, es exclusivo de la harina de trigo.

El término "gluten" engloba dos familias primarias de proteínas, las gliadinas y las gluteínas. Las gliadinas, el grupo de proteínas que desencadena de manera más vigorosa la respuesta inmunológica en la enfermedad celíaca, tiene tres subtipos: α/β-gliadinas, γ-gliadinas y ꞷ-gliadinas. Como la amilopectina, las gluteínas son estructuras repetidas grandes, o polímeros de estructuras más básicas. La fuerza de la masa se debe a las grandes gluteínas poliméricas, una característica programada genéticamente de manera intencional por quienes se dedican a manipular plantas.[13]

El gluten de una cepa de trigo puede ser muy distinto, en estructura, del de otra cepa. Las proteínas de gluten producidas por el trigo einkorn, por ejemplo, son distintas de las proteínas del emmer que, a su vez, son diferentes de las proteínas de gluten del *Triticum aestivum*.[14,15] Como el einkorn de catorce cromosomas, que contiene el denominado genoma A (serie de genes), tiene el conjunto de cromosomas más pequeño, codifica para el menor número y la menor variedad de glútenes. El emmer, de veintiocho cromosomas, que contiene el genoma A con el genoma B agregado, codifica para la variedad más grande de gluten. El *Triticum aestivum* de cuarenta y dos cromosomas, con los genomas A, B y D, tiene la variedad de gluten más grande, aun antes de cualquier manipulación realizada por los seres humanos. Los esfuerzos de hibridación de los últimos cincuenta años han generado numerosos cambios adicionales en los genes que codifican para el gluten en el *Triticum aestivum*. La mayoría son modificaciones intencionales del genoma D, que confieren las características estéticas y de horneado a la harina.[16] De hecho, los genes localizados en el genoma D son los más frecuentemente señalados como la fuente de glútenes que detonan la enfermedad celíaca.[17]

En consecuencia, es el genoma D del moderno *Triticum aestivum* el que, al haber sido el foco de todas las travesuras genéticas de los genetistas de las plantas, ha acumulado un cambio sustancial en las características determinadas genéticamente de las proteínas del gluten. También es potencialmente la fuente de muchos de los extraños fenómenos de salud que experimentan los seres humanos que lo consumen.

NO *TODO* ES CUESTIÓN DEL GLUTEN

El gluten no es el único villano potencial que merodea en la harina de trigo.

Más allá del gluten, en el otro 20 por ciento, aproximadamente, de proteínas diferentes del gluten que tiene el trigo se incluyen las albúminas, prolaminas y globulinas, cada una de las cuales también puede variar de una cepa a otra. En total, hay más de mil proteínas adicionales que pretenden cumplir funciones como proteger al grano de patógenos, generar resistencia al agua y proporcionar funciones reproductivas. Hay aglutininas, peroxidasas, α-amilasas, serpinas y acil CoA oxidasas, sin mencionar cinco formas de gliceraldehído-3-fosfato deshidrogenasas. No debo olvidar mencionar la β-purotionina, las puroindolinas a y b y las almidón-sintasas. El trigo no es sólo gluten, de la misma manera en que la comida sureña no es sólo polenta.

Por si este bufet de proteínas y enzimas no fuera suficiente, los fabricantes de alimentos también han empleado enzimas de hongos, como las celulasas, glucoamilasas, xilanasas y β-xilosidasas para mejorar el levado y la textura de los productos de trigo. Muchos panaderos también agregan harina de soya para mejorar la mezcla y la blancura, introduciendo otro conjunto de proteínas y enzimas.

En la enfermedad celíaca, el ejemplo aceptado comúnmente (aunque no se realizan los diagnósticos suficientes) de enfermedad intestinal relacionada con el trigo, la proteína de gluten, concretamente la α-gliadina, provoca una respuesta inmunológica que inflama el intestino delgado, ocasionando dolores de estómago y diarrea que incapacitan a quienes los padecen. El tratamiento es simple: evitar por completo cualquier cosa que contenga gluten.

No obstante, más allá de la enfermedad celíaca, hay reacciones alérgicas o anafilácticas (una reacción severa que resulta en shock) a las proteínas que no son gluten, incluyendo las α-amilasas, tioredoxina y gliceraldehído-3-fosfato deshidrogenasa, junto con, aproximadamente, una docena más.[18] En individuos susceptibles, la exposición desencadena asma, erupciones (dermatitis atópica y urticaria) y una enfermedad rara y peligrosa denominada anafilaxis, inducida por el ejercicio dependiente del trigo (WDEIA, por sus siglas en inglés), en la cual las erupciones, el asma o la anafilaxis son provocadas durante el ejercicio. La WDEIA se asocia más comúnmente con el trigo (también se puede presentar con los mariscos) y ha sido atribuida a varias w-gliadinas y gluteínas.

En resumen, el trigo no es sólo un carbohidrato complejo con gluten y salvado. El trigo es un conjunto complejo de compuestos bioquímicamente únicos que varían ampliamente según el código genético. Con sólo ver un muffin de semillas de amapola no serías capaz de discernir la increíble variedad de gliadinas, otras proteínas de gluten y proteínas distintas al gluten que contiene, muchas de ellas exclusivas del trigo enano moderno que es la fuente de tu muffin. Al dar la primera mordida, disfrutarías de inmediato la dulzura de la amilopectina A, mientras dispara tu nivel de azúcar.

A continuación, vamos a explorar la increíble variedad de efectos para la salud que tiene tu muffin y otros alimentos que contienen trigo.

PARTE DOS

EL TRIGO Y LA MANERA EN QUE DESTRUYE LA SALUD DE LA CABEZA A LOS PIES

CAPÍTULO 4

OYE, TÚ ¿QUIERES COMPRAR UN POCO DE EXORFINAS? LAS PROPIEDADES ADICTIVAS DEL TRIGO

ADICCIÓN. ABSTINENCIA. DELIRIOS. ALUCINACIONES.
No estoy describiendo una enfermedad mental ni una escena de *Atrapados sin salida* o *Alguien voló sobre el nido del cuco*. Estoy hablando de ese alimento que invitas a tu cocina, compartes con tus amigos y bebes con tu café.

Te explicaré por qué el trigo es único entre los alimentos por los curiosos efectos que genera en el cerebro, efectos que comparte con las drogas opiáceas. Eso explica por qué algunas personas experimentan una increíble dificultad para eliminar el trigo de su dieta. No es un asunto de falta de voluntad, inconveniencia, ni hábitos difíciles de romper; se trata de terminar una relación con algo que se apodera de tu psique y de tus emociones, de una manera que no dista mucho de cómo la heroína se apodera del adicto desesperado.

Aunque consumes café y alcohol con la conciencia de que deseas obtener efectos específicos en la mente, el trigo es algo que consumes por "nutrición", no para tener un "efecto". Como quien toma Kool-Aid en la reunión de Jim Jones, puede que no seas consciente de que esta cosa, apoyada por todas las "agencias" oficiales, está jugando con tu mente.

Las personas que eliminan el trigo de su dieta, comúnmente, reportan un mejor estado de ánimo, menos cambios de humor, una mayor capacidad para concentrarse y un sueño más profundo, apenas días o semanas de haberle dado la última mordida a un bagel o a una lasaña al horno. Sin embargo, ese tipo de experiencias subjetivas "suaves" son difíciles de cuantificar en nuestra mente. También están sujetas al efecto placebo, por ejemplo, la gente simplemente *piensa* que se está sintiendo mejor. Sin embargo, a mí me sorprenden lo consistentes que son esas observaciones experimentadas por la mayoría de las personas, una vez que se diluyen los efectos iniciales de la abstinencia, que consisten en confusión mental y fatiga. Yo, personalmente, he experimentado esos efectos y también he sido testigo de ellos en miles de personas.

Es fácil subestimar la presión psicológica del trigo. Después de todo ¿qué tan peligroso puede ser un inocente muffin de salvado?

"¡EL PAN ES MI DROGA!"

El trigo es el Haight-Ashbury de los alimentos, sin parangón, en cuanto a su potencial para generar efectos totalmente únicos en el cerebro y en el sistema nervioso. No cabe duda: para algunas personas, el trigo es adictivo. Y, en algunas personas, lo es hasta el punto de la obsesión.

Algunas personas con adicción al trigo simplemente "*saben* que tienen una adicción al trigo". O tal vez la identifican como una adicción a algunos alimentos que contienen trigo, como la pasta o la pizza. Entienden, incluso antes de que yo se lo diga, que su adicción por alimentos con trigo les hace sentirse un poquito eufóricos. Todavía me dan escalofríos cuando una madre de familia, bien vestida, de los suburbios me confiesa: "El pan es mi droga. ¡Simplemente no lo puedo dejar!".

El trigo puede dictar la elección de alimentos, el consumo de calorías y la hora de las comidas y los refrigerios. Puede influir en el comportamiento y en el estado de ánimo. Incluso, puede llegar a dominar los pensamientos. Muchos de mis pacientes, cuando recibieron la sugerencia de eliminar el trigo de sus vidas, reportaron sentirse obsesionados con los productos de trigo al punto de pensar en ellos, hablar sobre ellos y salivar por ellos constantemente durante semanas. "No puedo dejar de pensar en el pan. ¡*Sueño* con pan!", me dicen, lo cual lleva a algunos a sucumbir al frenesí de consumir trigo y a rendirse pocos días después de haber empezado.

Por supuesto, hay otra cara de la moneda de la adicción. Cuando las personas se divorcian de los productos que contienen trigo, el 30 por ciento experimenta algo que sólo se podría considerar como abstinencia.

Personalmente, he sido testigo de cientos de personas que reportan fatiga extrema, confusión mental, irritabilidad, incapacidad de funcionar en el trabajo o en la escuela e incluso depresión, en los primeros días o semanas, después de eliminar el trigo. El alivio total se obtiene con un bagel o un cupcake (o, tristemente más bien, con cuatro bagels, dos cupcakes, una bolsa de pretzels, dos muffins y un montón de brownies, seguido a la mañana siguiente por un desagradable caso de remordimiento por trigo). Es un círculo vicioso: Te abstienes de una sustancia y resulta una experiencia sin lugar a dudas desagradable; vuelves a consumirla y la experiencia desagradable termina… en mi opinión, eso suena muy parecido a la abstinencia.

Las personas que no han experimentado esos efectos lo minimizan, pensando que resta credibilidad creer que algo tan rudimentario como el trigo puede afectar el sistema nervioso central tanto como la nicotina o el crack.

Hay una razón científicamente verosímil tanto para la adicción como para los efectos de abstinencia. El trigo no sólo ejerce efectos en el cerebro normal, sino también en el cerebro anormal vulnerable, con resultados que van más allá de la simple adicción y la abstinencia. Estudiar los efectos del trigo en el cerebro anormal nos puede enseñar algunas lecciones sobre cómo y por qué el trigo se puede asociar con esos fenómenos.

EL TRIGO Y LA MENTE ESQUIZOFRÉNICA

La primera lección importante sobre los efectos que tiene el trigo en el cerebro surgió al estudiar sus efectos en personas que padecen esquizofrenia.

Los esquizofrénicos tienen una vida difícil. Luchan por diferenciar la realidad de la fantasía interna, a menudo tienen delirios de persecución e incluso creen que sus mentes y sus acciones son controladas por fuerzas externas (¿te acuerdas de David Berkowitz, "el hijo de Sam", el asesino en serie de Nueva York que acosaba a sus víctimas siguiendo las instrucciones que le daba su perro? Por fortuna, el comportamiento violento es poco habitual en los esquizofrénicos, pero ilustra la profundidad posible de la patología). Una vez diagnosticada la esquizofrenia, hay poca esperanza de llevar una vida normal de trabajo, familia e hijos. Te espera una vida de reclusión, medicamentos con terribles efectos secundarios y una lucha constante con los oscuros demonios internos.

Entonces, ¿cuáles son los efectos del trigo en la vulnerable mente esquizofrénica?

La primera conexión formal de los efectos del trigo en el cerebro esquizofrénico comenzó con el trabajo del psiquiatra F. Curtis Dohan, cuyas observaciones iban desde Europa hasta Nueva Guinea. El Dr. Dohan siguió esta línea de investigación porque observó que, durante la Segunda Guerra Mundial, en Finlandia, Noruega, Suecia, Canadá y Estados Unidos fueron necesarias menos hospitalizaciones por esquizofrenia cuando la escasez de alimentos hizo que no hubiera pan disponible. Sin embargo, hubo un aumento en el número de hospitalizaciones cuando se retomó el consumo de trigo al término de la guerra.[1]

El Dr. Dohan observó un patrón similar en los cazadores-recolectores de Nueva Guinea que tenían una cultura similar a la de la Edad de Piedra. Antes de la influencia occidental, la esquizofrenia era prácticamente desconocida, diagnosticada en apenas 2 de 65,000 habitantes. A medida que los hábitos alimenticios occidentales se infiltraron en la población de Nueva Guinea y se introdujeron productos de trigo cultivado, cerveza hecha de cebada y maíz, el Dr. Dohan observó cómo aumentó estratosféricamente la incidencia de esquizofrenia y se volvió *65 veces* más común.[2] En este contexto, se propuso desarrollar observaciones que establecieran si había una relación de causa y efecto entre el consumo de trigo y la esquizofrenia.

A mediados de los sesenta, mientras trabajaba en el Hospital de la Administración de Veteranos en Filadelfia, el Dr. Dohan y sus colegas decidieron eliminar todos los productos de trigo de las comidas que se les daban a los pacientes con esquizofrenia, sin su conocimiento ni su autorización. (Era una época anterior a que se requirieran consentimientos informados y antes de que se hiciera público el terrible experimento Tuskegee sobre sífilis, que desató la indignación del público y provocó la creación de una legislación que exige del consentimiento totalmente informado del participante). Y he aquí que, después de cuatro semanas sin trigo, había mejoras identificables y cuantificables en los rasgos distintivos de la enfermedad: un menor número de alucinaciones auditivas, menos delirios, menos desapego de la realidad. Entonces, los psiquiatras volvieron a agregar los productos de trigo a la dieta de sus pacientes y las alucinaciones, los delirios y el desapego social regresaron. Volvieron a quitar el trigo y los pacientes y sus síntomas mejoraron; los volvieron a agregar y empeoraron.[3]

Las observaciones realizadas en Filadelfia en los esquizofrénicos fueron corroboradas por psiquiatras de la Universidad de Sheffield en Inglaterra, con conclusiones similares.[4] Desde entonces, ha habido reportes de remisión total de la enfermedad; como el caso que describen los doctores de la Universidad de Duke de una mujer de setenta años que padecía esquizofrenia, quien había sufrido delirios, alucinaciones e intentos suicidas con objetos punzantes y productos de limpieza durante un periodo de cincuenta y tres años, la cual experimentó un alivio completo de la psicosis y los deseos suicidas ocho días después de dejar de consumir trigo.[5]

Aunque parece poco probable que la exposición al trigo haya *causado* la esquizofrenia en primer lugar, las observaciones del Dr. Dohan y otros investigadores sugieren que el trigo se asocia con un empeoramiento cuantificable de los síntomas.

Otra enfermedad en la que el trigo puede ejercer efectos en una mente vulnerable es el autismo. Los niños autistas tienen problemas para interactuar socialmente y comunicarse. La frecuencia de la enfermedad ha aumentado en los últimos cuarenta años, de poco común a mediados del siglo XX a 1 de cada 150 niños en el siglo XXI.[6] Pequeñas muestras iniciales han demostrado mejoría en los comportamientos autistas al eliminar el gluten del trigo.[7,8] El estudio clínico más completo, hasta la fecha, incluyó a cincuenta y cinco niños autistas daneses, cuyas mediciones formales de comportamiento autista mostraron mejorías con la eliminación del gluten (junto con la eliminación de la caseína de los lácteos).[9]

Aunque sigue siendo tema de debate, una parte sustancial de los niños y adultos con trastorno por déficit de atención con hiperactividad (TDAH) también puede responder a la eliminación del trigo. Sin embargo, las respuestas con frecuencia se ven enturbiadas, debido a la sensibilidad a otros componentes de la dieta como azúcares, endulzantes artificiales, aditivos y lácteos.[10]

Es poco probable que la exposición al trigo haya sido la *causa* inicial del autismo o el TDAH, pero, como en el caso de la esquizofrenia, el trigo parece asociarse con un empeoramiento de los síntomas característicos de las enfermedades.

A pesar de que el trato, de "ratas de laboratorio", que recibieron los pacientes esquizofrénicos del Hospital VA de Filadelfia nos hace sentir escalofríos desde la comodidad de nuestro siglo XXI, en el que tenemos que estar informados y dar nuestro consentimiento, es una ilustración gráfica del efecto del trigo en la función mental. Pero, ¿por qué diablos la esquizofrenia, el autismo y el TDAH se exacerban con el trigo? ¿Qué hay en ese grano que empeora la psicosis y otros comportamientos anormales?

Investigadores de los Institutos Nacionales de Salud (NIH, por sus siglas en inglés) se propusieron encontrar algunas respuestas.

EXORFINAS: LA CONEXIÓN ENTRE EL TRIGO Y EL CEREBRO

La Dra. Christine Zioudrou y sus colegas de los NIH sometieron al gluten, la proteína principal del trigo, a un proceso digestivo simulado para imitar lo que sucede después de que comemos pan u otros productos que contienen trigo.[11] Expuesto a la pepsina (una enzima del estómago) y al ácido clorhídrico (ácido del estómago), el gluten se degrada a una mezcla de polipéptidos. Los polipéptidos dominantes fueron aislados y administrados a ratas de laboratorio. Se descubrió que dichos polipéptidos tenían una particular habilidad para penetrar la barrera de la sangre del cerebro, que separa el torrente sanguíneo del cerebro. Esta barrera está ahí por una razón: El cerebro es altamente sensible a la amplia variedad de sustancias que entran al cuerpo, algunas de las cuales pueden provocar efectos indeseables si llegan a cruzar tus amígdalas, hipocampo, corteza cerebral o alguna otra estructura encefálica. Una vez que han llegado al cerebro, los polipéptidos del trigo se unen al receptor de morfina, el mismo al que se unen las drogas opiáceas.

La Dra. Zioudrou y sus colegas llamaron a esos polipéptidos "exorfinas", nombre corto de "compuestos exógenos similares a la morfina", distinguiéndolas de las endorfinas, los compuestos endógenos (de fuente interna) similares a la morfina, que se presentan, por ejemplo, durante la "euforia del corredor". Al polipéptido dominante que cruzaba la barrera entre la sangre y el cerebro lo denominaron "gluteomorfina", o compuesto similar a la morfina proveniente del gluten (aunque a mí el nombre me suena más a una inyección de morfina en el trasero). Los investigadores especularon que las endorfinas podrían ser los factores activos, derivados del trigo, responsables del deterioro de los síntomas de los esquizofrénicos del Hospital VA de Filadelfia y de otros lugares.

Aún más revelador resulta el hecho de que la administración de la naloxona bloquea el efecto que tienen en el cerebro los polipéptidos derivados del gluten.

Vamos a imaginar que eres un adicto a la heroína que vive en un barrio pobre. Algo sale mal mientras estás comprando droga, te acuchillan y te llevan en camilla a la sala de emergencias más cercana. Como estás drogado con heroína, pateas y gritas al personal del hospital que está tratando de ayudarte. Así que esas buenas personas te atan y te inyectan una droga llamada naloxona e, instantáneamente, ya *no* estás drogado. Gracias a la magia de la química, la naloxona revierte de inmediato la acción de la heroína o de cualquier otro opiáceo como la morfina o la oxicodona.

En animales de laboratorio, la administración de naloxona bloquea la unión de las exorfinas del trigo a los receptores de morfina de las neuronas. Sí, la naloxona, que bloquea opiáceos, impide que las exorfinas derivadas del trigo se unan al cerebro. La misma droga que apaga la heroína en el adicto a las drogas también bloquea los efectos de las exorfinas del trigo.

En un estudio realizado por la Organización Mundial de la Salud, en treinta y dos personas con esquizofrenia que padecían alucinaciones auditivas activas, se demostró que la naloxona reducía las alucinaciones.[12] Por desgracia, el siguiente paso lógico, administrar naloxona a los pacientes que comen una dieta "normal" con trigo y a pacientes con una dieta sin trigo, no ha sido estudiado. (Los estudios clínicos que podrían llevar a conclusiones que no apoyan el uso de medicamentos a menudo no se llevan a cabo. En este caso, si la naloxona hubiera mostrado beneficios en los esquizofrénicos que consumían trigo, la conclusión inevitable habría sido eliminar el trigo, no prescribir el medicamento).

La experiencia de la esquizofrenia nos muestra que las endor-finas del trigo tienen el potencial de ejercer distintos efectos en el cerebro. Quienes no padecemos esquizofrenia no experimentamos alucinaciones auditivas como resultado de consumir un bagel de cebolla; pero esos compuestos siguen estando en el cerebro, de una forma que no es distinta de lo que sucede en un esquizofrénico. Esto también enfatiza cómo el trigo es realmente único entre los granos, ya que otros granos como el mijo o la linaza no generan exorfinas (dado que no tienen gluten), ni generan comportamientos obsesivos, ni síndrome de abstinencia en personas con cerebros normales o personas con cerebros anormales.

Así que éste es tu cerebro con trigo: La digestión produce compuestos similares a la morfina que se unen a los receptores de opiáceos del cerebro. Esto induce una forma de recompensa, una leve euforia. Cuando el efecto es bloqueado o no se consumen alimentos que producen exorfinas, algunas personas experimentan un identificable y desagradable síndrome de abstinencia.

¿Qué sucede si se administran medicamentos bloqueadores de los opiáceos a seres humanos normales (por ejemplo, que no padecen esquizofrenia)? En un estudio realizado en el Instituto Psiquiátrico de la Universidad del Sur de California, los partici-pantes que consumían trigo, a quienes se les administró naloxona, consumieron un 33 por ciento menos de calorías en el almuerzo y un 23 por ciento menos de calorías en la cena (un total de aproximadamente 400 calorías menos en las dos comidas) que los participantes a los que se les dio un placebo.[13] En la Universidad de Michigan, comedores compulsivos fueron confinados a una habitación llena de comida durante una hora. Los participantes consumieron un 28 por ciento menos de galletas de trigo, palitos de pan y pretzels con la administración de naloxona.[14]

En otras palabras, si se bloquea la recompensa eufórica del trigo, el consumo de calorías disminuye, dado que el trigo ya no genera las sensaciones favorables que fomentan el consumo repetitivo. (De manera predecible, la industria farmacéutica está usando esta estrategia para comercializar un medicamento para bajar de peso que contiene naltrexona, un equivalente oral de la naloxona. Se afirma que, el medicamento bloquea el sistema mesolímbico de recompensa enterrado en el interior del cerebro humano, que es responsable de generar sensaciones favorables con la heroína, la morfina y otras sustancias. Las sensaciones favorables pueden ser reemplazadas por sensaciones de disforia o infelicidad. En consecuencia, la naltrexona se combina con bupropión, un medicamento antidepresivo empleado para dejar de fumar).

Desde efectos de abstinencia hasta alucinaciones psicóticas, en parte, el trigo es responsable de algunos fenómenos neurológicos peculiares. Para recapitular:

- El trigo común, en el momento de la digestión, genera polipéptidos que tienen la capacidad de llegar al cerebro y unirse a receptores de opiáceos.
- La acción de los polipéptidos derivados del trigo, las denominadas exorfinas, como la gluteomorfina, puede recibir un cortocircuito, si se emplean medicamentos bloqueadores de opiáceos como la naloxona y la naltrexona.
- Cuando se administran a personas normales o a personas con apetitos incontrolables, los medicamentos bloqueadores de opiáceos producen reducción del apetito, de los antojos y del consumo de calorías, así como una disminución en el ánimo; el efecto parece particularmente específico en los productos que contienen trigo.

De hecho, el trigo prácticamente es el único alimento con efectos potentes en el sistema nervioso central. Fuera de sustancias intoxicantes como el etanol (como el de tu merlot o tu chardonnay favoritos), el trigo es uno de los pocos alimentos que pueden alterar el comportamiento, inducir efectos placenteros y generar un síndrome de abstinencia al eliminarlo. Y fue necesario realizar observaciones en pacientes con esquizofrenia para conocer dichos efectos.

LA CONQUISTA DE LOS ANTOJOS NOCTURNOS

Desde que puede recordar, Larry ha tenido problemas de peso.

Nunca le pareció lógico. Hacía ejercicio, con frecuencia en extremo. No era raro que anduviera en bicicleta 50 millas, ni que caminara 15 millas en el bosque o en el desierto. Como parte de su trabajo, Larry disfrutaba el terreno de muchas áreas diferentes de los Estados Unidos. Sus viajes a menudo lo llevaban al suroeste, donde hacía caminatas de hasta seis horas. También se enorgullecía por seguir una dieta saludable: limitando su consumo de carne roja y aceites, comiendo muchas frutas y verduras y, por supuesto, abundantes "granos enteros saludables".

Conocí a Larry por un problema de ritmo cardíaco, un problema que atendimos rápidamente. Sin embargo, el funcionamiento de su sangre era otro tema. En pocas palabras, era un desastre: la glucosa en sangre estaba en el rango de la diabetes baja, los triglicéridos estaban demasiado altos, en 210 mg/dl, el HDL estaba demasiado bajo, en 37 mg/dl, y el 70 por ciento de sus partículas de LDL eran del tipo que ocasionan enfermedades cardíacas. La presión de la sangre era un tema importante, con valores sistólicos ("superiores") que llegaban hasta 170 mmHg y diastólicos ("inferiores") de 90 mmHg. Con 5 pies y 8 pulgadas de altura y 243 libras, Larry tenía más o menos 80 libras de sobrepeso.

"No entiendo. Hago ejercicio como el que más. Realmente *me gusta* el ejercicio. Pero no puedo –*no puedo*– bajar de peso, sin importar lo que haga". Larry hizo un recuento de las aventuras de su dieta, las cuales incluían mucho arroz, bebidas de proteínas, regímenes de "desintoxicación" y hasta hipnosis. Todos resultaban en la pérdida de unos cuantos kilos, que recuperaba rápidamente. Sin embargo, admitía un exceso peculiar: "Realmente lucho con mi apetito por la noche. Después de cenar, no puedo evitar picar algo. Intento picar cosas buenas, como pretzels de trigo entero y esas galletas multigrano que como con dip de yogur. Pero, a veces como toda la noche, desde la cena hasta que me acuesto. No sé por qué, pero algo sucede en la noche y simplemente no puedo parar".

Aconsejé a Larry sobre la necesidad de eliminar de su dieta el estimulante número uno del apetito: el trigo. Larry me miró como diciendo: "¡otra idea loca, no por favor!". Después de un gran suspiro, aceptó darle una oportunidad. Con cuatro adolescentes en casa, limpiar las alacenas de todo lo que tuviera trigo fue todo un reto, pero él y su esposa lo hicieron.

Larry regresó a mi consultorio seis semanas después. Reportó que, en tres días, sus antojos nocturnos habían desaparecido por completo. Ahora cenaba y quedaba satisfecho sin necesidad de picar. También notó que su apetito era mucho menor durante el día y que su deseo de comer refrigerios prácticamente había desaparecido. Así mismo, admitió que, ahora que sus antojos de comida eran mucho menores, su consumo de calorías y el tamaño de sus porciones eran una fracción de lo que comía antes. Sin hacer ningún cambio a sus hábitos de ejercicio, había perdido "sólo" once libras. Pero, lo más importante, también sentía que había recuperado el control sobre su apetito y sus impulsos, una sensación que sentía que había perdido años antes.

EL TRIGO: UN ESTIMULANTE DEL APETITO

A los adictos al crack y a la heroína, que se inyectan en las esquinas oscuras de una casa de drogadictos ubicada en un barrio marginal, no les preocupa ingerir sustancias que alteran su mente. Pero, ¿qué hay de ciudadanos respetuosos de la ley como tú y tu familia? Apuesto a que tu idea de algo que altere tu mente es pedir la mezcla fuerte en vez de la mediana en Starbucks o tomar demasiadas Heinekens el fin de semana. Sin embargo, consumir trigo significa que, sin quererlo, estás ingiriendo el alimento que activa la mente más común que existe.

En efecto, el trigo es un *estimulante* del apetito: Hace que quieras más: más galletas, cupcakes, pretzels, dulces, refrescos. Más bagels, muffins, tacos, sándwiches, pizza. Hace que quieras tanto alimentos que contienen trigo como alimentos sin trigo. Y, para colmo, para algunas personas el trigo es una droga, o por lo menos produce efectos neurológicos similares a los de una droga, que se pueden revertir con medicamentos empleados para contrarrestar los efectos de los narcóticos.

Si saltas ante la idea de que te administren una droga como la naloxona, podrías preguntar: "¿Qué tal si, en vez de bloquear químicamente el efecto que tiene el trigo en el cerebro, nada más lo eliminaras por completo?". Bueno, ésa es la pregunta que he estado haciendo yo. Suponiendo que puedas tolerar el síndrome de abstinencia (aunque desagradable, el síndrome de abstinencia por lo general no es nada comparado con el rencor que recibes de tu esposa, amigos y compañeros de trabajo enojados), el hambre y los antojos disminuyen, el consumo de calorías baja, el ánimo y el bienestar aumentan, el peso se reduce, la panza de trigo se encoge.

Entender que el trigo, específicamente las exorfinas del gluten, tiene el potencial de generar euforia, comportamiento adictivo y estimulación del apetito significa que tenemos una forma potencial de controlar el peso: elimina el trigo y eliminarás el peso.

CAPÍTULO 5

SE TE VE LA PANZA DE TRIGO: LA RELACIÓN ENTRE EL TRIGO Y LA OBESIDAD

TAL VEZ HAS EXPERIMENTADO este escenario:

Te encuentras a una amiga que no has visto en algún tiempo y exclamas con alegría: *"¡Elizabeth! ¿Para cuándo nace el bebé?"*

Elizabeth: [Pausa] *"¿El bebé? No sé a qué te refieres".*

Tú: Gulp…

Sí, así es. La grasa abdominal de la panza de trigo puede ser una imitación estupenda de una panza de embarazada.

¿Por qué el trigo ocasiona una acumulación de grasa específicamente en el abdomen y no, por decir algo, en el cuero cabelludo, en la oreja izquierda o en la espalda? Y, más allá del percance ocasional de un "no estoy embarazada", ¿por qué resulta importante?

¿Y de qué manera la eliminación del trigo llevaría a la pérdida de grasa abdominal?

Vamos a explorar las características únicas de la panza de trigo.

PANZA DE TRIGO, LLANTITAS, SENOS MASCULINOS Y PANZAS DE EMBARAZADA OCASIONADAS POR LA COMIDA

Ésas son las curiosas manifestaciones de consumir el grano moderno que denominamos trigo. Suaves o con protuberancias, peludas o sin pelo, tensas o flácidas, las panzas de trigo vienen en tantas formas, colores y tamaños como hay seres humanos. Pero todas comparten la misma causa metabólica subyacente.

Quisiera presentar el argumento de que los alimentos hechos con trigo o que contienen trigo te hacen engordar. Diría incluso que, el consumo demasiado entusiasta del mismo es la causa *principal* de la crisis de diabetes y obesidad de Estados Unidos. Es una gran parte de la razón por la que Jillian Michaels necesita acosar a los concursantes de *Biggest Loser*. Explica por qué los atletas modernos, como los jugadores de beisbol y los triatletas, están más gordos que nunca. Culpa al trigo cuando en tu asiento del avión te esté aplastando el hombre de 280 libras que está sentado junto a ti.

Claro, las bebidas azucaradas y los estilos de vida sedentarios se suman al problema. Pero, para la gran mayoría de las personas conscientes de la salud, que no caen en esos comportamientos que aumentan de peso, el detonante principal del aumento de peso es el trigo.

De hecho, la increíble bonanza financiera que ha creado la proliferación del trigo en la dieta estadounidense, para la industria de los alimentos y los medicamentos, puede hacer que te preguntes si esta "tormenta perfecta", de alguna manera, fue provocada por el hombre. ¿Acaso un grupo de hombres poderosos convocó a una reunión secreta estilo Howard Hughes en 1955, trazó un plan maligno para producir trigo enano de alto rendimiento y bajo costo, diseñó el consejo gubernamental de que hay que comer "granos enteros saludables", dirigió grandes empresas de alimentos para vender miles de millones de dólares de productos de trigo procesados, todo lo cual condujo a obesidad y a "necesitar" miles de millones de dólares en medicamentos para la diabetes, las enfermedades cardíacas y todas las demás consecuencias de la obesidad? Suena ridículo, pero, en cierta medida, eso es exactamente lo que sucedió. A continuación te explico cómo.

Diva con panza de trigo

Celeste ya no se sentía "cool".

A los sesenta y un años, Celeste reportaba que había ido subiendo de peso poco a poco, con respecto a su rango normal de 120 a 135 libras de los veintitantos y treinta y tantos. Algo sucedió cuando estaba a mediados de los cuarenta y, aun sin hacer cambios sustanciales en sus hábitos, poco a poco subió de peso hasta llegar a 182 libras. "Es lo más que he llegado a pesar en *toda* mi vida", decía molesta.

Como profesora de arte moderno, Celeste se rodeaba de gente de mundo y su peso la hacía sentir acomplejada y fuera de lugar. Así es que, llamé su atención cuando le expliqué mi estrategia de eliminar de la dieta todos los productos de trigo.

En los primeros tres meses, perdió veintiún libras, más que suficiente para convencerse de que el programa funcionaba. Ya estaba teniendo que buscar en el fondo del clóset para encontrar ropa que no había podido usar en los últimos cinco años.

Celeste se apegó a la dieta y me confesó que rápidamente se había convertido en algo natural, no tenía antojos, rara vez necesitaba un refrigerio y simplemente pasaba cómodamente de una comida a otra sintiéndose satisfecha. Notó que, de vez en cuando, las presiones del trabajo le impedían salir a comer o cenar, pero los periodos prolongados en ayunas le resultaron sencillos. Le recordé que los refrigerios saludables como las nueces naturales, las galletas de linaza y el queso encajaban muy bien en su programa. Sin embargo, simplemente le pareció que la mayor parte del tiempo los refrigerios no eran necesarios.

Catorce meses después de adoptar la dieta *Wheat Belly,* Celeste no podía dejar de sonreír cuando regresó a mi consultorio pesando 127 libras, un peso que había tenido por última vez a los treinta y tantos. Había bajado cincuenta y cinco libras, incluyendo doce pulgadas de cintura, pues pasó de medir treinta y nueve pulgadas a medir veintisiete. No sólo podía ponerse otra vez sus vestidos talla 6, ya no se sentía incómoda codeándose con la gente del medio del arte. Ya no tenía necesidad de esconder su panza de trigo colgante bajo blusas holgadas o muchas capas de ropa. Podía usar orgullosamente su más ajustado vestido de coctel, Óscar de la Renta, sin que se le viera ningún bulto a causa de la panza de trigo.

GRANOS ENTEROS, MEDIAS VERDADES

En los círculos de la nutrición, los granos enteros son el consentido del momento. De hecho, este ingrediente "saludable para el corazón" (apoyado por el USDA) que quienes dan consejos en materia de alimentación concuerdan en que debes comer en mayor cantidad, nos hace tener hambre y estar más hambrientos y más gordos que en ningún otro momento de la historia de la humanidad.

Mira una fotografía actual, elegida al azar, de diez estadounidenses y compárala con la fotografía de diez estadounidenses de comienzos del siglo XX o de cualquier siglo anterior, cuando ya había fotografías, y verás el tremendo contraste: Los estadounidenses ahora son gordos. Según el CDC, el 34.4 por ciento de los adultos ahora tienen sobrepeso (IMC de 25 a 29.9) y otro 33.9 por ciento padece obesidad (IMC de 30 o más), lo que nos deja con menos de uno de cada tres con un peso normal.[1] Desde 1960, las filas de obesos han crecido con la mayor rapidez, casi triplicando las de hace cincuenta años.[2]

Pocos estadounidenses tenían sobrepeso u obesidad durante los primeros dos siglos de la historia de la nación. (La mayor parte de la información recopilada sobre IMC que tenemos para comparar antes del siglo XX proviene del peso y la altura tabulados para el ejército de los Estados Unidos. El hombre promedio que estaba en el ejército a finales del siglo XIX tenía un IMC de <23.2, sin importar la edad; para la década de 1990, el IMC promedio del ejército estaba en el rango del sobrepeso.[3] Fácilmente podemos afirmar que, si esto es aplicable a los reclutas del ejército, es peor en la población civil). El peso aumentó más rápidamente cuando el USDA y otros organismos comenzaron a decirles a los estadounidenses lo que debían comer. Así, aunque la obesidad aumentó gradualmente a partir de los sesenta, el verdadero aumento en la aceleración de la obesidad comenzó a mediados de los ochenta.

Estudios realizados durante los ochenta, y a partir de entonces, han demostrado que, cuando los productos de harina blanca procesada son reemplazados por productos de harina de grano entero, hay una reducción en el cáncer de colon, las enfermedades cardíacas y la diabetes. Esto es cierto e indiscutible.

De acuerdo con la sabiduría popular en materia de alimentación, si algo que es malo para ti (la harina blanca) es reemplazado por algo *menos* malo (el trigo entero), entonces mucho de lo menos malo debería resultarte excelente. Siguiendo esa lógica, si los cigarros altos en alquitrán son malos para tu salud y los bajos en alquitrán son menos dañinos entonces, muchos cigarros bajos en alquitrán deberían ser buenos. Tal vez es una analogía imperfecta, pero ilustra la lógica equivocada usada para justificar la proliferación de granos en nuestra dieta. Añade a la mezcla el hecho de que el trigo ha sufrido cambios agrícolas enormes, diseñados genéticamente, y habrás dado con la fórmula para crear una nación de personas gordas.

El USDA y otros líderes de opinión "oficiales" dicen que más de dos tercios de los estadounidenses tienen sobrepeso u obesidad porque son inactivos y glotones. Nos sentamos sobre nuestros gordos traseros viendo demasiados *reality shows* en la televisión, pasamos demasiado tiempo en Internet y no hacemos ejercicio. Bebemos demasiados refrescos azucarados y comemos demasiada comida chatarra y refrigerios basura. ¡A que no puedes comer sólo uno!

A todas luces, son malos hábitos que en algún momento le pasarán la factura a nuestra salud. Pero he conocido muchas personas que me dicen que siguen con seriedad las pautas nutricionales "oficiales", evitan la comida chatarra y la comida rápida, hacen una hora diaria de ejercicio, mientras siguen subiendo más y más y más de peso. Muchos siguen las pautas fijadas por la pirámide alimenticia del USDA (seis a once raciones de granos al día, de los cuales cuatro o más deberían ser granos enteros), la Asociación Americana del Corazón, la Asociación Americana de Dietética o la

Asociación Americana de la Diabetes. ¿Cuál es la piedra angular de todos esos patrones nutricionales? "Come más granos enteros saludables".

¿Acaso todas esas organizaciones están en contubernio con los granjeros que cultivan trigo y con las empresas que venden semillas y químicos? Es más que eso. "Come más granos enteros saludables" en realidad es sólo el corolario del movimiento que aconsejaba "reduce la grasa", que abrazaron los médicos en los sesenta. Con base en observaciones epidemiológicas, que sugieren que consumos más altos de grasa en nuestra dieta se asocian con niveles más altos de colesterol y riesgo de enfermedades cardíacas, los estadounidenses recibieron el consejo de reducir el consumo de grasas totales y saturadas. El argumento de que el grano entero es mejor que el blanco le echó más leña a la transición. El mensaje de "bajo en grasa y más granos" también demostró ser muy provechoso para la industria de los alimentos procesados. Detonó una explosión de alimentos procesados, la mayoría de los cuales valían apenas unos cuantos centavos en términos de materias primas. La harina de trigo, la harina de maíz, el sirope de maíz alto en fructosa y el colorante de los alimentos, actualmente, son los ingredientes principales de los productos que llenan los pasillos interiores de cualquier supermercado moderno. (Los ingredientes naturales como verduras, carnes y lácteos suelen estar en el perímetro de esas mismas tiendas). Los ingresos de las grandes compañías de alimentos aumentaron. Por sí sola, Kraft genera $48.1 *mil millones* de ingresos anuales, un incremento de 1,800 por ciento desde finales de los ochenta, y una parte sustancial de ese dinero proviene de refrigerios hechos con trigo y maíz.

De la misma manera en que la industria del tabaco creó y mantuvo su mercado con las propiedades adictivas de los cigarros, el trigo hace lo mismo con el consumidor indefenso y hambriento. Desde la perspectiva del vendedor de productos alimenticios, el trigo es el ingrediente perfecto de la comida procesada: Cuanto más comes, más quieres. La situación para la industria de los alimentos ha mejorado, aún más, a través de los brillantes consejos del gobierno de Estados Unidos, que incitan a los estadounidenses a comer más "granos enteros saludables".

AGARRA MIS LLANTITAS: LAS PROPIEDADES ÚNICAS DE LA GRASA VISCERAL

El trigo desencadena un ciclo de saciedad y hambre regido por la insulina, acompañado por altibajos de euforia y abstinencia, distorsiones de la función neurológica y efectos adictivos, todos los cuales conducen a la acumulación de grasa.

Los excesos del azúcar y la insulina de la sangre son responsables de la acumulación de grasa específicamente en los órganos viscerales. Experimentada una y otra vez, la grasa visceral se acumula, creando un hígado graso, así como su manifestación superficial que nos es familiar: la panza de trigo. (Hasta tu corazón engorda, pero no lo puedes ver a través de las costillas semirígidas).

Así es que la llanta Michelin que rodea tu cintura, o la de tus seres queridos, representa la manifestación superficial de grasa visceral contenida dentro del abdomen y que recubre los órganos abdominales, la cual es resultado de meses o años de ciclos repetidos de niveles altos de azúcar e insulina en la sangre, seguido por la acumulación de grasa ocasionada por la insulina. No tiene lugar la acumulación de grasa en los brazos, las nalgas o los muslos, sino en la flácida protuberancia alrededor del abdomen, creada por órganos internos gordos y abultados. (La razón exacta de por qué el metabolismo desordenado de glucosa-insulina ocasiona preferentemente acumulación de grasa visceral en el abdomen, y no en tu hombro izquierdo o en la parte superior de la cabeza, es una pregunta que sigue dejando perpleja a la ciencia médica).

La grasa en las nalgas o en los muslos es precisamente eso: grasa en las nalgas o en los muslos, ni más ni menos. Te sientas en ella, la aprietas dentro de tus jeans, lamentas las marcas de celulitis que ocasiona. Representa un exceso de calorías con respecto al gasto calórico. Aunque el consumo de trigo se suma a la grasa de las nalgas y los muslos, la grasa en esas regiones, en comparación, está quieta, metabólicamente hablando.

La grasa visceral es distinta. Aunque puede servir para que tu pareja te agarre cariñosamente las "llantitas", también es la única capaz de desencadenar todo un universo de fenómenos inflamatorios. La grasa visceral que llena y rodea el abdomen en las panzas de trigo es una fábrica metabólica única, que trabaja veinticuatro horas al día, los siete días de la semana. Y lo que produce son señales inflamatorias y citoquinas anormales, o moléculas hormonales señalizadoras de célula a célula, como leptina, resistina y factor de necrosis tumoral.[4,5] Cuanta más grasa visceral está presente, mayores cantidades de señales anormales se liberan en el torrente sanguíneo.

Toda la grasa corporal es capaz de producir otra citoquina: la adiponectina, una molécula protectora que reduce el riesgo de enfermedades cardíacas, diabetes e hipertensión. Sin embargo, a medida que aumenta la grasa visceral, su capacidad de producir adinopectina protectora disminuye (por razones que aún no están muy claras).[6] La combinación entre la falta de adiponectina y un incremento de la leptina, el factor de necrosis tumoral y otros productos inflamatorios, está subyacente en las respuestas anormales de la insulina, la diabetes, la hipertensión y las enfermedades cardíacas.[7] La lista de otras enfermedades ocasionadas por la grasa visceral está creciendo y ahora incluye la demencia, la artritis reumatoide y el cáncer de colon.[8] Por esa razón, la circunferencia de la cintura está demostrando ser un elemento poderoso para predecir todas esas enfermedades, así como la mortalidad.[9]

La grasa visceral no sólo produce niveles anormalmente altos de señales inflamatorias, sino que *ella misma* está inflamada y contiene abundantes conjuntos de glóbulos blancos inflamatorios (macrófagos).[10] Las moléculas endocrinas e inflamatorias producidas por la grasa visceral se vacían (a través de la circulación portal drenando sangre del tracto intestinal) directamente al hígado, el cual, entonces, responde produciendo otra secuencia de señales inflamatorias y proteínas anormales.

En otras palabras, en el cuerpo humano, no toda la grasa es igual. La grasa de la panza de trigo es una grasa *especial*. No es simplemente un repositorio pasivo para el exceso de calorías de la pizza; en realidad, es una glándula endocrina, muy similar a la glándula tiroidea o el páncreas, y es muy grande y muy activa. (Irónicamente, la abuela tenía razón hace cuarenta años cuando decía que una persona con sobrepeso tenía un problema "de las glándulas"). A diferencia de otras glándulas endocrinas, la glándula endocrina de la grasa visceral no sigue las reglas, sino un libreto único que funciona en contra de la salud del cuerpo.

Así es que una panza de trigo no es sólo antiestética, también es muy poco saludable.

PONERSE EUFÓRICO CON INSULINA

¿Por qué el trigo es mucho peor para el peso que otros alimentos?

El fenómeno esencial que desencadena el crecimiento de la panza de trigo es un nivel alto de azúcar (glucosa). A su vez, tener el azúcar alto provoca que la insulina en la sangre esté alta. (La insulina es liberada por el páncreas en respuesta al azúcar en la sangre: Cuanto más alto es el nivel de azúcar, más insulina debe ser liberada para moverlo hacia el interior de las células del cuerpo, como las de los músculos y el hígado). Cuando se excede la capacidad del páncreas de producir insulina para responder a los aumentos de azúcar en la sangre, se desarrolla diabetes. Sin embargo, no tienes que ser diabético para experimentar un nivel alto de azúcar y un nivel alto de insulina: Las personas que no padecen diabetes fácilmente pueden experimentar los niveles de azúcar alto necesarios para generar su propia panza de trigo, dado que los alimentos hechos de trigo se convierten tan fácilmente en azúcar.

Un nivel alto de insulina en la sangre ocasiona acumulación de grasa visceral (la manera en que el cuerpo almacena energía excesiva) que cuando se acumula, el flujo de señales inflamatorias que produce, hace que los tejidos como el músculo y el hígado respondan menos a la insulina. Esta llamada resistencia a la insulina significa que el páncreas debe producir cada vez mayores cantidades de insulina para metabolizar los azúcares. Al final, resulta un círculo vicioso de mayor resistencia a la insulina, mayor producción de insulina, mayor depósito de grasa visceral, mayor resistencia a la insulina, etc., etc.

Los nutriólogos afirman que el trigo incrementa el azúcar en la sangre de una manera más profunda que lo que sucedía con el azúcar de mesa hace treinta años. Como hemos explicado antes, el índice glucémico, o IG, es la manera en que el nutriólogo mide cuánto se elevan los niveles de azúcar en la sangre en los 90 a 120 minutos posteriores al consumo de un alimento. Según esta medida, el pan de trigo entero tiene un IG de 72, mientras que el azúcar de mesa común y corriente tiene un IG de 59 (aunque algunos laboratorios han obtenido resultados de hasta 65). En contraste, los frijoles rojos tienen un IG de 51 y la toronja de 25; mientras que los alimentos que no tienen carbohidratos, como el salmón y las nueces; tienen índices glucémicos prácticamente de cero: Comer esos alimentos no produce ningún efecto en el azúcar de la sangre. De hecho, con pocas excepciones, *pocos alimentos tienen un índice glucémico tan alto como el trigo.* Con excepción de los frutos secos ricos en azúcar como los dátiles e higos, aparte de los productos de trigo, los únicos alimentos que tienen un índice glucémico tan alto son los almidones secos y pulverizados, como el almidón de maíz, el almidón de arroz, el almidón de papa y el almidón de tapioca. (Vale la pena notar que ésos son los mismos carbohidratos que a menudo se usan para hacer alimentos "sin gluten". Hablaré de esto más adelante).

Como el carbohidrato del trigo, la amilopectina A de digestión única, ocasiona un mayor incremento en el azúcar en la sangre que prácticamente cualquier otro alimento (más que una barra de dulce, el azúcar de mesa o el helado) y también desencadena una mayor liberación de insulina. Más amilopectina A significa un mayor nivel de azúcar en la sangre, una insulina más alta, más acumulación de grasa visceral... una panza de trigo más grande.

Agrega el inevitable bajón de azúcar en la sangre (hipoglucemia), que es la consecuencia natural de los niveles altos de insulina y verás por qué a menudo se produce un hambre irresistible, a medida que el cuerpo intenta protegerte de los peligros de tener el azúcar baja. Sales corriendo por algo que comer que eleve tu nivel de azúcar y el ciclo se vuelve a poner en marcha, repitiéndose cada dos horas.

Ahora, incluye la respuesta de tu cerebro a los efectos eufóricos de las exorfinas generados por el trigo (y el efecto potencial de abstinencia si te pierdes la siguiente "dosis") y no es de sorprender que la panza de trigo, que rodea tu cintura, siga creciendo cada vez más.

LA LENCERÍA PARA HOMBRES ESTÁ EN EL SEGUNDO PISO

La panza de trigo no sólo es un asunto cosmético, sino un fenómeno con verdaderas consecuencias para la salud. Además de producir hormonas inflamatorias como la leptina, la grasa visceral también es un factor de producción de estrógenos en ambos sexos, los mismos que confieren características femeninas a las niñas al inicio de la pubertad, como el ensanchamiento de la cadera y el crecimiento de senos.

Hasta la menopausia, las mujeres adultas tienen niveles altos de estrógenos. Sin embargo, el excedente de estrógenos, producido por la grasa visceral, aumenta de manera considerable el riesgo de padecer cáncer de mama, ya que los estrógenos en niveles altos estimulan el tejido de los senos.[11] En consecuencia, el aumento en la grasa visceral en una mujer se ha asociado con un riesgo cuatriplicado de padecer cáncer de mama. El riesgo de padecer cáncer de mama en mujeres postmenopáusicas, que tienen grasa visceral de la panza de trigo, es del doble que en el caso de mujeres más delgadas postmenopáusicas sin panza de trigo.[12] A pesar de la aparente relación, ningún estudio (increíblemente) ha examinado los resultados de una dieta sin trigo para perder la grasa visceral de la panza de trigo y su efecto en la incidencia de cáncer de mama. Si simplemente unimos los puntos, se podría predecir una marcada reducción del riesgo.

Los hombres, al tener sólo una diminuta fracción de los estrógenos de las mujeres, son sensibles a cualquier cosa que incremente sus estrógenos. Cuanto mayor es la panza de trigo en los hombres, más estrógenos se producen a causa del tejido de la grasa visceral. Como los estrógenos estimulan el crecimiento de tejido mamario, niveles elevados de mismos pueden hacer que los hombres desarrollen senos más grandes, los temidos "senos masculinos", "bubis de hombre" o, dicho profesionalmente, ginecomastia.[13] La grasa visceral también incrementa los niveles de la hormona prolactina hasta siete veces.[14] Como sugiere el nombre (prolactina significa "estimulación de la lactación"), los niveles altos de prolactina estimulan el crecimiento de tejido mamario y la producción de leche.

El aumento de los senos de un hombre, por lo tanto, no es sólo la característica vergonzosa de tu cuerpo de la que se burla tu sobrino, sino una evidencia, con copa B, de que los niveles de estrógenos y prolactina están elevados debido a la fábrica inflamatoria y hormonal que cuelga de tu cintura.

Está creciendo toda una industria para ayudar a los hombres que se sienten avergonzados por sus senos crecidos. La cirugía de reducción de senos masculinos está floreciendo y crece a nivel nacional a un ritmo vertiginoso. Otras "soluciones" incluyen ropa especial, camisas de compresión y programas de ejercicio. (Tal vez Kramer, del programa *Seinfield*, no estaba tan loco cuando inventó el 'mansiere').

Aumento de los estrógenos, cáncer de mama, bubis en los hombres... todo a partir de la bolsa de bagels que comparten en la oficina.

ENFERMEDAD CELÍACA:
UN LABORATORIO DE PÉRDIDA DE PESO

Como mencioné antes, el padecimiento por excelencia con el que se ha vinculado el trigo de manera concluyente es la enfermedad celíaca. A los celíacos se les aconseja que eliminen de su dieta los productos de trigo, para disminuir todo tipo de complicaciones desagradables del desarrollo de su enfermedad. ¿Qué nos puede enseñar su experiencia sobre los efectos de la eliminación del trigo? De hecho, hay lecciones muy importantes sobre pérdida de peso que se pueden deducir a partir de los estudios clínicos de personas con enfermedad celíaca, que eliminan los alimentos que contienen gluten de trigo.

La falta de reconocimiento de la enfermedad celíaca entre los médicos, junto con sus presentaciones inusuales (por ejemplo, fatiga o migraña sin síntomas intestinales), significa un retraso promedio de *once años* desde el inicio de los síntomas hasta el momento del diagnóstico.[15,16] Quienes padecen la enfermedad celíaca pueden, por tanto, desarrollar un estado de desnutrición severa debido a la falla en la absorción de nutrientes en el momento del diagnóstico. Esto es especialmente cierto en el caso de niños que padecen enfermedad celíaca, quienes tienen sobrepeso y están poco desarrollados para su edad.[17]

Algunos celíacos se vuelven esqueléticos antes de que se determine la causa de su enfermedad. Un estudio de la Universidad de Columbia, de 2010, realizado con 369 personas con enfermedad celíaca incluyó a 64 participantes (17.3 por ciento) con un increíble bajo índice de masa corporal de 18.5 o menos.[18] (Un IMC de 18.5 en una mujer de 5 pies y 4 pulgadas de altura equivaldría a un peso de 105 libras, o 132 en un hombre de 5 pies y 10 pulgadas). Años de mala absorción de nutrientes y calorías, empeorada por diarreas frecuentes, dejan a muchos celíacos bajos de peso, desnutridos y luchando simple y sencillamente por mantener su peso.

La eliminación del gluten del trigo elimina los agentes ofensivos que destruyen el recubrimiento del intestino. Una vez que el recubrimiento del intestino se regenera, se hace posible una mejor absorción de vitaminas, minerales y calorías, y el peso comienza a aumentar debido a la mejoría en la nutrición. Dichos estudios documentan el *aumento* de peso que experimentan los celíacos bajos de peso y desnutridos cuando eliminan el trigo.

Por esta razón, tradicionalmente, la enfermedad celíaca ha sido considerada una plaga de niños y adultos raquíticos. Sin embargo, los expertos en el tema han observado que, durante los últimos treinta o cuarenta años, pacientes recién diagnosticados con enfermedad celíaca cada vez más a menudo padecen sobrepeso u obesidad. Una de esas tabulaciones recientes de pacientes que acaban de ser diagnosticados mostró que el 39 por ciento comenzaba con sobrepeso (IMC 25 a 29.9) y el 13 por ciento comenzaba con obesidad (IMC ≥30).[19] Según este cálculo, más de la mitad de las personas que ahora han sido diagnosticadas con enfermedad celíaca tienen, como resultado, sobrepeso u obesidad Si nos enfocamos sólo en las personas con sobrepeso, que no están severamente desnutridas en el momento del diagnóstico, los celíacos de hecho *pierden* una cantidad sustancial de peso cuando eliminan el gluten del trigo. Un estudio de la Clínica Mayo y la Universidad de Iowa rastreó a 215 pacientes celíacos después de la eliminación del trigo y, en los primeros seis meses, tabuló una pérdida de peso de 27.5 libras en quienes comenzaron con obesidad.[20] En el estudio de la Universidad de Iowa antes mencionado, la eliminación del trigo redujo la presencia de obesidad *a la mitad* en un año; más del 50 por ciento de los participantes que comenzaron con un IMC en el rango del sobrepeso de 25 a 29.9 bajaron un promedio de 26 libras.[21] El Dr. Peter Green, gastroenterólogo líder del estudio y profesor de medicina clínica en la Universidad de Columbia, especula que "no está claro si se debe a la reducción de calorías o a otro factor de la dieta" responsable de la pérdida de peso en la dieta sin gluten. Con todo lo que has aprendido, ¿no está claro que la eliminación del trigo es responsable de esa extravagante pérdida de peso?

Observaciones similares se han hecho en niños. Los niños con enfermedad celíaca que eliminan el gluten del trigo ganan músculo y retoman su crecimiento normal, pero también tienen menos grasa corporal en comparación con niños que no padecen enfermedad celíaca.[22] (Rastrear cambios en el peso de los niños es complicado porque están creciendo). Otro estudio mostró que el 50 por ciento de los niños obesos con enfermedad celíaca lograron un IMC normal al eliminar el gluten.[23]

Lo que hace que esto sea increíble es que, más allá de la eliminación del gluten, la dieta de los pacientes celíacos no tiene más restricciones. Éstos no fueron programas intencionales de pérdida de peso, sólo de eliminación de trigo y gluten. No se contaron las calorías, no hubo ningún control de las porciones, ni ejercicio, ni ningún otro medio de bajar de peso... sólo la eliminación del trigo. No hay prescripciones de contenido de carbohidratos ni de grasas, sólo la eliminación del gluten. Esto significa que algunas personas incorporan alimentos "sin gluten", como panes, cupcakes y galletas, que ocasionan un *aumento* de peso, a veces drástico. (Como explicaré más adelante, si quieres bajar de peso, es importante que no reemplaces un alimento que sube de peso, el trigo, con otro grupo de alimentos sin gluten que aumentan el peso). En muchos programas, de hecho, *se fomenta* el consumo de alimentos sin gluten. A pesar de esta prescripción alimenticia equivocada, el hecho sigue siendo el mismo: Las personas que padecen enfermedad celíaca experimentan una marcada pérdida de peso al eliminar el gluten.

Los investigadores que llevan a cabo esos estudios, aunque sospechan que hay "otros factores", nunca ofrecen la posibilidad de que la pérdida de peso se deba a la eliminación de un alimento que ocasiona un extravagante aumento de peso, es decir, el trigo.

Resulta interesante que, esos pacientes tienen un consumo calórico sustancialmente más bajo una vez que están en una dieta sin gluten, en comparación con personas que no siguen una dieta sin gluten, aunque otros alimentos no tienen restricción. Se midió un 14 por ciento menos de consumo de calorías al día en las dietas sin gluten.[24] Otro estudio encontró que los celíacos que se apegaban estrictamente a la eliminación del gluten consumían 418 calorías menos al día que los celíacos que no se comprometían y permitían que el gluten de trigo siguiera en sus dietas.[25] Para alguien cuyo consumo calórico diario es de 2,500 calorías, esto representaría una reducción del 16.7 por ciento en el consumo de calorías. Adivina lo que eso produce en el peso.

Como algo sintomático de la tendencia del dogma nutricional convencional, los investigadores del primer estudio etiquetaron la dieta de los pacientes que se recuperaron de enfermedad celíaca como "no balanceada", dado que la dieta sin gluten no contenía pasta, pan, ni pizza, pero contenía más "alimentos naturales equivocados" (sí, de hecho dijeron eso) como carne, huevo y queso. En otras palabras, sin querer, o sin darse cuenta siquiera de que lo habían hecho, los investigadores demostraron el valor de una dieta sin trigo, que reduce el apetito y requiere reemplazar calorías con alimentos reales. Por ejemplo, una revisión exhaustiva reciente de la enfermedad celíaca, escrita por dos expertos muy reconocidos en el tema, no menciona la pérdida de peso que tiene lugar al eliminar el gluten.[26] Sin embargo, está ahí, en los datos, claro como el día: Elimina el trigo y eliminarás el peso. Los investigadores de estos estudios también tienden a considerar que la pérdida de peso que resulta de dietas sin trigo, sin gluten, se debe a la falta de variedad de alimentos a causa de la eliminación del trigo, en vez de a la eliminación del trigo en sí. (Como verás más adelante, no hay una falta de variedad al eliminar el trigo; sigue habiendo mucha comida maravillosa en un estilo de vida sin gluten).

Puede ser la falta de exorfinas, la reducción del ciclo insulina-glucosa que desencadena el hambre o algún otro factor, pero eliminar el trigo reduce el consumo diario de calorías entre 350 y 400, sin que haya ninguna otra restricción de grasas, carbohidratos o tamaño de las porciones. No hay raciones alimenticias más escasas, más tiempo masticando, ni frecuentes comidas pequeñas. Sólo que desaparezca el trigo de tu mesa. No hay razón para creer que la pérdida de peso que se da al eliminar el trigo es exclusiva de los celíacos. Tiene lugar en personas *con y sin* sensibilidad al gluten.

Así es que cuando extrapolamos la eliminación del trigo a personas que no padecen enfermedad celíaca, como he hecho yo con miles de pacientes, vemos el mismo fenómeno: una pérdida de peso drástica e inmediata, similar a la que tiene lugar en la población celíaca que padece obesidad.

PIERDE LA PANZA DE TRIGO

Diez libras en catorce días. Ya sé. Suena como otro infomercial de la televisión hablando maravillas de su último truco para "perder peso rápido".

Sin embargo, lo he visto una y otra vez. Elimina el trigo en todas y cada una de sus miles de formas y las libras se derriten, con frecuencia a un ritmo de una libra al día. Sin trucos, sin comidas particulares, sin fórmulas especiales, sin bebidas para "reemplazar comidas" ni regímenes de "limpieza".

Obviamente, perder peso a ese ritmo sólo se puede mantener por un tiempo o terminarás siendo una pila de polvo. Pero el ritmo inicial de pérdida de peso puede ser asombroso, igualando lo que podrías lograr con un ayuno total. Me parece que este fenómeno es fascinante: ¿Por qué eliminar el trigo genera una pérdida de peso tan rápida como *dejar de comer*? Sospecho que, es una combinación entre el ciclo de aumento y depósito de glucosa-insulina-grasa y la reducción natural en el consumo de calorías resultante. Pero, como médico, he visto cómo esto sucede una y otra vez.

La eliminación del trigo, a menudo, es parte de las dietas bajas en carbohidratos. Cada vez hay más estudios clínicos que demuestran las ventajas que tienen las dietas bajas en carbohidratos para perder peso.[27,28] De hecho, el éxito de las dietas bajas en carbohidratos, en mi experiencia, se origina en gran medida por la eliminación del trigo. Como el trigo domina las dietas de la mayor parte de los adultos modernos, eliminarlo hace desaparecer la mayor fuente de problema. (También, he sido testigo del *fracaso* de dietas bajas en carbohidratos porque la única fuente de carbohidratos que se mantenía en la dieta eran productos con trigo).

Por supuesto, el azúcar y otros carbohidratos también cuentan. En otras palabras, si eliminas el trigo pero tomas refrescos con azúcar y comes chocolates y botanas de maíz todo el día, te negarás la mayor parte de los beneficios de pérdida de peso cuando se elimina el trigo. Sin embargo, la mayoría de los adultos racionales ya saben que evitar los Big Gulps y los Ben and Jerry's es una parte necesaria para bajar de peso. Es el trigo el que parece contrario al sentido común.

La eliminación del trigo es una estrategia muy menospreciada para lograr una pérdida de peso rápida y profunda, en particular de grasa visceral. He sido testigo del efecto de pérdida de peso de la panza de trigo miles de veces: Elimina el trigo y el peso disminuye rápidamente, sin esfuerzo, a menudo cincuenta, sesenta, cien o más libras al año, dependiendo del nivel de exceso de peso que había al principio. Sólo en los últimos treinta pacientes que eliminaron el trigo en mi clínica, la pérdida de peso promedio fue de 26.7 libras en 5.6 meses.

Lo sorprendente de eliminar el trigo es que, al eliminar este alimento que desencadena el apetito y un comportamiento adictivo, se genera una nueva relación con la comida. Comes la comida porque la necesitas para proveer energía a tus necesidades fisiológicas, no porque hay un ingrediente extraño que enciende tu apetito, incrementando el mismo y el impulso de comer más y más. Descubrirás que tienes poco interés en el almuerzo a medio día, que pasas de largo fácilmente por la vitrina de los pasteles en la tienda y que rechazas las donas en la oficina sin pestañear. Te divorciarás del deseo indefenso, motivado por el trigo, de comer más y más y más.

Tiene absoluto sentido: Si eliminas alimentos que desencadenan respuestas exageradas en la insulina y el azúcar en la sangre, eliminas la fuente alimenticia de exorfinas adictivas; te sientes más satisfecho con *menos*. El exceso de peso se disuelve y regresas a un peso fisiológicamente adecuado. Pierdes la peculiar y antiestética llanta alrededor del abdomen: Dale un beso de despedida a tu panza de trigo.

104 libras menos... y faltan 20

Cuando conocí a Geno, tenía esa apariencia familiar: palidez grisá-cea, cansancio, casi no prestaba atención. Con una altura de 5 pies y 10 pulgadas, sus 322 libras incluían una considerable panza de trigo colgando del cinturón. Geno vino a verme, para pedir mi opinión sobre cómo prevenir enfermedades coronarias, porque estaba preocupado por el "puntaje" anormal de un electrocardiograma, un indicador de placa aterosclerótica coronaria y riesgo potencial de ataque al corazón.

Como era de esperarse, la cintura de Geno estaba acompañada de múltiples medidas metabólicas anormales, incluyendo niveles altos de azúcar en la sangre, dentro del rango considerado como diabetes, triglicéridos altos, bajo colesterol HDL y muchas más; todos estos ele-mentos contribuían a su placa coronaria y al riesgo de padecer enfer-medades cardíacas.

De alguna manera, logré llegar a él, a pesar de su actitud aparentemente indiferente. Creo que ayudó que solicité la ayuda de la persona encargada de cocinarle y hacer la compra de los alimentos, la esposa de Geno. Al principio se sintió perplejo ante la idea de eliminar todos los "granos enteros saludables", incluyendo su amada pasta, y reemplazarlos con alimentos que él había considerado prohibidos, como nueces, aceites, huevos, queso y carnes.

Seis meses después, Geno regresó a mi consultorio. Creo que no sería exagerado decir que estaba transformado. Alerta, atento y sonriente, Geno me dijo que su vida había cambiado. No sólo había perdido la increíble cantidad de sesenta y cuatro libras y catorce pulgadas de cintura en esos seis meses, sino que había recuperado la energía que tenía de joven, lo cual lo había llevado a querer socializar con amigos y viajar con su esposa de nuevo, a caminar y andar en bicicleta, a dormir más profundo y a tener un optimismo recién descubierto. Y sus análisis de laboratorio correspondían: el nivel de azúcar en la sangre estaba en un rango normal, el colesterol HDL se había *duplicado*, los triglicéridos habían disminuido de varios miles de miligramos a un rango perfecto.

Otros seis meses después, Geno había bajado otras cuarenta libras. Ahora pesaba 218... en un año había bajado un total de 104 libras.

–Mi meta es llegar a 198 libras, el peso que tenía cuando me casé–, me dijo Geno. –Sólo me faltan 20–. Y lo dijo con una sonrisa.

SÉ UNA PERSONA SIN GLUTEN,
PERO NO COMAS ALIMENTOS "SIN GLUTEN"

¿Que qué?

El gluten es la proteína principal del trigo y, como he explicado, es responsable de algunos, aunque no de todos, los efectos adversos del consumo de trigo. El gluten es el culpable del daño inflamatorio subyacente que produce en el tracto intestinal la enfermedad celíaca. Las personas que padecen enfermedad celíaca deben evitar meticulosamente los alimentos que contienen gluten. Esto significa eliminar el trigo, así como otros granos que contienen gluten como la cebada, el centeno, la espelta, el triticale, el kamut y tal vez las avenas. Los celíacos a menudo buscan alimentos "sin gluten" que imitan productos que contienen trigo. Se ha desarrollado toda una industria para cumplir sus deseos libres de gluten, desde pan sin gluten hasta pasteles y postres sin gluten.

Sin embargo, muchos alimentos sin gluten se elaboran sustituyendo la harina de trigo con almidón de maíz, almidón de arroz, almidón de papa, almidón de tapioca (el almidón extraído de la raíz de la planta llamada mandioca o yuca). Esto es especialmente peligroso para cualquiera que desee bajar veinte, treinta o más libras, dado que los alimentos sin gluten, aunque no desencadenan la respuesta inmunológica o neurológica del gluten de trigo, sí desencadenan la respuesta de glucosa-insulina que hace que subas de peso. Los productos de trigo incrementan la insulina y el azúcar en la sangre más que la mayoría de los alimentos. Pero recuerda: Los alimentos hechos con almidón de maíz, almidón de arroz, almidón de papa y almidón de tapioca están entre los alimentos que incrementan el nivel de azúcar en la sangre aún *más* que los productos de trigo.

Así que los productos sin gluten no son productos sin *problemas*. Los alimentos sin gluten son la explicación probable del sobrepeso de los celíacos que eliminan el trigo pero no logran bajar de peso. En mi opinión, los alimentos sin gluten no tienen papel alguno, más allá de ser una golosina ocasional, dado que el efecto metabólico de esos alimentos no es muy distinto a comer un tazón de gomitas jelly beans.

En consecuencia, eliminar el trigo no es sólo eliminar el gluten. Eliminar el trigo significa eliminar la amilopectina A del trigo, la forma de carbohidrato complejo que incrementa el azúcar en la sangre aún más que el azúcar de mesa o las barras de dulce. Sin embargo, no es deseable reemplazar la amilopectina A del trigo con los carbohidratos de rápida absorción del almidón de arroz, el almidón de maíz, el almidón de papa y el almidón de tapioca en polvo. En pocas palabras, no reemplaces las calorías del trigo con carbohidratos de rápida absorción, del tipo que desencadenan la insulina y generan acumulación de grasa visceral. Y evita los alimentos sin gluten si estás llevando una dieta sin gluten.

Más adelante en el libro, daré todos los pormenores de la eliminación del trigo, cómo navegar por el proceso completo, desde elegir alimentos saludables de reemplazo hasta enfrentar el síndrome de abstinencia. Proporciono una visión desde las trincheras, dado que he sido testigo de miles de personas que lo han logrado con éxito.

Sin embargo, antes de entrar en los detalles de la eliminación del trigo, vamos a hablar sobre la enfermedad celíaca. Incluso si *no* padeces esta devastadora enfermedad, entender sus causas y curas proporciona un marco útil para pensar en el trigo y en el papel que desempeña en la dieta de los seres humanos. Más allá de enseñarnos una lección sobre pérdida de peso, la enfermedad celíaca puede proporcionar otras reflexiones útiles sobre salud para quienes no la padecemos.

Así que deja a un lado tu Cinnabon y vamos a hablar sobre la enfermedad celíaca.

CAPÍTULO 6

HOLA, INTESTINO. SOY YO, EL TRIGO. EL TRIGO Y LA ENFERMEDAD CELÍACA

TU POBRE E IGNORANTE INTESTINO. Ahí lo tienes, haciendo su trabajo todos los días, empujando los restos parcialmente digeridos de tu última comida a lo largo del intestino delgado de veintitantos pies de largo, cuatro pies de intestino grueso, produciendo el tema que domina las conversaciones de la mayor parte de los jubilados. Nunca se detiene a descansar y sólo hace lo que tiene que hacer, sin pedir nunca un aumento ni seguro médico. Huevos rellenos, pollo rostizado o ensalada de espinacas se transforman en el familiar producto de la digestión, el desecho semisólido pintado de bilirrubina que, en nuestra sociedad moderna, jalas en el baño, sin hacer ninguna pregunta.

Incorpora un intruso que puede alterar todo el feliz sistema: el gluten de trigo.

Después de que el *Homo sapiens* y nuestros antepasados inmediatos pasaron millones de años comiendo el limitado menú proveniente de la caza y la recolección, el trigo entró en la dieta de los seres humanos, una práctica que se ha desarrollado sólo durante los últimos diez mil años. Este tiempo relativamente breve (300 generaciones) fue insuficiente para permitir que todos los seres humanos se adaptaran a esta planta única. La evidencia más drástica del fracaso en la adaptación al trigo es la enfermedad celíaca, la alteración de la salud del intestino delgado debido al gluten de trigo. Hay otros ejemplos de fracaso en la adaptación a ciertos alimentos, como la intolerancia a la lactosa, pero la enfermedad celíaca es única, en cuanto a la severidad de la respuesta y sus increíblemente variadas formas de expresarse.

Aunque no padezcas enfermedad celíaca, te animo a que sigas leyendo. *Adicto al pan* no es un libro sobre enfermedad celíaca. Sin embargo, es imposible hablar sobre los efectos del trigo para la salud sin hablar de esta enfermedad. La enfermedad celíaca es el prototipo de la intolerancia al trigo, el parámetro con respecto al cual comparamos todas las demás formas de intolerancia al trigo. La enfermedad celíaca también está en aumento, se ha cuatriplicado en los últimos cincuenta años, un hecho que, a mi parecer, refleja los cambios que ha sufrido el propio trigo. Que no tengas enfermedad celíaca a los veinticinco años no significa que no puedas desarrollarla a los cuarenta y cinco, por otro lado, cada vez es más frecuente en una variedad de formas nuevas, además de la alteración de la función intestinal. Así que, aunque tengas una buena salud intestinal y puedas competir con tu abuela en historias de éxito sobre lo regular que eres, no puedes estar seguro de que otro sistema corporal no esté siendo afectado de una manera celíaca.

Descripciones floridas de los problemas característicos de diarrea de los celíacos comenzaron con el antiguo médico griego Areteo, en el año 100 D. C., quien aconsejaba ayuno a los pacientes celíacos. Muchas teorías surgieron a lo largo de los siglos para tratar de explicar por qué los celíacos tenían diarrea, retortijones y desnutrición imposibles de tratar. Esto llevó a tratamientos inútiles como el aceite de castor, enemas frecuentes y comer pan sólo si estaba tostado. Incluso hubo tratamientos que tuvieron cierto grado de éxito, incluyendo la dieta compuesta sólo por mejillones del Dr. Samuel Green, en la década de 1880, y la dieta del Dr. Sidney Haas, que indicaba comer ocho plátanos al día.[1]

El pediatra holandés Dr. Willem-Karel Dicke fue el primero en establecer la relación entre la enfermedad celíaca y el consumo de trigo en 1953. Fue a partir de la observación de la madre de un niño celíaco que se dio cuenta de que el salpullido de su hijo mejoraba cuando no le daba de comer pan, lo que detonó esta sospecha por primera vez. Durante la época de escasez de alimentos hacia finales de la Segunda Guerra Mundial, había poco pan y Dicke fue testigo de la mejoría en los síntomas de enfermedad celíaca en los niños, y presenció su deterioro cuando los planes de alivio suecos arrojaron pan en los Países Bajos. Posteriormente, el Dr. Dicke realizó meticulosas mediciones del crecimiento de los niños y del contenido de grasa que había en los excrementos, lo cual finalmente confirmó que el gluten del trigo, la cebada y el centeno eran las fuentes de estos problemas que ponían en riesgo la vida. La eliminación del gluten generó curas drásticas, mejoras enormes por encima de la dieta del plátano y los mejillones.[2]

Aunque la enfermedad celíaca no es la expresión más común de intolerancia al trigo, proporciona una imagen vívida y drástica de lo que el trigo es capaz de hacer cuando se encuentra con un intestino humano que no está preparado para él.

ENFERMEDAD CELÍACA: CUIDADO CON LA PODEROSA MIGAJA DE PAN

La enfermedad celíaca es algo serio. Es realmente increíble que una enfermedad tan debilitante, potencialmente mortal, pueda ser desencadenada por algo tan pequeño e inocente en apariencia como una migaja de pan o un crutón.

Alrededor del 1 por ciento de la población es incapaz de tolerar el gluten del trigo, incluso en pequeñas cantidades. Si les das gluten a esas personas, el recubrimiento del intestino delgado, la delicada barrera que separa la incipiente materia fecal del resto del cuerpo, se rompe. Esto conduce a retortijones, diarrea y excremento de color amarillo que flota en la taza del baño por las grasas no digeridas. Si se permite que esto progrese a lo largo de los años, la persona que padece enfermedad celíaca se vuelve incapaz de absorber nutrientes, pierde peso y desarrolla deficiencias nutricionales, por ejemplo de proteínas, ácidos grasos y vitaminas B_{12}, D, E, K, folato, hierro y zinc.[3]

El recubrimiento roto del intestino permite que varios componentes del trigo entren en lugares donde no deben estar, como el torrente sanguíneo, un fenómeno usado para diagnosticar la enfermedad: en la sangre se pueden encontrar anticuerpos contra la gliadina del trigo, uno de los componentes del gluten. También ocasiona que el cuerpo genere anticuerpos contra componentes del propio recubrimiento intestinal alterado, como la transglutaminasa y el endomisio, dos proteínas del músculo intestinal que también proporcionan la base de los otros dos exámenes de anticuerpos para el diagnóstico de la enfermedad celíaca, los antitransglutaminasa y los antiendomisio. A algunas bacterias, que de otro modo serían "amistosas" y que normalmente habitan en el tracto intestinal, también se les permite enviar sus productos al torrente sanguíneo, iniciando otro rango de respuestas anormales inflamatorias e inmunológicas.[4]

Hasta hace unos años, se creía que la enfermedad celíaca era poco común, dado que afectaba sólo a uno entre muchos miles. A medida que han mejorado los medios de diagnóstico de la enfermedad, el número de personas que la padecen ha aumentado a 1 de cada 133. Los parientes inmediatos de los celíacos tienen un 4.5 por ciento de probabilidades de desarrollar también la enfermedad. Quienes tienen síntomas intestinales sugerentes tienen una probabilidad de hasta el 17 por ciento.[5]

Como veremos, no sólo se ha revelado una mayor cantidad de casos de enfermedad celíaca a través de mejores pruebas de diagnóstico, sino que la propia incidencia de la enfermedad ha aumentado. No obstante, la enfermedad celíaca es un secreto bien guardado. En Estados Unidos, 1 de cada 133 equivale a más de dos millones de celíacos, aunque menos del 10 por ciento de ellos lo sabe. Una de las razones por las que 1,800,000 estadounidenses no saben que padecen enfermedad celíaca es que es "El Gran Imitador" (un honor que antes se le confería a la sífilis), dado que se expresa en muchas formas distintas. Aunque el 50 por ciento con el tiempo experimenta los típicos retortijones, diarrea y pérdida de peso, la otra mitad muestra anemia, migrañas, síntomas neurológicos, infertilidad, estatura baja (en los niños), depresión, fatiga crónica o una variedad de otros síntomas y trastornos que, a primera vista, parecen no tener nada que ver con la enfermedad celíaca.[6] En otras personas, puede no ocasionar ningún síntoma, pero tal vez aparezca más adelante como un problema neurológico, incontinencia, demencia o cáncer gastrointestinal.

Las formas en que se revela la enfermedad celíaca también están cambiando. Hasta mediados de los ochenta, a los niños por lo general se les diagnosticaba a partir de síntomas de "problemas de desarrollo" (pérdida de peso, poco crecimiento), diarrea y distención abdominal antes de los dos años. Más recientemente, es más probable que los niños sean diagnosticados debido a anemia, dolor abdominal crónico, o no presenten ningún síntoma, y el diagnóstico no se lleva a cabo sino hasta los ocho años o más.[7,8,9] En un amplio estudio clínico realizado en el Hospital Infantil Stollery en Edmonton, Alberta, el número de niños diagnosticados con enfermedad celíaca aumentó once veces de 1998 a 2007.[10] Resulta interesante que, el 53 por ciento de los niños del hospital que fueron diagnosticados mediante las pruebas de anticuerpos, no obstante, no mostraban síntomas de enfermedad celíaca y reportaban sentirse mejor después de eliminar el gluten.

Cambios paralelos se han observado en adultos, con menos quejas de síntomas "clásicos" de diarrea y dolor abdominal, y más personas diagnosticadas con anemia, más con quejas de erupciones en la piel (como dermatitis herpetiforme y alergias) y más que no tenían ningún síntoma.[11]

Los investigadores no han logrado ponerse de acuerdo sobre por qué la enfermedad celíaca puede haber cambiado o por qué está en aumento. La teoría más popular actualmente es: Más madres están amamantando. (Sí, yo también me reí).

Gran parte del cambio de la enfermedad celíaca, con toda seguridad, se puede atribuir a diagnósticos más tempranos favorecidos por las pruebas de anticuerpos de la sangre fácilmente disponibles. Pero también parece haber un cambio fundamental en la enfermedad. ¿El cambio de la enfermedad celíaca podría deberse al cambio del trigo en sí? Puede que esto haga que el creador del trigo enano, el Dr. Norman Borlaug, se revuelque en su tumba, pero hay información que sugiere que algo cambió en el trigo mismo durante los últimos cincuenta años.

Un estudio fascinante, realizado en la Clínica Mayo, proporciona una fotografía única de la incidencia celíaca en los residentes de Estados Unidos de hace medio siglo, lo más parecido a tener una máquina del tiempo para responder a nuestra pregunta. Los investigadores consiguieron muestras de sangre tomadas hace cincuenta años para un estudio sobre infección de estreptococos, las cuales se mantuvieron congeladas desde entonces. Las muestras congeladas fueron tomadas durante el periodo de 1948 a 1954 de más de 9,000 reclutas masculinos en la Base de la Fuerza Área Warren (WAFB, por sus siglas en inglés) en Wyoming. Después de establecer la confiabilidad de las muestras que habían estado congeladas durante tanto tiempo, las examinaron en busca de marcadores celíacos (antitransglutaminasa y antiendomisio) y compararon los resultados con muestras de dos grupos modernos. Se eligió un grupo de "control" moderno formado por 5,500 hombres con años de nacimiento similares a los de los reclutas militares, con obtención de muestras empezando en 2006 (la edad promedio de los hombres era de 70 años). Un segundo grupo de control moderno consistía en 7,200 hombres de edad similar (edad promedio de 37 años) a la que tenían los reclutas de la Fuerza Aérea cuando se les sacó sangre.[12]

Aunque se identificaron marcadores de anticuerpos celíacos anormales en 0.2 por ciento de los reclutas de la WAFB, el 0.8 por ciento de los hombres con fechas de nacimiento similares y el 0.9 por ciento de hombres jóvenes actuales tenían marcadores celíacos anormales. Esto sugiere que la incidencia de enfermedad celíaca se multiplicó por cuatro desde 1948 en los hombres a medida que envejecían y se multiplicó por cuatro en hombres jóvenes. (Es probable que la incidencia sea aún más alta en las mujeres, dado que hay más féminas que hombres con enfermedad celíaca, pero todos los reclutas que participaron en el estudio original eran hombres). Los reclutas con marcadores celíacos positivos también tenían cuatro veces más probabilidades de morir, por lo general de cáncer, en los cincuenta años posteriores a haber proporcionado la muestra de sangre.

Le pregunté al Dr. Joseph Murray, investigador principal del estudio, si esperaba encontrar ese marcado incremento en la incidencia de la enfermedad celíaca. "No. Mi suposición inicial era que la enfermedad celíaca siempre había estado ahí y nosotros no habíamos podido descubrirla. Aunque eso en parte es cierto, esta información me enseñó otra cosa: realmente *está* aumentando. Otros estudios, que demuestran que la enfermedad celíaca se presenta por primera vez en pacientes de mayor edad, respaldan la imputación de que algo está afectando a la población de *cualquier* edad, no sólo los patrones de alimentación de los niños".

Un grupo en Finlandia realizó un estudio diseñado de manera similar, como parte de un esfuerzo mayor, sobre cambios crónicos de salud originados con el tiempo. Aproximadamente 7,200 hombres y mujeres finlandeses de más de 30 años proporcionaron muestras de sangre para examinar marcadores celíacos desde

Nombra ese anticuerpo

Actualmente, existen tres grupos de análisis de anticuerpos de la sangre para diagnosticar la enfermedad celíaca, o por lo menos para sugerir con seguridad que se ha desencadenado una respuesta inmune contra el gluten.

Anticuerpos antigliadina. Los anticuerpos antigliadina IgA, de corta duración, e IgG, que tienen una vida más larga, se emplean con frecuencia para determinar si alguien padece enfermedad celíaca. Aunque ampliamente disponibles, es menos probable que permitan diagnosticar a todas las personas que padecen la enfermedad, ya que fracasan en diagnosticar cerca del 20 al 50 por ciento de los verdaderos celíacos.[14]

Anticuerpo transglutaminasa. El daño que el gluten produce en el recubrimiento intestinal deja al descubierto proteínas musculares que desencadenan la formación de anticuerpos. La transglutaminasa es una proteína de este tipo. Los anticuerpos contra esta proteína se pueden medir en el torrente sanguíneo y se pueden usar para evaluar la respuesta autoinmune que tiene lugar. En comparación con una biopsia intestinal, el ensayo de anticuerpo transglutaminasa identifica aproximadamente del 86 al 89 por ciento de los casos de enfermedad celíaca.[15,16]

Anticuerpo endomisio. Como la prueba de anticuerpo transglutaminasa, el anticuerpo endomisio identifica otra proteína del tejido intestinal que desencadena una respuesta por parte de los anticuerpos. Introducida a mediados de los noventa, ésta es la prueba de anticuerpos más precisa, ya que identifica más del 90 por ciento de los casos de enfermedad celíaca.[17,18]

Si ya te has divorciado del trigo, debes saber que estas pruebas pueden resultar negativas en unos cuantos meses y, casi con toda seguridad, serán negativas o mostrarán números reducidos después de seis meses. Así que las pruebas tienen valor sólo para las personas que están consumiendo actualmente productos de trigo o sólo para los que han dejado de consumirlos recientemente. Por fortuna, hay algunas otras pruebas disponibles.

HLA DQ2, HLA DQ8. Éstos no son anticuerpos, sino marcadores genéticos de antígenos leucocitarios humanos, o HLA, que, si están presentes, hacen que el portador sea más propenso a desarrollar enfermedad celíaca. Más del 90 por ciento de las personas que padecen enfermedad celíaca diagnosticada a través de biopsia intestinal tienen cualquiera de estos dos tipos de marcadores HLA, más comúnmente los DQ2.[19]

Un dilema: Cuarenta por ciento de la población tiene uno de los marcadores HLA y/o marcadores de anticuerpos que los predisponen a ser celíacos, no obstante, no expresan síntomas ni ninguna otra evidencia de que se haya alterado el sistema inmune. Sin embargo, este último grupo ha demostrado experimentar una mejoría de salud cuando se elimina el gluten de trigo.[20] Esto significa que una parte muy sustancial de la población es potencialmente sensible al gluten del trigo.

Desafío rectal. No se trata de un nuevo programa de televisión, sino de una prueba que involucra colocar una muestra de gluten en el recto para ver si se desencadena una respuesta inflamatoria. Aunque muy preciso, las dificultades logísticas de esta prueba, de cuatro horas de duración, limitan su utilidad.[21]

Biopsia del intestino delgado. La biopsia del yeyuno; la parte superior del intestino delgado, realizada a través de una endoscopia; es el "estándar de oro" según el cual se miden todas las demás pruebas. Lo positivo: Los diagnósticos son confiables. Lo negativo: Se necesita una endoscopia y biopsias. La mayoría de los gastroenterólogos aconsejan una biopsia del intestino delgado para confirmar el diagnóstico, si hay síntomas que sugieren la enfermedad, como retortijones crónicos y diarrea, y si las pruebas de anticuerpos sugieren la presencia de enfermedad celíaca. Sin embargo, algunos expertos han afirmado (y yo estoy de acuerdo) que la confiabilidad cada vez mayor de las pruebas de anticuerpos, como la prueba de anticuerpos endomisio, hacen que la biopsia intestinal sea potencialmente menos necesaria y que tal vez no se necesite en lo absoluto.

La mayoría de los expertos en enfermedad celíaca aconsejan comenzar con una prueba de anticuerpos endomisio y/o transglutaminasa, seguida de una biopsia intestinal si la prueba de anticuerpos resulta positiva. En la situación ocasional en la que los síntomas sugieren claramente la presencia de enfermedad celíaca, pero las pruebas de anticuerpos son negativas, puede considerarse la biopsia intestinal.

La sabiduría popular afirma que, si una o más pruebas de anticuerpos son anormales, pero la biopsia intestinal da negativo para enfermedad celíaca, entonces, no es necesario eliminar el trigo. Yo creo que esto es muy equivocado, dado que muchos de los que padecen la denominada sensibilidad al gluten, o enfermedad celíaca latente, con el tiempo desarrollarán enfermedad celíaca o alguna otra manifestación de la enfermedad, como problemas neurológicos o artritis reumatoide.

Otra perspectiva: Si estás comprometido con la idea de eliminar el trigo de tu dieta, junto con otras fuentes de gluten como el centeno y la cebada, entonces la prueba puede no ser necesaria, pero sí lo es cuando existen síntomas serios o signos potenciales de intolerancia al trigo; además sería útil documentarlos para ayudar a descartar la posibilidad de otras causas. Saber que albergas los marcadores de enfermedad celíaca podría aumentar tu voluntad de vivir meticulosamente sin gluten.

1978 a 1980. Veinte años después, entre 2000 y 2001, otros 6,700 hombres y mujeres finlandeses, también de más de 30 años, proporcionaron muestras de sangre. Al medir los niveles de anticuerpos antitransglutaminasa y antiendomisio en ambos grupos, la frecuencia de los marcadores celíacos anormales casi se duplicó del 1.05 por ciento en los primeros participantes al 1.99 por ciento.[13]

En consecuencia, tenemos buena evidencia de que el aparente incremento en la enfermedad celíaca (o por lo menos en los marcadores inmunológicos al gluten) no se debe sólo a que existen mejores pruebas: La enfermedad misma ha incrementado en frecuencia, cuatro veces más en los últimos cincuenta años, duplicándose en los últimos veinte. Para empeorar aún más las cosas, el incremento de la enfermedad celíaca ha sido paralelo al incremento de diabetes tipo 1, enfermedades autoinmunes como esclerosis múltiple y enfermedad de Crohn, y alergias.[22]

La evidencia emergente sugiere que la mayor exposición al gluten, que existe hoy en día con el trigo moderno, puede ser responsable, por lo menos en parte, de la explicación del aumento en la incidencia de enfermedad celíaca. Un estudio de los Países Bajos comparó treinta y seis cepas modernas de trigo con cincuenta cepas representativas del trigo que crecía hasta hace un siglo. Al analizar la estructura de la proteína del gluten que detona la enfermedad celíaca, los investigadores encontraron que las proteínas del gluten que desencadenan la celiaquía se expresaban en niveles más altos en el trigo moderno, mientras que las proteínas que no desencadenan celiaquía se expresaban menos.[23]

En resumen, mientras que la enfermedad celíaca se diagnostica, por lo general, en personas que se quejan de pérdida de peso, diarrea y dolor abdominal, en el siglo XXI puedes ser gordo y estreñido, o incluso delgado y regular, y de todas formas tener la enfermedad. Y tienes más probabilidades de padecerla que tus abuelos.

Aunque de veinte a cincuenta años puede ser un tiempo largo en términos de vinos o hipotecas, es muy poco tiempo para que los seres humanos hayan cambiado genéticamente. El momento de realización de los dos estudios que analizaron el incremento crónico de la incidencia de anticuerpos celíacos, uno en 1948 y el otro en 1978, considera paralelos los cambios en el tipo de trigo que ahora puebla la mayoría de las granjas del mundo, es decir, el trigo enano.

ZONULINAS: CÓMO EL TRIGO SE INVITA A SÍ MISMO A ENTRAR EN EL TORRENTE SANGUÍNEO

La proteína gliadina del gluten del trigo, presente en todas las formas de trigo, desde el esponjoso pan Wonder hasta la tosca hogaza de pan multigrano orgánico, tiene la capacidad única de hacer que tu intestino sea permeable.

No se supone que los intestinos sean permeables libremente. Sabes que el tracto intestinal humano es hogar de todo tipo de cosas extrañas, muchas de las cuales observas durante tu ritual matutino en el baño. La asombrosa transformación de un sándwich de jamón o una pizza de pepperoni en los componentes de tu cuerpo, cuyos restos se desechan, es verdaderamente fascinante. Sin embargo, el proceso necesita ser regulado con detalle, permitiendo que entren al torrente sanguíneo sólo los componentes seleccionados de los alimentos y líquidos ingeridos.

Así es que, ¿qué sucede si varios componentes molestos entran por error en el torrente sanguíneo? Uno de los efectos indeseables es la autoinmunidad, es decir, la respuesta inmunológica del cuerpo es "engañada" para activarse y atacar órganos normales como la glándula tiroides o el tejido de las articulaciones. Esto puede conducir a enfermedades autoinmunes como la tiroiditis de Hashimoto y la artritis reumatoide.

Por tanto, regular la permeabilidad intestinal es una función fundamental del recubrimiento de las células de la frágil pared intestinal. Investigaciones recientes han señalado la gliadina como un detonante de la liberación intestinal de una proteína llamada zonulina, un regulador de la permeabilidad intestinal.[24]

Las zonulinas tienen el efecto peculiar de desensamblar las uniones estrechas, la barrera normalmente segura que hay entre las células intestinales. Cuando la gliadina desencadena la liberación de zonulina, las estrechas uniones intestinales se alteran y proteínas indeseadas como la gliadina y otras fracciones de proteínas de trigo logran entrar en el torrente sanguíneo. Los linfocitos que activan una respuesta inmune, como las células T, entonces son detonados para comenzar un proceso inflamatorio en contra de varias "auto" proteínas, iniciando así enfermedades relacionadas con el gluten del trigo y con la gliadina como enfermedad celíaca, enfermedad tiroidea, enfermedades de las articulaciones y asma. Las proteínas del trigo llamadas gliadinas se consideran responsables de abrir cualquier puerta, permitiendo que intrusos no deseados entren a lugares donde no deben estar.

Con excepción de la gliadina, pocas cosas comparten un talento similar para abrir puertas y alterar el intestino. Otros factores que desencadenan la zonulina y alteran la permeabilidad intestinal incluyen los agentes infecciosos que ocasionan cólera y disentería.[25] La diferencia, por supuesto, es que puedes contraer cólera o disentería amebiana al ingerir alimentos o agua contaminada con heces, mientras que contraes enfermedades del trigo al comer un paquete de pretzels bien empacado o unos cupcakes de chocolate.

TAL VEZ DESEARÁS TENER DIARREA

Después de que leas sobre algunos de los efectos potenciales que tiene la enfermedad celíaca a largo plazo, tal vez te descubras *deseando* tener diarrea.

Las ideas tradicionales respecto a la enfermedad celíaca giran en torno a la presencia de diarrea: sin diarrea no hay enfermedad celíaca. No es cierto. La enfermedad celíaca es más que una enfermedad intestinal con diarrea. Puede extenderse más allá del tracto intestinal y revelarse de muchas otras formas.

El rango de enfermedades asociadas con la celiaquía es realmente sorprendente, desde diabetes infantil (tipo 1) hasta demencia o escleroderma. Estas asociaciones también se encuentran entre las menos comprendidas. Por tanto, no queda claro si *anticiparse* a la sensibilidad al gluten. Al eliminaro, por ejemplo, eliminará o reducirá el desarrollo de diabetes infantil, algo a todas luces tentador. Esas enfermedades, como la enfermedad celíaca, resultan positivas para los diversos marcadores de anticuerpos celíacos y se desencadenan por los fenómenos inmunes e inflamatorios, puestos en marcha por la predisposición genética (presencia de marcadores HLA DQ2 y HLA DQ8), y la exposición al gluten del trigo.

Uno de los aspectos más problemáticos de las enfermedades asociadas con la celiaquía es que los síntomas intestinales de esta enfermedad pueden no expresarse. En otras palabras, quienes padecen celiaquía pueden tener deterioro neurológico, como pérdida de equilibrio y demencia, a pesar de no mostrar los característicos retortijones, diarrea y pérdida de peso. La falta de síntomas intestinales reveladores también significa que rara vez se realiza el diagnóstico correcto.

En vez de llamarla enfermedad celíaca sin expresión intestinal de la enfermedad, sería más preciso hablar de *intolerancia al gluten mediada por respuesta inmune*. Sin embargo, como esas enfermedades no intestinales de la sensibilidad al gluten fueron identificadas con anterioridad porque comparten los mismos marcadores HLA e inmunológicos con la enfermedad celíaca, la convención es hablar de enfermedad celíaca "latente" o enfermedad celíaca sin participación intestinal. Yo pronostico que, a medida que el mundo de la medicina comience a reconocer mejor que la intolerancia al gluten mediada por respuesta inmune es mucho más que enfermedad celíaca, la llamaremos, algo así como, intolerancia al gluten mediada por respuesta inmune, de la cual la enfermedad celíaca será un subtipo.

Enfermedades asociadas con la celiaquía, como intolerancia al gluten mediada por respuesta inmune, incluyen las siguientes:

- **Dermatitis herpetiforme**: Esta erupción característica se encuentra entre las manifestaciones más comunes de enfermedad celíaca o intolerancia al gluten mediada por respuesta inmune. La dermatitis herpetiforme es una erupción con pústulas que genera comezón, la cual por lo general se presenta en los codos, las rodillas o la espalda. La erupción desaparece al eliminar el gluten.[26]
- **Enfermedad del hígado:** Las enfermedades del hígado asociadas con la celiaquía pueden asumir muchas formas, desde anomalías ligeras que se detectan al realizar pruebas

¿Es enfermedad celíaca o no? Un historia real

Déjame hablarte de Wendy.

Por más de diez años, Wendy luchó sin éxito con la colitis ulcerativa. Maestra de primaria de treinta y seis años y madre de tres hijos, vivía con retortijones constantes, diarrea y sangrado frecuente, por lo que de vez en cuando necesitaba transfusiones sanguíneas. Se sometió a varias colonoscopias y requirió el uso de tres medicamentos para controlar su enfermedad, incluyendo el altamente tóxico metotrexato, un medicamento que también se usa para el cáncer y los abortos médicos.

Conocí a Wendy porque se quejaba de palpitaciones menores del corazón, las cuales resultaron ser benignas y no requirieron ningún tratamiento. Sin embargo, me contó que, como su colitis ulcerativa no estaba respondiendo a los medicamentos, su gastroenterólogo le había aconsejado una extirpación de colon con ileostomía, que consiste en hacer un orificio artificial en el intestino delgado (íleon), en la superficie abdominal, en el cual se coloca una bolsa para contener las heces que se vacían continuamente.

Después de escuchar la historia médica de Wendy, la animé a probar a eliminar el trigo.

–En realidad no sé si va a funcionar, –le dije–, pero como estás por enfrentar una extirpación de colon y una ileostomía, pienso que deberías darle una oportunidad.

–Pero, ¿por qué?, –preguntó–. Ya me han hecho la prueba para ver si tengo enfermedad celíaca y mi doctor dice que no.

–Sí, lo sé. Pero no tienes nada que perder. Inténtalo cuatro semanas y sabrás si estás respondiendo.

en el hígado hasta hepatitis crónica, cirrosis biliar primaria o cáncer biliar.[27] Como otras formas de intolerancia al gluten mediada por respuesta inmune, a menudo no hay participación intestinal ni síntomas como diarrea, a pesar del hecho de que el hígado forma parte del sistema gastrointestinal.

- **Enfermedades autoinmunes**: Las enfermedades asociadas con ataques inmunes contra varios órganos, conocidas como enfermedades autoinmunes, son más comunes en las personas que padecen celiaquía. Las personas que padecen enfermedad celíaca son más propensas a desarrollar artritis

---

Wendy estaba escéptica pero aceptó probar.

Regresó a mi consultorio tres meses después, sin ninguna bolsa de ileostomía a la vista.

–¿Qué pasó?, –le pregunté.

–Bueno, primero bajé treinta libras. –Se pasó la mano por el abdomen para mostrarme–. Y mi colitis ulcerativa casi ha desaparecido. Ya no tengo retortijones ni diarrea. Dejé de tomar todo, menos el Asacol. (El Asacol es un derivado de la aspirina que a menudo se usa para tratar la colitis ulcerativa). –Realmente me siento genial.

En el siguiente año, Wendy ha evitado meticulosamente el trigo y el gluten y también ha eliminado el Asacol, sin que hayan regresado los síntomas. Curada. Sí, *curada*. Sin diarrea, sin sangrado, sin retortijones, sin anemia, sin más medicamentos, sin ileostomía.

Así que si la colitis de Wendy dio negativa a los anticuerpos celíacos, pero respondió –de hecho fue curada mediante la eliminación del gluten–, ¿cómo podríamos llamarlo? ¿Deberíamos llamarlo enfermedad celíaca negativa a anticuerpos? ¿Intolerancia al trigo negativa a anticuerpos?

Hay un gran riesgo al tratar de encasillar enfermedades como la de Wendy en algo como la enfermedad celíaca. Casi le hizo perder el colon y padecer dificultades de salud durante toda la vida asociadas con la extirpación de colon, sin mencionar la vergüenza e incomodidad de llevar una bolsa de ileostomía.

Aún no existe un nombre definido para designar enfermedades como la de Wendy, a pesar de su extraordinaria respuesta a la eliminación del gluten del trigo. La experiencia de esta maestra enfatiza los muchos aspectos desconocidos en este mundo de las sensibilidades al trigo, muchos de los cuales son tan devastadores como simple es su cura.

reumatoide, tiroiditis de Hashimoto, enfermedades del tejido conectivo como lupus, asma, enfermedades inflamatorias intestinales, como colitis ulcerativa y enfermedad de Crohn, así como otros trastornos inflamatorios e inmunes. La artritis reumatoide, un tipo de artritis dolorosa que desfigura las articulaciones con agentes inflamatorios, ha demostrado mejorar, y en ocasiones remitir por completo, al eliminar el trigo.[28] El riesgo de padecer enfermedad inflamatoria intestinal autoinmune, colitis ulcerativa y enfermedad de Crohn es especialmente alto; la incidencia es sesenta y ocho veces más alta en comparación con los no celíacos.[29]

- **Diabetes insulinodependiente:** Los niños que padecen diabetes tipo 1 insulinodependiente tienen una probabilidad, inusualmente alta, de tener marcadores de anticuerpos positivos para enfermedad celíaca, con un riesgo hasta veinte veces más alto de desarrollarla.[30] No está claro si el gluten del trigo es la *causa* de la diabetes, pero algunos investigadores han especulado que un subgrupo de diabéticos tipo 1 desarrollan la enfermedad detonada por la exposición al gluten.[31]

- **Daño neurológico:** Hay enfermedades neurológicas que se asocian con la exposición al gluten de las cuales hablaremos detalladamente más adelante, en el libro. Hay una incidencia curiosamente alta (50 por ciento) de marcadores celíacos entre personas que desarrollan una pérdida de equilibrio y coordinación (ataxia), que de otro modo sería inexplicable, o que padecen pérdida de sensación y de control muscular en las piernas (neuropatía periférica).[32] Incluso existe una terrorífica enfermedad llamada encefalopatía por gluten, caracterizada por alteraciones en el cerebro acompañadas de dolores de cabeza, ataxia y demencia, la cual puede resultar mortal; las anomalías se ven en la sustancia blanca del cerebro a través de una resonancia magnética.[33]

- **Deficiencias nutricionales:** La anemia por deficiencia de hierro es inusualmente común entre quienes padecen celiaquía y afecta hasta el 69 por ciento. También son comunes las deficiencias de vitamina B_{12}, ácido fólico, zinc y las vitaminas solubles en grasa A, D, E y K.[34]

Más allá de las enfermedades de la lista anterior, literalmente hay cientos de enfermedades que se han asociado con la enfermedad celíaca y/o la intolerancia al gluten mediada por respuesta inmune, aunque son menos comunes. Se ha documentado que las reacciones generadas por el gluten afectan a todos los órganos del cuerpo humano, sin ninguna excepción. Ojos, cerebro, senos nasales, pulmones, huesos... el que se te ocurra, los anticuerpos del gluten han estado ahí.

En resumen, el alcance de las consecuencias del consumo del gluten es sorprendentemente amplio. Puede afectar a cualquier órgano y en cualquier edad, manifestándose en más formas que el número de amantes de Tiger Woods. Pensar en la enfermedad celíaca sólo como diarrea, como a menudo sucede en muchos consultorios médicos, es una simplificación enorme y potencialmente mortal.

TRIGO Y SALTO DEL BUNGEE

Comer trigo, como escalar, lanzarse en trineo por una montaña o saltar del bungee, es un deporte extremo. Es el único alimento común que implica su propia tasa de mortalidad a largo plazo.

Algunos alimentos, como los mariscos y los maníes, tienen el potencial de provocar reacciones alérgicas agudas (como urticarias y anafilaxis) que pueden ser peligrosas en los casos susceptibles, e incluso mortales en casos poco comunes. Sin embargo, el trigo es el único alimento común que tiene su propia tasa de mortalidad medible cuando es observado tras años de consumo. En un extenso análisis realizado durante 8.8 años, se observó un incremento de hasta el 29.1 por ciento en la probabilidad de muerte de personas que padecían enfermedad celíaca, o que tenían resultados positivos en términos de anticuerpos sin tener enfermedad celíaca, en comparación con el resto de la población.[35] Se observó una mortalidad más alta por exposición al gluten en el grupo de veinte años o menos, seguido por el grupo de veintitrés a treinta y nueve años. La mortalidad también aumentó en todos los grupos de edades desde el 2000; la mortalidad de personas con anticuerpos positivos al gluten de trigo pero *sin* enfermedad celíaca es de más del doble comparada con la mortalidad anterior al año 2000.

El consumo de pimientos verdes no deriva en mortalidad a largo plazo, ni la calabaza, ni las moras, ni el queso. Sólo el trigo. Y no tienes que tener síntomas de enfermedad celíaca para que esto suceda.

No obstante, el trigo es el alimento que el USDA nos anima a comer. Yo, personalmente, no creo que fuese una exageración que la FDA (que ahora regula el tabaco) requiriera una advertencia en los productos con trigo, como sucede con los cigarros.

Imagínate:

ADVERTENCIA DEL CIRUJANO GENERAL: El consumo de trigo en todas sus formas representa una amenaza grave para la salud.

En junio de 2010, la FDA aprobó una regulación que exigía que los fabricantes de tabaco eliminaran los adjetivos engañosos de "light", "suave" y "bajo" de las cajetillas de cigarros, ya que son igual de malos que cualquier otro cigarro. ¿No sería interesante ver una regulación similar que subrayara que *el trigo es trigo*, sin importar que tan "entero", "multigrano" o "alto en fibra" sea?

Nuestros amigos del otro lado del Atlántico publicaron un extraordinario análisis de ocho millones de residentes del Reino Unido, donde se identificaron más de 4,700 personas con enfermedad celíaca, que fueron comparadas con cinco sujetos de control por cada participante celíaco. Luego, todos los participantes fueron observados durante tres años y medio para ver si se presentaban tipos varios de cáncer. Durante el periodo de observación, los participantes con enfermedad celíaca mostraron un 30 por ciento más de probabilidades de desarrollar algunos tipos de cáncer e, increíblemente, uno de cada treinta y tres participantes desarrolló cáncer a pesar del periodo relativamente corto de observación. La mayoría de los tipos de cáncer eran malignidades gastrointestinales.[36]

La observación de más de 12,000 suecos con enfermedad celíaca demostró un incremento similar del 30 por ciento en el riesgo de padecer algún tipo de cáncer gastrointestinal. El número elevado de participantes reveló la amplia variedad de tipos de cáncer gastrointestinal que se pueden desarrollar, incluyendo pequeños linfomas intestinales malignos y cáncer de garganta, esófago, intestino grueso, sistema hepatobiliar (hígado y ductos biliares) y páncreas.[37] Durante un periodo de hasta treinta años, los investigadores tabularon una duplicación de la mortalidad en comparación con los suecos que no padecían enfermedad celíaca.[38]

Recordarás que la enfermedad celíaca "latente" significa dar positivo en una o más pruebas de anticuerpos para la enfermedad sin que se observe evidencia de inflamación intestinal a través de endoscopia y biopsia, lo que yo denomino intolerancia al gluten mediada por respuesta inmune. Al observar a 29,000 personas con enfermedad celíaca, durante aproximadamente ocho años, se demostró que, en los sujetos que padecían enfermedad celíaca "latente", había de 30 a 49 por ciento más probabilidades de padecer algún tipo de cáncer mortal, enfermedades cardiovasculares y enfermedades respiratorias.[39] Puede que esté latente, pero no está muerta. Está bien viva.

Si la enfermedad celíaca, o la intolerancia al gluten mediada por respuesta inmune, no se diagnostica puede presentarse un linfoma no hodgkiniano en el intestino delgado, una enfermedad difícil de tratar que a menudo es mortal. Los celíacos tienen un riesgo cuarenta veces mayor de padecer este tipo de cáncer respecto a los no celíacos. El riesgo se revierte y se vuelve a la normalidad después de cinco años de eliminar el trigo. Los celíacos que no logran evitar el trigo pueden experimentar un riesgo hasta setenta y siete veces más alto de linfoma y hasta veintidós veces más alto de cáncer de boca, garganta y esófago.[40]

Vamos a pensar al respecto: El trigo ocasiona enfermedad celíaca y/o intolerancia al gluten mediada por respuesta inmune, las cuales se encuentran subdiagnosticadas por un margen sorprendentemente amplio, ya que sólo el 10 por ciento de los celíacos sabe que padecen la enfermedad. Esto deja ignorante al 90 por ciento restante. El cáncer es un resultado común. Sí, de hecho, el trigo provoca cáncer. Y a menudo causa cáncer en los desprevenidos.

Por lo menos cuando saltas del bungee en un puente y quedas colgado de una cuerda de 200 pies, sabes que estás haciendo algo estúpido. Pero comer "granos enteros saludables"... ¿quién pensaría que, en comparación, saltar del bungee parece un juego de niños?

NO COMAS HOSTIAS CON LÁPIZ LABIAL

Aun sabiendo las consecuencias dolorosas y potencialmente severas de comer alimentos con gluten, los celíacos luchan por evitar los productos de trigo, aunque parece algo fácil de hacer. El trigo ha llegado a ser omnipresente y con frecuencia se le añade a alimentos procesados, medicamentos y hasta cosméticos. El trigo se ha vuelto la regla, sin excepción.

Intenta desayunar y descubrirás que los alimentos para el desayuno son terreno minado de exposición al trigo. Hotcakes, waffles, pan francés, cereal, English muffins, bagels, pan tostado... ¿qué queda? Busca un refrigerio, te costará trabajo encontrar algo que no tenga trigo... obviamente olvídate de los pretzels, las galletas dulces y saladas. Toma un nuevo medicamento y tal vez experimentes diarrea o retortijones, a causa de la diminuta cantidad de trigo que hay en una pequeña pastilla. Quita la envoltura a una tira de chicle y la harina, usada para evitar que la goma se pegue, puede detonar una reacción. Lávate los dientes y puede que descubras que hay harina en la pasta de dientes. Ponte lápiz labial y puede ser que, sin darte cuenta, al lamerte los labios, ingieras proteína de trigo hidrolizada, seguido de una irritación de garganta o dolor abdominal. En la iglesia, el sacramento significa una hostia de... ¡trigo!

Para algunas personas, la ínfima cantidad de gluten del trigo contenida en unas cuantas migajas de pan o en la crema de manos con gluten, que se te queda debajo de las uñas, es suficiente para provocar diarrea y retortijones. Ser descuidado en cuanto a evitar el gluten puede tener consecuencias tremendas a largo plazo, como un linfoma en el intestino delgado.

Así que el celíaco termina siendo una molestia en restaurantes, tiendas de abarrotes y farmacias, teniendo que preguntar si los productos tienen gluten. Con demasiada frecuencia, un vendedor que gana el salario mínimo o el farmacéutico que trabaja en exceso no tienen ni idea. La mesera de diecinueve años que te sirve la berenjena empanizada, por lo general, no sabe ni le importa saber si tiene o no gluten. Los amigos, vecinos y familia te ven como un fanático.

Por tanto, el celíaco tiene que navegar por el mundo estando siempre atento a cualquier cosa que contenga trigo o a alguna otra fuente de gluten, como el centeno y la cebada. Para tristeza de la comunidad celíaca, el número de alimentos y productos que contienen trigo se ha *incrementado* durante los últimos años, como reflejo de la falta de conciencia ante la severidad y frecuencia de esta enfermedad y la popularidad creciente de los "granos enteros saludables".

La comunidad celíaca ofrece varios recursos para ayudar a los celíacos. La Sociedad Celíaca (www.celiacsociety.com) proporciona una lista y búsqueda de características de alimentos, restaurantes y fabricantes sin gluten. La Fundación para la Enfermedad Celíaca (www.celiac.org) es una buena fuente para la ciencia emergente. Un peligro: Algunas organizaciones dedicadas a la enfermedad celíaca obtienen ingresos al promocionar productos sin gluten, un riesgo alimenticio potencial pues, aunque no tengan gluten, dichos productos puede actuar como "carbohidratos basura". No obstante, muchos de los recursos y la información proporcionada por esas organizaciones pueden ser útiles. La Asociación de la Celiaquía (www.csaceliacs.org) trabaja de una manera más altruista y eficaz pues lleva una lista y organiza grupos de apoyo regionales.

ENFERMEDAD CELÍACA "LITE"

Aunque la enfermedad celíaca afecta sólo al 1 por ciento de la población, dos enfermedades intestinales comunes afectan a muchas personas más: el síndrome del intestino irritable (SII) y el reflujo (también llamado reflujo esofágico cuando se documenta inflamación en el esófago). Ambas pueden representar formas más leves de la enfermedad celíaca, lo que yo denomino enfermedad celíaca "lite".

El SII es una enfermedad que no ha sido bien entendida, a pesar de que se presenta con frecuencia. Consiste en retortijones, dolor abdominal y diarrea o excrementos sueltos alternados con estreñimiento y afecta entre 5 y 20 por ciento de la población, dependiendo de la definición.[41] Piensa en el SII como un tracto intestinal confundido, que sigue un guión trastornado que complica tus horarios de ir al baño. Se suelen realizar varias endoscopias y colonoscopias. Como quienes padecen SII no identifican patologías visibles, no es poco común que la enfermedad sea descartada o tratada con antidepresivos.

El reflujo se presenta cuando el ácido del estómago logra subir por el esófago debido a un esfínter gastroesofágica laxa, la válvula circular destinada a confinar el ácido en el estómago. Como el esófago no está equipado para tolerar los contenidos ácidos del estómago, el ácido del esófago hace lo mismo que le haría el ácido a la pintura de tu coche: lo disuelve. El reflujo a menudo se experimenta como ardor de estómago, acompañadas de un sabor amargo en la parte trasera de la boca.

Hay dos categorías generales de cada una de estas enfermedades: el SII y el reflujo *con* marcadores positivos para enfermedad celíaca, y el SII y el reflujo *sin* marcadores positivos para enfermedad celíaca. Las personas que padecen SII tienen cuatro veces más probabilidades de tener un resultado positivo en la prueba para uno o más marcadores celíacos.[42] Las personas con reflujo tienen 10 por ciento de probabilidades de tener marcadores celíacos positivos.[43]

Por su parte, el 55 por ciento de los celíacos padecen síntomas de SII y entre 7 y 19 por ciento tienen reflujo.[44,45,46] Resulta interesante que el 75 por ciento de los celíacos se alivian del reflujo al eliminar el trigo, mientras que los no celíacos que no eliminan el trigo, casi siempre, recaen después de un tratamiento para el reflujo si siguen consumiendo gluten.[47] ¿Podría ser el trigo?

Elimina el trigo y mejora el reflujo, al igual que los síntomas de SII. Por desgracia, este efecto no ha sido cuantificado, a pesar de que los investigadores han especulado sobre la magnitud del papel que tiene el gluten en quienes padecen SII y reflujo, pero que no tienen enfermedad celíaca.[48] Yo, personalmente, he sido testigo del alivio parcial o total de los síntomas del SII y del reflujo al eliminar el trigo de la dieta miles de veces, ya sea que los marcadores celíacos sean anormales o no.

DEJA QUE LA ENFERMEDAD CELÍACA TE LIBERE

La enfermedad celíaca es una enfermedad permanente. Aunque el gluten se elimine durante muchos años, la enfermedad celíaca y otras formas de intolerancia al gluten mediada por respuesta inmune regresan a toda velocidad al reanudar el consumo.

Como la susceptibilidad a la enfermedad celíaca, por lo menos en parte, está determinada genéticamente, no se disipa con una dieta saludable, ejercicio, pérdida de peso, suplementos alimenticios, medicamentos, enemas diarios, piedras de sanación ni "disculpas a tu suegra". Se queda contigo mientras vivas y mientras no seas capaz de intercambiar tus genes con otro organismo. En otras palabras, la enfermedad celíaca es de por vida.

Significa que incluso la exposición ocasional al gluten tiene consecuencias en la salud del celíaco o del individuo sensible al gluten, aun si no provoca síntomas inmediatos como diarrea.

No todo está perdido si padeces celiaquía. La comida puede ser igual de disfrutable sin trigo, hasta más. Uno de los fenómenos esenciales, pero poco apreciados que acompañan la eliminación del trigo y del gluten, seas celíaco o no, es que aprecias más la comida. Comes los alimentos porque necesitas sustento y disfrutas su sabor y su textura. No estás motivado por impulsos incontrolables escondidos como los que desencadena el trigo.

No pienses en la enfermedad celíaca como una carga. Piensa en ella como una *liberación*.

CAPÍTULO 7

EL PAÍS DE LA DIABETES: EL TRIGO Y LA RESISTENCIA A LA INSULINA

"LA HE GOLPEADO EN LA MANDÍBULA, le he pegado y la he insultado". A continuación, vamos a mirar a los ojos a esa cosa llamada diabetes.

PRESIDENTE DEL CLUB DEL HUESO DE SOPA

Cuando era niño y vivía en Lake Hiawatha, Nueva Jersey, mi madre solía señalar a una u otra persona y nombrarla "presidente del club del hueso de sopa". Ése era el título que le daba a quienes ella consideraba gente importante en nuestro pequeño pueblo de 5,000 habitantes. Por ejemplo, una vez, el marido de una de sus amigas se puso a hablar interminablemente sobre cómo sería capaz de arreglar todos los males del país si lo eligieran presidente... aunque estaba desempleado, le faltaban dos dientes de enfrente y había sido arrestado dos veces en los últimos dos años por conducir ebrio. De ahí, la simpática designación de mi madre como el presidente del club del hueso de sopa.

El trigo, también, es el líder de un grupo nada envidiable, el peor carbohidrato de la pandilla, el que más probablemente nos llevará por el camino de la diabetes. El trigo es presidente de su propio club del hueso de sopa, jefe entre los carbohidratos. Borracho, malhablado y sin bañar, todavía con la playera de la semana pasada, es elevado al estatus especial de "rico en fibra", "carbohidrato complejo" y "grano bueno para la salud" por todas las agencias que dan consejos de alimentación.

Debido a la increíble capacidad que tiene el trigo de elevar los niveles de azúcar; iniciar el paseo por la montaña rusa de la glucosa-insulina que maneja el apetito, generar exorfinas adictivas activas en el cerebro y acumular grasa visceral; es uno de los alimentos esenciales que hay que excluir de nuestra dieta en un esfuerzo serio por prevenir, reducir o eliminar la diabetes. Podrías descartar las nueces, pero no tendrías ningún impacto en el riesgo de diabetes. Podrías prescindir de las espinacas o los pepinos y no tendrías ningún efecto en el riesgo de diabetes. Podrías hacer desaparecer toda la carne de puerco y de res de tu mesa y, aun así, no tener ningún efecto.

Sin embargo, podrías eliminar el trigo y tendría lugar todo un efecto dominó de cambios: menos aumentos en el azúcar en la sangre, no se generarían las exorfinas que generaran el deseo de consumir más, no iniciaría el ciclo glucosa-insulina del apetito. Y, si no hay ciclo glucosa-insulina, hay poco que genere apetito, excepto una necesidad fisiológica genuina de sustento, no los antojos excesivos. Si el apetito se reduce, el consumo de calorías disminuye, la grasa visceral desaparece, la resistencia a la insulina mejora, el azúcar en la sangre baja. Los diabéticos pueden volverse no diabéticos, los prediabéticos pueden ser no prediabéticos. Todos los fenómenos asociados con un mal metabolismo de la glucosa retroceden, incluyendo la presión alta, los fenómenos inflamatorios, la glicación, las partículas de LDL pequeñas, los triglicéridos.

En pocas palabras, elimina el trigo y, como resultado, se revierte toda una *constelación* de fenómenos que, de otro modo, resultarían en diabetes y en todas las consecuencias para la salud que se asocian con ella, en tener que tomar tres o cuatro medicamentos, si no es que siete, y vivir menos años.

Piensa en esto por un momento: Los costos personales y sociales de desarrollar diabetes son sustanciales. En promedio, una persona con diabetes desembolsa de 180,000 a 250,000 dólares en gastos directos e indirectos de salud, si se le diagnostica a los cincuenta años[1] y muere ocho años antes que alguien que no padece diabetes.[2] Esto representa casi un cuarto de millón de dólares y la mitad del tiempo que se pasa viendo crecer a tus hijos, sacrificado a causa de esta enfermedad, una enfermedad ocasionada, en gran medida, por los alimentos... en especial, por una lista específica de alimentos. El presidente del club del hueso de sopa: el trigo.

La información clínica que documenta los efectos de la eliminación del trigo en la diabetes, de alguna manera, se ve opacada al incluir al trigo en la categoría más amplia de carbohidratos. Por lo general, las personas conscientes de la salud, que siguen los consejos alimenticios convencionales, aconsejan reducir la grasa y comer más "granos enteros saludables", de modo que el 75 por ciento de las calorías de sus carbohidratos provengan de productos de trigo. Esa es una relación más que suficiente con el club del hueso de sopa para llevarte por el camino de mayores costos médicos, complicaciones de salud y una esperanza de vida acortada por la diabetes. Pero también significa que, si acabas con el perro que está al frente, la manada se dispersa.

TRAGAR AGUA QUE SABE A MIEL

El trigo y la diabetes están estrechamente ligados. En muchas formas, la historia del trigo es también la historia de la diabetes. Donde hay trigo, hay diabetes. Donde hay diabetes, hay trigo. Es una relación tan estrecha como la de McDonald's y las hamburguesas. Pero no fue hasta la era moderna que la diabetes se convirtió en una enfermedad, no sólo de los ricos, sino de todos los niveles de la sociedad, es decir "de todo el mundo".

La diabetes era prácticamente desconocida en el Neolítico, cuando los natufianos comenzaron por primera vez a cosechar el trigo silvestre llamado einkorn. A todas luces, era desconocida en el Paleolítico, millones de años antes de las ambiciones agrícolas de los natufianos neolíticos. Las observaciones arqueológicas y el registro de sociedades modernas de cazadores-recolectores sugieren que los seres humanos casi nunca desarrollan diabetes ni mueren a causa de complicaciones diabéticas, antes de que los granos estén presentes en su dieta.[3,4] Tras la adopción de granos en la dieta humana, se constató evidencia arqueológica de un incremento en infecciones y en enfermedades óseas como la osteoporosis, un aumento en la mortalidad infantil y una reducción en la esperanza de vida, así como la repercusión de la diabetes.[5]

Por ejemplo, el "papiro Ebers" del 1534 A. C., descubierto en la Necrópolis de Tebas y que data del periodo en el que los egipcios incorporaron el trigo antiguo en su dieta, describe la producción excesiva de orina de la diabetes. La diabetes del adulto (tipo 2) fue descrita por el médico indio Sushruta en el siglo 5 A. C., quien la llamó *madhumea*, u "orina similar a miel", debido a su sabor dulce (sí, diagnosticaba la diabetes al probar la orina) y a la manera en que la orina de los diabéticos atraía hormigas y moscas. Sushruta, proféticamente, también atribuía la diabetes a la obesidad y la inactividad, por lo que aconsejaba tratamiento con ejercicio.

El médico griego Areteo llamó 'diabetes' a esta misteriosa enfermedad, que significa "pasar agua como sifón". Muchos siglos después, otro médico que diagnosticaba al probar la orina, el Dr. Thomas Willis, agregó la palabra 'mellitus', que significa "que sabe a miel". Sí, pasar como sifón agua que sabe a miel. Nunca más volverás a ver de la misma forma a tu tía diabética.

Comenzando en la década de 1920, el tratamiento de la diabetes dio un enorme salto hacia adelante con la administración de insulina, lo que logró salvarle la vida a niños diabéticos. Los niños que padecen diabetes experimentan daños en las células beta del páncreas que producen insulina, lo cual afecta su habilidad de producir insulina. Si no se revisa, la glucosa en sangre se eleva a niveles peligrosos, actuando como diurético (lo que ocasiona la pérdida de agua a través de la orina). El metabolismo se ve afectado, dado que la glucosa es incapaz de entrar en las células del cuerpo debido a la falta de insulina. A menos que se administre insulina, se desarrolla una enfermedad conocida como cetoacidosis diabética, seguida de coma y muerte. El descubrimiento de la insulina le mereció al médico canadiense Sir Frederick Banting el Premio Nobel en 1923, dando paso a una era en la que a los diabéticos, tanto niños como adultos, se les administra insulina.

Aunque el descubrimiento de la insulina realmente les salvó la vida a los niños, durante muchas décadas confundió la comprensión de la diabetes de los adultos. Después de que se descubrió la insulina, la distinción entre diabetes tipo 1 y tipo 2 siguió en tinieblas. Por tanto, en los años cincuenta, fue una sorpresa cuando se descubrió que los adultos diabéticos tipo 2 no carecen de insulina, sino hasta fases avanzadas de la enfermedad. De hecho, la mayoría de los adultos diabéticos tipo 2 tienen cantidades altas de insulina (varias veces más alta de lo normal). Hasta los ochenta se descubrió el concepto de resistencia a la insulina, el cual explica por qué los adultos diabéticos tenían niveles anormalmente altos de insulina.[6]

Por desgracia, el descubrimiento de la resistencia a la insulina no logró iluminar al mundo de la medicina, cuando la idea de los años ochenta de reducir de la dieta la grasa saturada llevó a todo el país a una temporada de cacería dedicada a los carbohidratos. En particular, condujo a la idea de que "los granos enteros saludables" salvarían la salud de los estadounidenses, que se creía amenazada por el consumo excesivo de grasas. Sin querer, esto llevó a un experimento de treinta años de duración sobre lo que puede sucederles a las personas que reducen las grasas, pero reemplazan las calorías perdidas de la grasa con "granos enteros saludables" como el trigo.

El resultado: aumento de peso, obesidad, abdómenes abultados con grasa visceral, prediabetes y diabetes en una escala nunca antes vista, lo cual afecta a hombres y mujeres por igual, ricos y pobres, herbívoros y carnívoros, de todas las razas y edades, todos "pasando como un sifón agua que sabe a miel".

EL PAÍS DE LOS GRANOS ENTEROS

Durante muchos años, la diabetes del adulto fue, en su mayoría, exclusiva de los privilegiados que no tenían que cazar para obtener su comida, ni cultivar la tierra, ni preparar sus propios alimentos. Piensa en Enrique VIII, con gota y obesidad, que cargaba una cintura de cincuenta y cuatro pulgadas y engullía noche tras noche banquetes repletos de mazapán, hogazas de pan, pudines dulces y cerveza oscura. Sólo durante la última mitad del siglo XIX y la llegada del siglo XX, cuando el consumo de sacarosa (azúcar de mesa) se incrementó en todos los niveles sociales, desde el obrero común para arriba, la diabetes se volvió más generalizada.[7]

La transición del siglo XIX al XX, por tanto, fue testigo de un incremento de la diabetes, que luego se estabilizó durante muchos años. Durante la mayor parte del siglo XX, la incidencia de diabetes del adulto en Estados Unidos permaneció relativamente constante... hasta mediados de los ochenta.

Luego las cosas dieron un giro para peor.

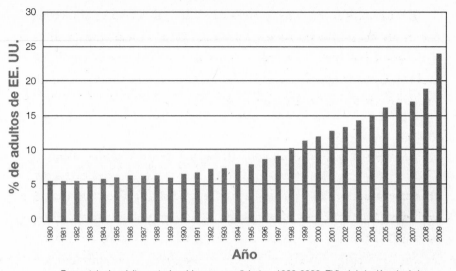

Porcentaje de adultos estadounidenses con diabetes, 1980-2009. El final de la década de los ochenta marcó una fuerte tendencia a la alza, con los puntos más drásticos en 2009 y 2010 (que no se muestran). Fuente: Centros para el Control y la Prevención de Enfermedades.

Actualmente, la diabetes es una epidemia, tan común como las revistas de chismes. En 2009, veinticuatro millones de estadounidenses padecían diabetes, un número que representa un crecimiento explosivo, en comparación con apenas unos cuantos en años anteriores. El número de estadounidenses con diabetes está creciendo más rápido que ninguna otra enfermedad, con excepción de la obesidad (si se le puede llamar enfermedad). Si tú no tienes diabetes, entonces es probable que tengas amigos diabéticos, compañeros de trabajo diabéticos, vecinos diabéticos. Dada la incidencia, excepcionalmente alta en personas mayores, tus padres son (o fueron) propensos a ser diabéticos.

Y la diabetes es sólo la punta del iceberg. Por cada diabético, hay tres o cuatro personas con prediabetes tras bambalinas (que incluye los trastornos de la afectación de la glucosa en ayunas, la alteración de la tolerancia a la glucosa y el síndrome metabólico). Dependiendo de qué definición se use, un increíble 22 a 39 por ciento del total de adultos estadounidenses tienen prediabetes.[8] El total de las personas con diabetes y prediabetes en 2008 era de ochenta y un millones, o uno de cada tres adultos de más de dieciocho años.[9] Eso es más del número total de personas, adultos y niños, diabéticos y no diabéticos, que vivían en el territorio completo de los Estados Unidos en 1900.

Si también cuentas las personas que no cumplen del todo los criterios de prediabetes, pero que tienen un nivel alto de azúcar después de la comida, triglicéridos altos, partículas de LDL pequeñas y una mala respuesta a la insulina (resistencia a la insulina) –fenómenos que pueden llevar a enfermedades cardíacas, cataratas, enfermedades de los riñones y finalmente diabetes– encontrarás pocas personas en la era moderna que *no* se encuentren en este grupo, incluyendo a los niños.

Esta enfermedad no sólo consiste en estar gordo y tener que tomar medicamentos; conduce a serias complicaciones, como insuficiencia renal (el 40 por ciento de todas las fallas renales son ocasionadas por la diabetes) y amputación de extremidades (se llevan a cabo más amputaciones a causa de la diabetes que por cualquier otra enfermedad no traumática). Estamos hablando de algo *muy* serio.

Es un fenómeno moderno atemorizante, la democratización global de una enfermedad que antes era desconocida. ¿El consejo que se da ampliamente para ponerle un alto? Haz más ejercicio, come menos entre comidas… y consume más "granos enteros saludables".

ACOSO Y ASALTO PANCREÁTICO

La explosión de diabetes y prediabetes se ha visto acompañada de un incremento en las personas que padecen sobrepeso y obesidad.

De hecho, sería más preciso decir que la explosión de diabetes y prediabetes, en gran medida, ha sido *ocasionada* por la explosión en el sobrepeso y la obesidad, ya que subir de peso conduce a una afectación en la sensibilidad a la insulina y a una mayor probabilidad de que se acumule un exceso de grasa visceral, las condiciones fundamentales que se necesitan para generar diabetes.[10] Cuanto más gordos se vuelven los estadounidenses, mayor es el número que desarrolla prediabetes y diabetes. En 2009, 26.7 por ciento de los estadounidenses adultos, o setenta y cinco millones de personas, cumplían los criterios de obesidad (es decir, tener un índice de masa corporal (IMC) de 30 o más) y había un número aún más alto de personas en la categoría de sobrepeso (IMC de 25 a 29.9).[11] Ningún estado ha cumplido, ni se acerca siquiera, a la meta de 15 por ciento que el Cirujano General fijó en su *Llamado a la acción para prevenir y disminuir el sobrepeso y la obesidad.* (Como resultado, la oficina del Cirujano General, en repetidas ocasiones, ha enfatizado que los estadounidenses necesitan incrementar su nivel de actividad física, comer más alimentos reducidos en grasa y, cómo no, incrementar su consumo de granos enteros).

Prediciblemente, el aumento de peso está acompañado por diabetes y prediabetes, aunque el punto de peso preciso en el que se desarrollan puede variar de un individuo a otro; es un componente genético de riesgo. Una mujer que mide 5 pies y 5 pulgadas podría desarrollar diabetes con un peso de 240 libras, mientras que otra mujer de 5 pies y 5 pulgadas podría tener diabetes con 140 libras. Esta variación está determinada genéticamente.

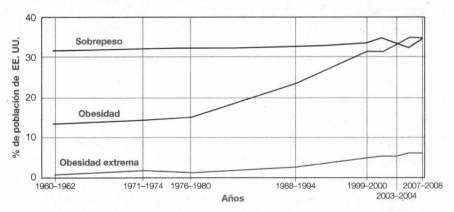

Tendencias en obesidad y sobrepeso de los estadounidenses, 1960-2008. El sobrepeso se define como un IMC de 25-30; la obesidad corresponde a un IMC de ≥35. Mientras que el porcentaje de estadounidenses que padecen sobrepeso se ha mantenido constante, el de los estadounidenses con obesidad se ha inflado y el de quienes tienen obesidad extrema también ha aumentado a una tasa alarmante. Fuente: Centros para el Control y Prevención de Enfermedades

Los costos económicos de dichas tendencias son asombrosos. Subir de peso es excepcionalmente caro, tanto en términos del precio de los servicios médicos como en términos del daño que genera para la salud.[12] Algunos cálculos muestran que, en los siguientes veinte años, un increíble de 16 a 18 por ciento de todos los costos por servicios médicos serán consumidos por problemas de salud generados por el exceso de peso. No por infortunios genéticos, defectos de nacimiento, enfermedades psiquiátricas, quemaduras, ni trastorno de estrés post-traumático por los horrores de la guerra... no, sólo por engordar. El costo de que los estadounidenses se hayan vuelto obesos reduce la suma de lo que se gasta en el cáncer. Se gastará más dinero en las consecuencias de la obesidad en la salud que en educación.

No obstante, hay otro factor que acompaña las tendencias en diabetes, prediabetes y aumento de peso. Sí, adivinaste: el consumo de trigo. Ya sea por conveniencia, sabor o en nombre de la "salud", los estadounidenses se han convertido en trigocólicos, con un aumento de veintiséis libras en el consumo anual per cápita de productos de trigo (pan blanco y de trigo, pasta dura) desde 1970.[13] Si se promedia el consumo nacional de trigo de todos los estadounidenses (bebés, niños, adolescentes, adultos, ancianos), el estadounidense promedio consume 133 libras de trigo al año. (Nota que 133 libras de harina de trigo equivalen a aproximadamente 200 hogazas de pan o un poco más de media hogaza de pan al día). Por supuesto, esto significa que muchos adultos comen mucho de esa cantidad, ya que ningún bebé, ni ningún niño pequeño incluido en el promedio, come 133 libras de trigo al año.

Dicho esto, los bebés comen trigo, los niños comen trigo, los adolescentes comen trigo, los adultos comen trigo, los ancianos comen trigo. Cada grupo tiene sus formas preferidas: comida para bebé y galletas de animalitos, sándwiches de mantequilla de maní, galletas, pizza, pasta de trigo entero, pan integral, pan tostado ... pero, al final, todo es lo mismo. Paralelo al incremento en el consumo, también tenemos el reemplazo silente del trigo de cuatro pies de alto, el *Titricum aestivum*, por las cepas enanas de alto rendimiento y las nuevas estructuras de gluten que nunca antes habían sido consumidas por los seres humanos.

Fisiológicamente, la relación del trigo con la diabetes tiene mucha lógica. Los productos elaborados con trigo dominan nuestra dieta y elevan el azúcar en la sangre mucho más que prácticamente cualquier otro alimento. Esto eleva niveles como los del HbA1c (que refleja el promedio de la glucosa en la sangre entre los sesenta y noventa días previos). El ciclo de glucosa-insulina que alcanza niveles altos, varias veces al día, provoca la acumulación de grasa visceral. La grasa visceral –panza de trigo– está estrechamente relacionada con la resistencia a la insulina que, a su vez, conduce a niveles aún más altos de glucosa e insulina.[14]

La fase temprana de acumulación de grasa visceral y diabetes es acompañada por un *incremento* del 50 por ciento en las células beta del páncreas que son responsables de producir insulina, una adaptación fisiológica para cumplir con las enormes exigencias de un cuerpo resistente a la insulina. Sin embargo, la adaptación de las células beta tiene sus límites.

Niveles altos de azúcar, como los que se presentan después de comer un muffin de arándanos en el coche camino al trabajo, provocan el fenómeno de "glucotoxicidad", un daño a las células beta del páncreas[15] Cuanto más alto es el nivel de azúcar en la sangre, más se dañan las células beta. El efecto es progresivo y comienza con un nivel de glucosa de 100 mg/dl, un valor que muchos médicos llaman normal. Después de comer dos rebanadas de pan de trigo entero con pechuga de pavo baja en grasa, un incremento típico en el nivel de glucosa en la sangre sería de 140 a 180 mg/dl en un adulto no diabético, más que suficiente para perjudicar las preciadas células beta… que nunca se reemplazan.

Tus pobres y vulnerables células beta del páncreas también son dañadas por el proceso de lipotoxicidad, pérdida de células beta a causa del incremento en los triglicéridos y los ácidos grasos (como los que se desarrollan por la ingesta repetida de carbohidratos).

Recuerda que una dieta inclinada hacia los carbohidratos resulta en un aumento en las partículas de VLDL y en los triglicéridos, que persiste tanto después de comer como entre comidas, condiciones que exacerban aún más el desgaste de las células del páncreas.

El daño al páncreas empeora todavía más por fenómenos inflamatorios, como lesión oxidativa, leptina, varias interleucinas y factor de necrosis tumoral. Todas resultan de la grasa visceral que es el origen de la inflamación y todas son características de estados prediabéticos y diabéticos.[16]

Con el tiempo y con los golpes repetidos de la glucotoxicidad, la lipotoxicidad y la destrucción inflamatoria, las células beta se marchitan y mueren, reduciendo gradualmente el número de células beta a menos del 50 por ciento del número normal del inicio.[17] Ahí es cuando la diabetes se establece de manera irreversible.

En resumen, los carbohidratos, en especial aquellos como los de los productos de trigo, que incrementan el azúcar y la insulina de la sangre de manera más drástica, inician una serie de fenómenos metabólicos que terminan por conducir a una pérdida irreversible de la habilidad del páncreas para producir insulina: la diabetes.

¿COMBATIR CARBOHIDRATOS CON CARBOHIDRATOS?

En el Paleolítico o Neolítico, el desayuno de un ser humano podía consistir en pescado silvestre, reptiles, pájaros o algún otro tipo de ave de corral, (no siempre cocido) hojas, raíces, bayas o insectos. Hoy en día, lo más probable es que sea un tazón de cereal compuesto por harina de trigo, almidón de maíz, avena, sirope de maíz alto en fructosa y sacarosa. Obviamente, no lo llamarán "harina de trigo, almidón de maíz, avena, sirope de maíz alto en fructosa y sacarosa", sino algo más atractivo como Crunchy Health Clusters o Fruity Muncy Squares. O pueden ser waffles o panqueques con sirope de maple. O un English muffin tostado con mermelada o un bagel integral de centeno con queso crema bajo en grasa. Para la mayoría de los estadounidenses, los antojitos cargados de carbohidratos comienzan temprano y continúan a lo largo de todo el día.

No nos sorprendería en lo absoluto que; a medida que nuestras vidas se han vuelto menos demandantes en términos físicos (¿cuándo fue la última vez que despellejaste un animal y lo partiste en trozos, cortaste madera para todo el invierno o lavaste a mano tu taparrabos en el río?) y los alimentos cómodos y engordadores que se metabolizan rápidamente han proliferado; resulten enfermedades ocasionadas por el exceso.

Nadie se vuelve diabético por engullir demasiada carne del jabalí salvaje que cazó, ni por comer demasiado del ajo silvestre y las bayas que recolectó… ni por demasiados omelets de vegetales, demasiado salmón o demasiada col rizada, rebanadas de pimientos y dip de pepino. Sin embargo, muchas personas desarrollan diabetes por comer demasiados muffins, bagels, cereales, panqueques, waffles, pretzels, galletas, pasteles, cupcakes, cruasanes, donas y tartas.

Como hemos explicado, los alimentos que más incrementan el nivel de azúcar en la sangre también causan diabetes. La secuencia es simple. Los carbohidratos desencadenan la liberación de insulina del páncreas, ocasionando la acumulación de grasa visceral, la cual ocasiona la resistencia a la insulina y la inflamación. Niveles altos de azúcar, triglicéridos y ácidos grasos dañan el páncreas. Después de años de trabajar en exceso, el páncreas sucumbe a la destrucción que ha recibido a causa de la glucotoxicidad, la lipotoxicidad y la inflamación, básicamente "tronándose" y dejando una deficiencia de insulina y un incremento en la glucosa en sangre, es decir, diabetes.

Los tratamientos para la diabetes reflejan su progresión. Medicamentos como la pioglitazona (Actos), para reducir la resistencia a la insulina, se prescriben en las primeras etapas de la enfermedad. La metformina, que también se prescribe en las primeras etapas, reduce la producción de glucosa del hígado. Una vez que el páncreas está exhausto por años de palizas glucotóxicas, lipotóxicas e inflamatorias, ya no es capaz de producir insulina y entonces se prescriben inyecciones de insulina.

Parte del estándar que prevalece en términos de cuidados para prevenir y tratar la diabetes, una enfermedad ocasionada en gran medida por el consumo de carbohidratos... es aconsejar un aumento en el consumo de carbohidratos.

Hace años, usé la dieta de la Asociación Americana de Diabetes (ADA) en pacientes diabéticos. Después de seguir el consejo de la ADA de consumir carbohidratos, vi cómo los pacientes subían de peso, experimentaban un deterioro en el control de la glucosa en sangre, una mayor necesidad de medicamentos y desarrollaban complicaciones relacionadas con la diabetes como enfermedades renales y neuropatía. De la misma manera en que Ignaz Semmelweis hizo que la incidencia de fiebre puerperal casi desapareciera por completo de su consultorio, sólo con lavarse las manos, *ignorar* el consejo de la ADA y reducir el consumo de carbohidratos conduce a un mejor control del azúcar en la sangre, una menor HbA1c, una pérdida de peso drástica y una mejoría en todo el desorden metabólico que genera la diabetes como presión alta y triglicéridos elevados.

La ADA aconseja a los diabéticos reducir la grasa en general y la grasa saturada, e incluir de 45 a 60 gramos de carbohidratos (de preferencia "granos enteros saludables") en cada comida, o 135 a 180 gramos de carbohidratos al día, sin incluir los refrigerios. En esencia, es una dieta grasofóbica, centrada en carbohidratos, con 55 a 65 por ciento de calorías provenientes de estos últimos. Si tuviera que resumir la visión de la ADA con respecto a la dieta sería: Adelante, come alimentos azucarados que incrementan el nivel de azúcar en la sangre, sólo asegúrate de ajustar tus medicamentos para compensarlo.

Sin embargo, aunque "combatir fuego con fuego" puede funcionar con el control de plagas y con vecinos pasivo-agresivos, no te puedes librar de las deudas de tus tarjetas de crédito y no puedes salir de la diabetes comiendo cosas llenas de carbohidratos.

La ADA ejerce una poderosa influencia en las actitudes nacionales sobre la nutrición. Cuando a alguien se le diagnostica diabetes, lo envían con un especialista en diabetes o con una enfermera que le da consejos basados en los principios alimenticios de la ADA. Si un paciente ingresa al hospital y padece diabetes, el médico ordena una "dieta de la ADA". En efecto, dichas pautas alimenticias pueden ser promulgadas en la "ley" de salud. He visto enfermeras y especialistas en diabetes inteligentes que, tras entender que los carbohidratos ocasionan diabetes, van en contra del consejo de la ADA y recomiendan a sus pacientes que reduzcan el consumo de carbohidratos. Como ese consejo se encuentra a la cabeza de las pautas de la ADA, la institución médica demuestra su incredulidad despidiendo a esos empleados desobedientes. Nunca subestimes las convicciones de las personas convencionales, en particular en la medicina.

La lista de alimentos recomendados por la ADA incluye:

- panes de granos enteros, como trigo entero y centeno
- cereal alto en fibra, de granos enteros
- cereales cocinados, como avenas, polenta, maíz molido o crema de trigo
- arroz, pasta, tortillas
- granos cocinados y judías, como frijoles pintos, camotes, calabacín de invierno
- galletas bajas en grasa y chips de botana, pretzels y palomitas sin grasa

En pocas palabras, come trigo, trigo, maíz, arroz y trigo.

Pregúntale a cualquier diabético sobre los efectos de esta estrategia alimenticia y te dirá que cualquiera de estos alimentos incrementa el nivel de azúcar hasta un rango de 200 a 300 mg/dl, o más. De acuerdo con el consejo de la ADA, eso está bien… pero tienes que asegurarte de medir tu nivel de azúcar en la sangre y hablar con tu médico sobre los ajustes necesarios de insulina o medicamentos.

Adiós al trigo, adiós a la diabetes

Maureen, de 63 años, madre de tres hijos y con cinco nietos, vino a mi consultorio para pedir una opinión sobre cómo prevenir enfermedades cardíacas. Le habían hecho dos cateterizaciones y le habían puesto tres cánulas en los últimos dos años, a pesar de tomar medicamentos con estatinas para bajar el colesterol.

Los análisis de laboratorio de Mauleen incluían un análisis de lipoproteínas que, además de mostrar un colesterol bajo HDL de 39 mg/dl y triglicéridos altos en 233 mg/dl, revelaban un exceso de partículas de LDL pequeñas; 85 por ciento de las partículas de LDL de Maureen estaban clasificadas como pequeñas… una anomalía severa.

A Maureen también le habían diagnosticado diabetes dos años antes, que habían identificado por primera vez en una de sus hospitalizaciones. La habían asesorado sobre las restricciones, tanto de la dieta "saludable" para el corazón de la Asociación Americana del Corazón como de la dieta de la Asociación Americana de Diabetes. Su primer acercamiento a los medicamentos para la diabetes fue a través de la metformina. Sin embargo, después de unos meses requirió que le agregaran otro medicamento y luego otro más (este medicamento más reciente era una inyección dos veces al día) para mantener sus niveles de azúcar en el rango deseado. Recientemente, el médico de Maureen había empezado a hablar sobre la posibilidad de inyecciones de insulina.

¿La dieta de la ADA contribuye a curar la diabetes? Existe la afirmación arbitraria y comercial de que "se está trabajando hacia la cura". Pero, ¿hablar *en serio* sobre una cura?

En su defensa puedo decir que no creo que la mayoría de las personas de la ADA sean malas; muchas, de hecho, están dedicadas a ayudar a descubrir la cura de la diabetes infantil. Sin embargo, creo que fueron apartados del camino por el error de la alimentación baja en grasa, que desvió a todo Estados Unidos. Hasta la fecha, continúa vigente la idea de tratar la diabetes incrementando el consumo de los alimentos que ocasionaron la enfermedad en primer lugar, y luego controlando con medicamentos el desorden del azúcar en la sangre.

Como el patrón de partículas LDL pequeñas, junto con niveles altos de triglicéridos y HDL bajo, se relacionan estrechamente con la diabetes; aconsejé a Maureen sobre cómo aplicar la dieta para corregir el espectro completo de anomalías. El elemento fundamental de la dieta: la eliminación del trigo. Debido a la severidad de su patrón de partículas LDL pequeñas y diabetes, también le pedí que restringiera otros carbohidratos, en especial, el almidón de maíz y los azúcares, así como avenas, frijoles, arroz y papas. (Esta restricción tan severa no es necesaria en la mayoría de las personas).

En los primeros tres meses después de haber comenzado la dieta, Maureen bajó 28 libras de su peso inicial de 247. Esta primera pérdida de peso le permitió detener la inyección que se ponía dos veces al día. Tres meses después ya había perdido 16 libras más y Maureen redujo sus medicamentos sólo a la metformina inicial.

Luego de un año, Maureen había bajado en total 51 libras y pesaba menos de 200 libras por primera vez en veinte años. Como los niveles de glucosa en la sangre de Maureen estaban por debajo de 100 mg/dl de manera constante, le pedí que dejara de tomar la metformina. Mantuvo la dieta y siguió bajando de peso gradualmente. Siguió teniendo cómodamente los niveles de glucosa en la sangre en un rango no diabético.

Un año, 51 libras menos y Maureen le dijo adiós a la diabetes. Siempre y cuando no regrese a sus viejos hábitos, incluyendo muchos "granos enteros saludables", básicamente está *curada*.

Por supuesto, tenemos la ventaja de que, en retrospectiva, podemos ver los efectos de este enorme paso en falso de la alimentación, como si fuera una mala película en la videocasetera. Vamos a regresar la cinta completa del programa granulado, filmado con mano temblorosa: Elimina los carbohidratos, en especial los de los "granos enteros saludables" y toda una constelación de enfermedades modernas se revertirá.

UN DÉJA VU, UNA VEZ MÁS

Sushruta, médico indio del siglo V a.C., prescribía ejercicio a sus pacientes obesos con diabetes en una época en que sus colegas observaban señales de la naturaleza o la posición de los astros para diagnosticar las afecciones de sus pacientes. Apollinaire Bouchardat, médico francés del siglo XIX, observó que el azúcar en la orina de los pacientes había disminuido durante los cuatro meses de duración del sitio de París, a manos del ejército prusiano en 1870, cuando había poco suministro de comida, en especial de pan. Cuando terminó el sitio, para tratar la diabetes, imitó ese efecto aconsejando a sus pacientes que redujeran el consumo de panes y otros almidones o pidiéndoles que ayunaran intermitentemente, a pesar de la práctica de otros médicos que aconsejaba *aumentar* el consumo de almidones.

En el siglo XX, el acreditado libro *Principios y práctica de la medicina*, del Dr. William Osler, emblemático profesor de medicina, y uno de los cuatro fundadores del Hospital John Hopkins, aconsejaba para los diabéticos una dieta de 2 por ciento de carbohidratos. En la publicación original del Dr. Frederick Banting, de 1922, donde describe sus experiencias iniciales inyectando extracto pancreático a niños diabéticos, comenta que la dieta que el hospital usaba para ayudar a controlar la glucosa urinaria era una estricta limitación de carbohidratos a 10 gramos diarios.[18]

Tal vez sea imposible descubrir una cura basada en métodos primitivos, como ver si las moscas se reúnen alrededor de la orina, o métodos realizados sin herramientas modernas, como las pruebas de glucosa y de hemoglobina A1c. Si esos métodos hubieran estado disponibles, creo que habría habido mejores resultados de diabetes. La era moderna de "reduce la grasa y come más granos saludables" nos hizo olvidar las lecciones aprendidas por observadores astutos como Osler y Banting. Como muchas lecciones, la idea de restringir los carbohidratos para tratar la diabetes es una lección que es necesario volver a aprender.

Sí, veo una luz al final del túnel. El concepto de que la diabetes debería ser vista como una enfermedad de *intolerancia a los carbohidratos* está comenzando a ganar terreno en la comunidad médica. Ese es el caso del Dr. Eric Westman, de la Universidad de Duke, y de la Dra. Mary Vernon, exdirectora de medicina del

Programa de Control de Peso de la Universidad de Kansas, y expresidenta de la Sociedad Americana de Médicos Bariatras, así como del prolífico investigador, el Dr. Jeff Volek, de la Universidad de Connecticut. Westman y Vernon reportan, por ejemplo, que por lo general necesitan reducir la dosis de insulina en 50 por ciento, el *primer día* que un paciente se compromete a reducir los carbohidratos para evitar niveles de azúcar extremadamente altos.[19] El Dr. Volek y su equipo, en repetidas ocasiones, han demostrado, tanto en seres humanos como en animales, que una fuerte reducción en los carbohidratos revierte la resistencia a la insulina, las distorsiones posprandiales y la grasa visceral.[20,21]

Varios estudios realizados durante la última década han demostrado que, en las personas con diabetes, reducir los carbohidratos conduce a bajar de peso y a tener mejores niveles de azúcar en la sangre.[22,23,24] En uno de esos estudios, en el que los carbohidratos fueron reducidos a 30 gramos diarios, resultó una pérdida de peso promedio de 11.2 libras y la HbA1c (que refleja el promedio de glucosa en la sangre en los últimos 60 a 90 días) se redujo de 7.4 a 6.6 por ciento en el transcurso de un año.[25] Un estudio de la Universidad de Temple, en diabéticos con obesidad, mostró que reducir los carbohidratos a 21 gramos diarios llevaba a una pérdida de peso promedio de 3.6 libras en 2 semanas, junto con una reducción de HbA1c de 7.3 a 6.8 por ciento y un 75 por ciento de mejoría en las respuestas a la insulina.[26]

El Dr. Westman ha estado validando con éxito lo que, muchos de nosotros, aprendemos en la práctica clínica: La *eliminación* de carbohidratos, incluyendo el carbohidrato "dominante" de las dietas "saludables", el trigo, no sólo mejora el control de azúcar en la sangre, sino que puede *borrar* la necesidad de insulina y de medicamentos para la diabetes en la diabetes del adulto (tipo 2)... lo que, de otro modo, se conoce como cura.

En uno de los estudios recientes del Dr. Westman, 84 diabéticos con obesidad siguieron una estricta dieta baja en carbohidratos (sin trigo, almidón de maíz, azúcares, papas, arroz ni fruta), reduciendo el consumo de carbohidratos a 20 gramos al día (similar a las prácticas del Dr. Osler y el Dr. Banting de comienzos del siglo XX). Después de seis meses, las cinturas (representantes de la grasa visceral) se redujeron en más de 5 pulgadas, los triglicéridos bajaron en 70 mg/dl, el peso disminuyó 24.5 libras y la HbA1c se

El trigo y la diabetes infantil (tipo 1)

Antes de descubrir la insulina, la diabetes infantil, o tipo 1, era mortal a los pocos meses de inicio. El descubrimiento de la insulina, realizado por el Dr. Frederick Banting, realmente fue un parteaguas de importancia histórica. Pero, ¿por qué los niños desarrollan diabetes en primer lugar?

Los anticuerpos antiinsulina, las células beta y otras "auto" proteínas dan como resultado la destrucción autoinmune del páncreas. Los niños con diabetes también desarrollan anticuerpos en otros órganos del cuerpo. Un estudio reveló que el 24 por ciento de los niños con diabetes había incrementado sus niveles de "autoanticuerpos", es decir, los anticuerpos en contra de las "auto" proteínas, en comparación con 6 por ciento de los niños sin diabetes.[27]

La incidencia de la llamada diabetes del adulto (tipo 2) está aumentando en los niños debido al sobrepeso, la obesidad y la inactividad, las mismas razones por las cuales ha subido enormemente en los adultos. Sin embargo, la incidencia de diabetes tipo 1 también está aumentando. Los Institutos Nacionales de Salud y los Centros para el Control y Prevención de las Enfermedades patrocinaron en conjunto el estudio SEARCH de diabetes en jóvenes, el cual demostró que, de 1978 a 2004, la incidencia de diabetes tipo 1 recién diagnosticada se incrementó en un 2.7 por ciento al año. La tasa de incremento más rápida se está observando en niños de menos de cuatro años.[28] Los registros de la enfermedad de 1990 a 1999 en Europa, Asia y América del Sur ahora muestran incrementos similares.[29]

¿Por qué estaría en aumento la diabetes tipo 1? Es probable que nuestros niños estén expuestos a algo que desencadena una respuesta inmunológica muy anormal en ellos. Algunas autoridades han propuesto que una infección viral enciende el proceso, mientras que otras han señalado factores que desenmascaran la expresión de respuestas autoinmunes en quienes son susceptibles genéticamente.

¿Podría ser el trigo?

Los cambios en la genética del trigo desde 1960, como las cepas enanas de alto rendimiento, podrían ser responsables del reciente aumento en la incidencia de diabetes tipo 1. Su aparición coincide con el incremento de la enfermedad celíaca y otras enfermedades.

redujo de 8.8 a 7.3 por ciento. Y el 95 por ciento de los participantes fueron capaces de reducir sus medicamentos, mientras que el 25 por ciento lograron *eliminar sus medicamentos* por completo, incluyendo la insulina.[35]

Resalta una conexión muy clara: Los niños con enfermedad celíaca son diez veces más propensos a desarrollar diabetes tipo 1; los niños con diabetes tipo 1 son de diez a veinte veces más propensos a tener anticuerpos contra el trigo y/o enfermedad celíaca.[30,31] Las dos enfermedades comparten destino con más probabilidades de las que podría explicar la suerte.

La estrecha relación entre la diabetes tipo 1 y la enfermedad celíaca también aumenta con el tiempo. Aunque algunos niños celíacos muestran evidencia de celiaquía cuando se les diagnostica diabetes por primera vez, más niños mostrarán señales en años sucesivos.[32]

Una pregunta asombrosa: ¿Si se evita el trigo desde el nacimiento se puede evitar el desarrollo de diabetes tipo 1? Después de todo, los estudios realizados en ratones, genéticamente susceptibles a la diabetes tipo 1, muestran que eliminar el gluten del trigo reduce el desarrollo de diabetes de 64 a 15 por ciento[33] y previene el daño intestinal característico de la enfermedad celíaca.[34] El mismo estudio no se ha llevado a cabo en bebés ni en niños humanos, así es que, por consiguiente, esta pregunta crucial sigue sin respuesta.

Aunque no estoy de acuerdo con muchas políticas de la Asociación Americana de Diabetes, en este punto estamos de acuerdo: A los niños diagnosticados con diabetes tipo 1 se les deberían realizar pruebas de enfermedad celíaca. Yo agregaría que, deberían ser revisados cada pocos años para determinar si la enfermedad celíaca se desarrolla más adelante, en la infancia o incluso en la adultez. Aunque ninguna agencia oficial lo aconseja, no creo que sería un desatino sugerir a los padres de los niños con diabetes que consideren seriamente eliminar el gluten del trigo, junto con otras fuentes de gluten.

¿Las familias que tienen uno o más miembros con diabetes tipo 1 deberían evitar el trigo desde el inicio de la vida y evitar que se detone el efecto autoinmune, que conduce a esa enfermedad de por vida llamada diabetes tipo 1? Nadie lo sabe, pero es una pregunta que realmente necesita respuesta. La incidencia cada vez mayor de la enfermedad hará que el tema sea más urgente en los años venideros.

En otras palabras, en el protocolo del Dr. Westman, que incluía *nutrición* y no sólo medicamentos, el 25 por ciento de los participantes ya no padecían diabetes, o por lo menos, habían logrado mejorar el control del azúcar en la sangre lo suficiente como para manejarlo sólo con la dieta. Los restantes, aunque seguían teniendo diabetes, disfrutaban de un mejor control de la glucosa en la sangre, al mismo tiempo que de una menor necesidad de insulina y otros medicamentos.

Hasta la fecha, los estudios han logrado pruebas: La reducción de carbohidratos mejora el comportamiento del azúcar en la sangre, reduciendo la tendencia diabética. Si se lleva al extremo, es posible *eliminar* los medicamentos para la diabetes en un tiempo tan corto como seis meses. En algunos casos, creo que es seguro denominar a esto cura, siempre y cuando el exceso de carbohidratos no regrese a la dieta. Permíteme decirlo otra vez: Si se conservan suficientes células beta pancreáticas y no han sido diezmadas por la glucotoxicidad, la lipotoxicidad y la inflamación de tanto tiempo atrás, es completamente posible para algunos, si no para la mayoría de los prediabéticos y diabéticos curarse de su enfermedad, algo que prácticamente nunca sucede con las dietas bajas en grasa convencionales, como las que proclama la Asociación Americana de Diabetes.

También sugieren que *prevenir* la diabetes, en vez de *revertirla*, se puede lograr con menos esfuerzos alimenticios. Después de todo, algunas fuentes de carbohidratos, como las frambuesas, duraznos y camotes, proporcionan importantes nutrientes y no incrementan el azúcar en la sangre hasta el mismo punto que los carbohidratos más "latosos". (Ya sabes de quién estoy hablando).

Entonces, ¿qué tal si seguimos un programa no tan estricto, como el del estudio de Westman para "curar la diabetes", y eliminamos tan sólo el alimento más omnipresente, más dominante de la dieta y más responsable del aumento del azúcar en la sangre? En mi experiencia, bajarás el azúcar en la sangre y la HbA1c, perderás grasa visceral (la panza de trigo) y te liberarás del riesgo de ser parte de la epidemia nacional de obesidad, prediabetes y diabetes. Esto reduciría la diabetes a los niveles que había antes de 1985, restauraría la talla de vestido y de pantalón de los años cincuenta, e incluso te permitiría volver a sentarte cómodamente en el asiento del avión junto a una persona que tiene un peso normal.

SI NO TE QUEDA, DÉJALO IR

El trigo, el culpable de ocasionar obesidad y diabetes, me recuerda el juicio por asesinato de O. J. Simpson: evidencia encontrada en la escena del crimen, comportamiento sospechoso por parte del acusado, un guante con sangre que relacionaba al asesino con la víctima, motivo, oportunidad… pero absuelto a través de mañosas triquiñuelas legales.

El trigo a todas luces parece ser el culpable de causar obesidad: Incrementa el azúcar en la sangre más que casi cualquier otro alimento, proporcionando una vasta oportunidad de que se genere glucotoxicidad, lipotoxicidad e inflamación; favorece la acumulación de grasa visceral; hay una correlación con el aumento de peso y las tendencias de obesidad de los últimos treinta años que queda como anillo al dedo, no obstante, ha sido absuelto de todos los crímenes por el "gran equipo" del USDA, la Asociación Americana de Diabetes y demás, y todos ellos están de acuerdo en que el trigo debería consumirse en cantidades generosas. No creo que ni siquiera Johnnie Cochran hubiera podido hacerlo mejor.

¿Puedes decir "juicio nulo"?

Sin embargo, en la corte de la salud humana, tienes la oportunidad de redirigir los errores al condenar al culpable y proscribir el trigo de tu vida.

CAPÍTULO 8

A DISMINUIR EL ÁCIDO: EL TRIGO COMO EL GRAN ENEMIGO DEL pH

EL CUERPO HUMANO es un barco controlado con firmeza. Si viras bruscamente hacia arriba o hacia abajo del pH normal, que es 7.4, en tan sólo 0.5 estás... muerto.

El estatus ácido del cuerpo está sintonizado con precisión y es conservado con mayor firmeza de la que usa el gobierno para regular la tasa de descuentos. Por ejemplo, las enfermedades bacterianas severas pueden ser mortales porque la infección genera productos ácidos que afectan la capacidad del cuerpo de neutralizar la carga ácida. De igual manera, las enfermedades renales conducen a complicaciones de salud, debido a la alteración de la capacidad de los riñones de deshacerse de los subproductos ácidos del cuerpo.

En la vida diaria, el pH del cuerpo está fijo en 7.4, gracias a un elaborado sistema de control. Los subproductos del metabolismo, como el ácido láctico, son ácidos. Los ácidos disminuyen el pH, desencadenando una respuesta de pánico en el cuerpo para compensarlo. El cuerpo responde recurriendo a cualquier fuente alcalina disponible, desde el bicarbonato del torrente sanguíneo hasta el calcio alcalino, como el carbonato de calcio y el fosfato de calcio de los huesos. Dado que mantener un pH normal es tan crucial, el cuerpo está dispuesto a sacrificar la salud de los huesos para mantener estable el pH. En el gran sistema de triaje que es el cuerpo, los huesos se convertirán en papilla antes de que el pH logre retomar su curso. Cuando se logra un buen equilibrio alcalino, los huesos están felices y las articulaciones también.

Aunque los extremos del pH en cualquier dirección son peligrosos, el cuerpo está más feliz con una ligera inclinación alcalina. Esto es sutil y no se refleja en el pH de la sangre, pero resulta evidente a través de métodos como la medición de los productos ácidos y alcalinos en la orina.

Los ácidos que afectan el pH del cuerpo también pueden provenir de la dieta. Hay fuentes alimenticias obvias de ácido, como refrescos carbonatados que contienen ácido carbónico. Algunos refrescos, como la Coca-Cola, también contienen ácido fosfórico. Las cargas extremas de ácido de los refrescos carbonatados llevan hasta el límite la capacidad de neutralización del ácido del cuerpo. El hecho de que se recurra constantemente al calcio de los huesos, por ejemplo, se asocia con un incremento cinco veces mayor de fracturas en las chicas de preparatoria que consumen los refrescos de cola más carbonatados.[1]

Sin embargo, ciertos alimentos pueden ser fuentes, no tan obvias, de ácidos en este medio ambiente fuertemente controlado del pH. Sin importar la fuente, el cuerpo debe "amortiguar" la modificación del ácido. La composición de la dieta puede determinar si el efecto neto es una modificación de ácido o una modificación alcalina.

Las proteínas provenientes de productos animales deben ser los principales generadores de modificaciones de ácido en la dieta de los seres humanos. Así, el pollo, la carne de puerco a la parrilla y los sándwiches de roast beef de Arby's son una fuente considerable de ácido en la dieta estadounidense. Los ácidos producidos por las carnes, como el ácido úrico y el ácido sulfúrico (el mismo que hay en la batería de tu coche y en la lluvia ácida) necesitan que el cuerpo los amortigüe. Los productos fermentados de las glándulas mamarias bovinas (¡el queso!) son otro grupo de alimentos muy ácidos, en particular los quesos reducidos en grasa y altos en proteínas. En resumen, cualquier alimento derivado de fuentes animales genera una modificación del ácido, ya sea que esté fresco, fermentado, crudo, bien cocido, con o sin salsa especial.[2]

No obstante, los productos animales pueden no ser tan dañinos para el pH como parece a primera vista. Investigaciones recientes sugieren que, las carnes ricas en proteínas tienen otros efectos que niegan parcialmente la carga ácida. Las proteínas animales ejercen un efecto de fortalecimiento de los huesos a través de la estimulación del factor de crecimiento insulínico (IGF-1), que favorece el crecimiento de los huesos y la mineralización ("insu-línico" se refiere a su similitud en estructura con la insulina, no a su similitud en términos de efecto). El efecto neto de las proteínas de fuentes animales, a pesar de sus propiedades generadoras de ácido, es incrementar la salud de los huesos. Por ejemplo, los niños, adolescentes y ancianos que incrementan el consumo de proteínas de la carne muestran un aumento en el contenido de calcio de los huesos y mejores niveles de fuerza ósea.[3]

Por otra parte, las verduras y las frutas son los alimentos alcalinos de la dieta. Prácticamente, todo lo que hay en tu departamento de frutas y verduras llevará el pH en dirección alcalina. Desde la col rizada hasta el colirrábano, un generoso consumo de verduras y frutas sirve para neutralizar la carga ácida de los productos animales.

ROMPEHUESOS

Las dietas de los cazadores-recolectores, compuestas por carnes, verduras y frutas, junto con nueces y raíces relativamente neutras, producen un efecto alcalino neto.[4] Por supuesto, la lucha del cazador-recolector no era por regular el pH, sino por esquivar las flechas de un conquistador invasor o los estragos de la gangrena. Así es que, tal vez, el equilibrio ácido-base no desempeñaba un papel importante en la salud y la longevidad de las personas primitivas, que rara vez sobrevivían más allá de su cumpleaños número treinta y cinco. No obstante, los hábitos alimenticios de nuestros ancestros sentaron las bases bioquímicas para la adaptación humana moderna a la dieta.

Hace aproximadamente 10,000 años, el equilibrio de pH de la dieta humana, que antes era alcalino, pasó al lado ácido a causa de la introducción de granos, especialmente el más dominante de todos, el trigo. La dieta humana moderna de muchos "granos enteros saludables", pero sin verduras ni frutas, está muy cargada a lo ácido, induciendo a una enfermedad llamada acidosis. Con los años, la acidosis le pasa la factura a los huesos.

Al igual que la Reserva Federal, los huesos, desde el cráneo hasta el coxis, sirven como repositorio, no de dinero sino de sales de calcio. El calcio, idéntico al que hay en las rocas y las conchas de los moluscos, mantiene los huesos rígidos y fuertes. Las sales de calcio de los huesos están en equilibrio dinámico con la sangre y los tejidos y proporcionan una fuente disponible de material alcalinizante para contrarrestar la modificación en el ácido. Sin embargo, como el dinero, el suministro no es infinito.

Aunque pasamos, aproximadamente, nuestros primeros dieciocho años creciendo y conformando nuestros huesos, pasamos el resto de nuestra vida volviendo a deshacerlos, un proceso regulado por el pH del cuerpo. La acidosis metabólica crónica ligera, generada por nuestra dieta, empeora conforme envejecemos, comenzando en la adolescencia y continuando a lo largo de nuestra octava década de vida.[5,6] El pH ácido toma carbonato de calcio y fosfato de calcio de los huesos para mantener el pH del cuerpo en 7.4. El medio ácido también estimula las células que están dentro de los huesos, conocidas como osteoclastos, para que trabajen más y con mayor rapidez para disolver el tejido de los huesos, con el fin de liberar el preciado calcio. El problema se presenta cuando ingieres ácidos de manera habitual en tu dieta y, entonces, tomas el calcio almacenado una y otra y otra vez para neutralizar dichos ácidos. Aunque los huesos tienen mucho calcio almacenado, el suministro no es inagotable. Los huesos terminarán por quedar desmineralizados, es decir, desprovistos de calcio. Es entonces cuando se desarrolla osteopenia (desmineralización ligera) y osteoporosis (desmineralización severa), así como fragilidad y fracturas.[7] (La fragilidad y la osteoporosis por lo general van de la mano, dado que la densidad de los huesos y la masa muscular son paralelas). Además, tomar suplementos de calcio no es más efectivo para revertir la pérdida de masa ósea, de lo que sería aventar al azar unas cuantas bolsas de cemento y ladrillo en el jardín para construir un nuevo patio. Una dieta excesivamente ácida terminará por manifestarse en forma de fracturas. Un análisis impresionante de la incidencia mundial de fractura de cadera demostró una relación asombrosa: Cuanto mayor es el consumo de proteínas de verduras y de proteínas de productos animales, menos fracturas de cadera se presentan.[8] La magnitud de la diferencia fue sustancial: Mientras que una proporción de 1:1, o menos, de proteínas vegetales con respecto a proteínas animales se asociaba con 200 fracturas de cadera, en una población de 100,000, una proporción de 2:1 y 5:1 de proteínas vegetales con respecto a proteínas animales se asociaba con menos de 10 fracturas en una población de 100,000, una reducción de más del 95 por ciento. (En consumos más altos de proteína vegetal, la incidencia de fractura de cadera prácticamente *se desvanecía*).

Las fracturas que resultan de la osteoporosis no son sólo el tipo de fracturas que suceden cuando te caes por las escaleras. También pueden ser fracturas vertebrales ocurridas por estornudar, una fractura de cadera por no ver bien la banqueta o una fractura del antebrazo ocasionada por empujar un rodillo de amasar.

En consecuencia, los patrones alimenticios modernos crean una acidosis crónica que a su vez nos lleva a osteoporosis, fragilidad de los huesos y fracturas. A los cincuenta años, 53.2 por ciento de las mujeres pueden esperar experimentar fracturas en el futuro, así como el 20.7 por ciento de los hombres.[?][9] Compara esto con el riesgo, del 10 por ciento, que tiene una mujer de cincuenta años de padecer cáncer de mama y el riesgo, del 2.6 por ciento, de padecer cáncer de endometrio.[10]

Hasta hace poco, la osteoporosis se consideraba en gran medida una enfermedad particular de las mujeres postmenopáusicas, que habían perdido los efectos de preservación de los huesos que tienen los estrógenos. Ahora se sabe que la disminución de la densidad ósea comienza *años* antes que la menopausia. En el Estudio Multicentro Canadiense de la Osteoporosis, realizado con 9,400 participantes, las mujeres comenzaron a mostrar disminución en la densidad ósea en la cadera, las vértebras y el fémur a la edad de veinticinco años, con un declive pronunciado a los cuarenta años, el cual resultaba en una pérdida acelerada; los hombres mostraron un declive menos marcado a los cuarenta.[11] Tanto hombres como mujeres mostraron otra fase de pérdida ósea acelerada a la edad de setenta años y en adelante. Al alcanzar la edad de ochenta años, el 97 por ciento de las mujeres padecen osteoporosis.[12]

Así que ni siquiera la juventud garantiza estar protegido de pérdida ósea. De hecho, la pérdida de fuerza en los huesos se generaliza con el tiempo y se debe en gran medida a la acidosis crónica de bajo nivel que creamos con la dieta.

¿QUÉ TIENEN EN COMÚN LA LLUVIA ÁCIDA, LAS BATERÍAS DE LOS COCHES Y EL TRIGO?

A diferencia de otros alimentos derivados de plantas, los granos generan productos ácidos y son las únicas plantas que lo hacen. Como el trigo es, por mucho, el grano que más se consume en la dieta estadounidense, contribuye de manera sustancial a la carga ácida de una dieta que contiene carne.

El trigo se encuentra entre las fuentes más potentes de ácido sulfúrico, produciendo más ácido sulfúrico por gramo que cualquier carne.[13] (El trigo es superado sólo por las avenas en cuanto a la cantidad de ácido sulfúrico producido). El ácido sulfúrico es algo peligroso. Mete la mano en este tipo de ácido y te ocasionará una quemadura severa. Póntelo en los ojos y te puedes quedar ciego. (Échale un vistazo a las advertencias que se encuentran en la batería de tu auto). El ácido sulfúrico de la lluvia ácida erosiona monumentos de piedra, mata árboles y plantas, y altera el comportamiento reproductivo de los animales acuáticos. El ácido sulfúrico producido por el consumo de trigo indudablemente está diluido. Pero, aun en cantidades diminutas de manera diluida, es un ácido increíblemente potente, que rápidamente rebasa los efectos neutralizantes de las bases alcalinas.

Los granos como el trigo son responsables del 38 por ciento de la carga ácida diaria de los estadounidenses, más que suficiente para inclinar la balanza al rango del ácido. Incluso en una dieta limitada a un 35 por ciento de productos animales, agregar trigo cambia la dieta de alcalina a fuertemente ácida.[14]

Una forma de evaluar la extracción de calcio, inducida por el ácido, es medir la pérdida de calcio que hay en la orina. Un estudio de la Universidad de Toronto examinó el efecto que tiene incrementar el consumo del gluten del pan en el nivel de calcio perdido en la orina. Un aumento en el consumo de gluten incrementaba la pérdida de calcio en la orina en un increíble 63 por ciento, junto con un aumento en los marcadores de resorción ósea, es decir, marcadores sanguíneos que indican un debilitamiento de los huesos que conduce a enfermedades óseas como la osteoporosis.[15]

Y, entonces, ¿qué sucede cuando consumes una cantidad sustancial de productos de carne, pero fracasas en hacer contrapeso a la carga ácida con muchos productos alcalinos vegetales, como espinacas, calabazas y pimientos verdes? Lo que resulta es una situación muy ácida. ¿Qué pasa si los ácidos del consumo de carne no se equilibran con plantas alcalinas y los niveles de pH se inclinan, aún más, hacia el lado ácido a causa de productos de granos, como el trigo? Ahí es cuando la cosa se pone fea. Entonces, la dieta cambia abruptamente a una situación rica en ácidos.

TRIGO, TUPÉ Y CONVERTIBLE

¿Te acuerdas de Ötzi? El hombre de hielo tirolés que fue descubierto, enterrado y momificado, en los glaciares de los Alpes italianos y que se conservó desde su muerte hace más de 5,000 años, alrededor del 3300 A. C. Aunque se descubrieron restos de pan einkorn sin levadura en el tracto gastrointestinal de Ötzi, la mayor parte de los contenidos digestivos eran carnes y plantas. Ötzi vivió y murió 4,700 años después de que los seres humanos comenzaron a incorporar en su dieta granos como el einkorn, tolerante al frío, pero el trigo seguía siendo una parte relativamente menor de la dieta de esta cultura que vivía en la montaña. Ötzi se dedicaba a la caza y la recolección durante la mayor parte del año. De hecho, es probable que haya estado cazando con su arco y su flecha cuando encontró su violento fin en manos de otro cazador-recolector.

La dieta rica en carne de los cazadores recolectores, como Ötzi, proporcionaba una carga ácida sustancial. El consumo de carne de Ötzi, mayor que el de la mayoría de los seres humanos modernos (35 a 55 por ciento de calorías provenientes de productos animales) proporcionaba más ácido sulfúrico y otros ácidos orgánicos.

A pesar del consumo relativamente alto de productos animales, las plantas sin granos, que eran abundantes en las dietas de los cazadores-recolectores, proporcionaban cantidades generosas de sales de potasio alcalinizantes, como el citrato de potasio y acetato de potasio, que equilibraban la carga ácida. Se calcula que la alcalinidad de las dietas primitivas era de seis a nueve veces mayor que la de las dietas modernas, debido al alto contenido de plantas.[16] Esto resultaba en un pH alcalino en la orina de entre 7.5 y 9.0, en comparación con el rango ácido moderno de 4.4 a 7.0.[17]

No obstante, el trigo y otros granos entran en escena y el equilibrio vuelve a cambiar a ácido, acompañado de pérdida de calcio de los huesos.

El consumo, relativamente modesto, de trigo einkorn de Ötzi significaba que su dieta permanecía alcalina durante la mayor parte del año. En contraste, en nuestro mundo moderno, en el que hay un suministro ilimitado de alimentos baratos que contienen trigo en cada esquina y en cada mesa, la carga ácida inclina fuertemente la balanza hacia el lado ácido.

Si el trigo y otros granos son responsables de inclinar la balanza del pH hacia el ácido, ¿qué sucede si no haces otra cosa más que eliminar el trigo de la dieta moderna y reemplazas las calorías perdidas con otros alimentos vegetales como verduras, frutas, frijoles y nueces? La balanza vuelve a regresar al rango alcalino, imitando la experiencia de pH del cazador-recolector.[18]

El trigo es, pues, el gran causante de alteración. Es la novia medio vulgar que tiene un hombre que está pasando por la crisis de la edad madura, alterando a toda la familia feliz. El trigo vuelve ácida una dieta que tenía la esperanza de ser alcalina, ocasionando tener que recurrir constantemente al calcio de los huesos.

La solución convencional a la dieta de los "granos enteros saludables", y a sus efectos que favorecen la osteoporosis, consiste en prescribir medicamentos como Fosamax y Boniva, agentes que supuestamente reducen el riesgo de fracturas por osteoporosis, en especial la de cadera. El mercado de los medicamentos contra la osteoporosis ha superado los 10 mil millones de dólares al año, mucho dinero, incluso según los saturados parámetros de la industria farmacéutica.

Una vez más, el trigo entra en escena, añadiendo sus peculiares efectos para afectar la salud, apoyado por el USDA, y proporcionando nuevas y cuantiosas oportunidades de ingresos al gran mercado farmacéutico.

CADERAS DE TRIGO PARA HACER JUEGO CON TU PANZA DE TRIGO

¿Alguna vez te has dado cuenta de cómo las personas que tienen panza de trigo casi invariablemente padecen artritis en una o más articulaciones? Si no, observa cuántas veces alguien, que tiene esa carga frontal característica, también cojea o se queja de dolor de cadera, rodilla o espalda.

La osteoartritis es la forma más común de artritis que hay en el mundo, más común que la artritis reumatoide, la gota o cualquier otra variedad. La dolorosa pérdida de cartílago resultó en 773,000 casos de reemplazo de rodilla y cadera en los estadounidenses, sólo en 2010.[19]

No es un problema menor. Más de cuarenta y seis millones de personas, o uno de cada siete estadounidenses, han sido diag-nosticados con osteoartritis.[20] Muchos más andan por ahí cojeando sin un diagnóstico formal.

Durante años, comúnmente se pensó que la artritis de cadera y rodillas era el resultado más simple del desgaste excesivo, de-masiadas millas para tus llantas. Mujer de 110 libras: es probable que sus rodillas y su cadera duren toda la vida. Mujer de 220 libras: las rodillas y la cadera sufren una paliza y se desgastan. El exceso de peso en cualquier parte del cuerpo (nalgas, abdomen, pecho, piernas, brazos) genera un desgaste mecánico en las articulaciones.

Se ha demostrado que el asunto es más complicado que eso. La misma inflamación que proviene de la grasa visceral de la panza de trigo, y que da como resultado diabetes, enfermedades cardíacas y cáncer, también genera inflamación en las articulaciones. Se ha observado que las hormonas que intervienen en la inflamación, como el factor de necrosis tumoral alfa, las interleucinas y la leptina, inflaman y erosionan el tejido de las articulaciones.[21] La leptina, en particular, ha demostrado tener efectos destructivos directos en las articulaciones: Cuanto más alto sea el nivel de sobrepeso (es decir, cuanto más alto sea el IMC), mayor es la cantidad de leptina sin fluido en las articulaciones, y mayor es la severidad del daño a los cartílagos y las articulaciones.[22] El nivel de leptina en éstas refleja con precisión el nivel de la misma que hay en la sangre.

El riesgo de padecer artritis, por tanto, es aún más alto para alguien que tiene grasa visceral del tipo de la panza de trigo, como se evidencia en la probabilidad, tres veces más alta, de reem-plazo de rodilla y cadera en personas que tienen una cintura con una circunferencia mayor.[23] Esto también explica por qué las articulaciones que *no* soportan el peso agregado por la obesidad, como las de las manos y los dedos, también desarrollan artritis.

Bajar de peso y, por tanto, perder grasa visceral mejora la artritis, más de lo que se puede esperar, simplemente al disminuir la carga que genera el peso.[24] En un estudio de participantes obesos que padecen osteoartritis, hubo una mejoría del 10 por ciento, en los síntomas y en la función de las articulaciones, con cada 1 por ciento de reducción de grasa corporal.[25]

La omnipresencia de la artritis, las imágenes comunes de personas que se frotan las manos y las rodillas adoloridas, lleva a creer que la artritis es algo inevitable que acompaña el envejecimiento, tan inevitable como la muerte, los impuestos y las hemorroides. No es cierto. Las articulaciones tienen el potencial de servirnos durante las ocho décadas aproximadas de nuestra vida... hasta que las arruinamos con insultos repetidos, como la acidez excesiva y la presencia de moléculas inflamatorias, como la leptina que se origina de las células de la grasa visceral.

Otro fenómeno, que se suma a los golpes inducidos por el trigo, que las articulaciones soportan durante los años: la glicación. Recordarás que, más que ningún otro alimento, el trigo produce un incremento en el nivel de azúcar, es decir, en la glucosa en sangre, a medida que sucede más glicación. La glicación representa una modificación irreversible de las proteínas del torrente sanguíneo y los tejidos del cuerpo, incluyendo articulaciones como las rodillas, las caderas y las manos.

El cartílago de las articulaciones es susceptible a la glicación de una manera única, dado que las células de los cartílagos tienen una vida extremadamente larga y son incapaces de reproducirse. Una vez dañadas, no se recuperan. Las mismas células de los cartílagos que se encuentran en tu rodilla a los veinticinco años seguirán ahí (esperemos) cuando tengas ochenta. Por tanto, esas células son susceptibles a todos los altibajos bioquímicos de tu vida, incluyendo las aventuras del azúcar de tu sangre. Si las proteínas de los cartílagos, como el colágeno y el aggrecan, padecen glicación, se vuelven anormalmente rígidas. El daño de la glicación es acumulativo, ocasionando que el cartílago se quiebre y se endurezca, y termine por romperse.[26] Como resultado, se presenta la inflamación, el dolor y la destrucción de las articulaciones, el preludio de la artritis.

Así es que niveles altos de azúcar que fomentan la acumulación de la grasa de la panza de trigo, junto con la actividad inflamatoria de las células de la grasa visceral y la glicación del cartílago, conducen a la destrucción del tejido de los huesos y el cartílago de las articulaciones. Con los años, el resultado es el dolor familiar y la hinchazón de las caderas, las rodillas y las manos.

Puede que la barra de pan se vea inocente, pero es mucho más dura para las articulaciones de lo que crees.

LA ARTICULACIÓN DE LA PANZA ESTÁ CONECTADA CON LA ARTICULACIÓN DE LA CADERA

Como sucede con la pérdida de peso y el cerebro, las personas que padecen enfermedad celíaca pueden enseñarnos algunas lecciones sobre los efectos del trigo en los huesos y en las articulaciones.

La osteopenia y la osteoporosis son comunes en personas con enfermedad celíaca y pueden estar presentes con o sin que haya síntomas intestinales, afectando hasta al 70 por ciento de las personas que tienen anticuerpos celíacos.[27,28] Como la osteoporosis es tan común entre los celíacos, algunos investigadores argumentan que cualquier persona que padezca osteoporosis debería hacerse las pruebas de enfermedad celíaca. Un estudio de la Clínica Ósea de la Universidad de Washington encontró enfermedad celíaca no diagnosticada en el 3.4 por ciento de los participantes que tenían osteoporosis, en comparación con el 0.2 por ciento que no padecía osteoporosis.[29] La eliminación del gluten en los participantes celíacos con osteoporosis mejoró rápidamente las medidas de densidad ósea, sin el uso de medicamentos para la osteoporosis.

Las razones de la baja densidad ósea incluyen una mala absorción de nutrientes, en especial vitamina D y calcio, y un aumento en la inflamación que desencadena la liberación de citosinas desmineralizantes de los huesos, como las interleucinas.[30] De modo que, eliminar el trigo de la dieta redujo la inflamación y permitió una mejor absorción de nutrientes.

La severidad de los efectos debilitantes de los huesos se ve enfatizada por historias de terror, como la de la mujer que sufrió diez fracturas en la columna y las extremidades a lo largo de veintiún años, empezando a los cincuenta y siete, todas ellas espontáneas. Tras quedar discapacitada, finalmente le diagnosticaron enfermedad celíaca.[31] En comparación con las personas sin celiaquía, los celíacos tienen un riesgo tres veces más alto de padecer fracturas.[32]

El asunto espinoso de los individuos que dan positivo a los anticuerpos antigliadina, sin presentar síntomas intestinales, se aplica también a la osteoporosis. En un estudio, el 12 por ciento de las personas con osteoporosis dieron positivo al anticuerpo antigliadina, pero no mostraron ningún síntoma de enfermedad celíaca, es decir, intolerancia al gluten o enfermedad celíaca "silente".[33]

El trigo puede manifestarse a través de enfermedades inflamatorias de los huesos además de osteoporosis y fracturas. Las personas que tienen artritis reumatoide; un tipo de artritis inhabilitante y dolorosa que puede dejar a quien la padece con las articulaciones desfiguradas de las manos, las rodillas, las caderas, los codos y los hombros; pueden padecer sensibilidad al trigo. Un estudio de participantes con artritis reumatoide, ninguno de los cuales padecía celiaquía, que siguieron una dieta vegetariana, sin gluten, demostró una mejoría en los signos de la artritis en el 40 por ciento de los participantes, así como niveles reducidos de anticuerpos antigliadina.[34] Tal vez sea exagerado sugerir que el gluten del trigo era la causa inicial de la artritis, pero puede ejercer efectos inflamatorios, de una manera excesiva, en articulaciones susceptibles por otras enfermedades como la artritis reumatoide.

Un hombre camina después de eliminar el trigo

Jason es programador de software y tiene veintiséis años. Es inteligente y siempre está listo para "pescar" una idea. Jason, vino a mi consultorio con su joven esposa porque quería ayuda para ser más "saludable".

Cuando me contó que de muy pequeño le habían arreglado un defecto cardíaco congénito complejo, de inmediato lo interrumpí:

—Mira, Jason. Creo que estás con la persona equivocada. Ésa no es mi área de especialidad.

—Sí, lo sé. Sólo necesito ayuda para ser más saludable. Me dicen que puedo llegar a necesitar un trasplante de corazón. Siempre me falta el aliento y me han tenido que hospitalizar para tratar el problema cardíaco. Me gustaría ver si hay algo que pueda hacer para evitar el trasplante o, si me lo tengo que hacer, para estar más saludable después.

Pensé que era algo razonable y le hice un ademán para que se sentara en la mesa de exploración.

—Muy bien. Entiendo. Déjame escuchar.

Jason se levantó muy lento de la silla, cojeando visiblemente, y se acercó a la mesa, con mucho dolor.

—¿Cuál es el problema? —le pregunté.

Jason se sentó en la mesa de exploración y suspiró:

—Me duele todo. Todas las articulaciones. Apenas puedo caminar. A veces, me levanto con trabajo de la cama.

—¿Has ido a ver a un reumatólogo? —le pregunté.

—Sí. A tres. Ninguno ha podido decirme cuál es el problema, así es que simplemente me recetaron medicamentos antiinflamatorios y para el dolor.

—¿Has considerado modificar tu alimentación? —le pregunté—. He visto a muchas personas obtener alivio al eliminar el trigo de su dieta.

En mi experiencia, la artritis acompañada de anticuerpos celíacos con frecuencia responde a la eliminación del trigo. Algunas de las mejorías de salud más drásticas de las que he sido testigo se han dado al obtener alivio de un dolor inhabilitante de las articulaciones. Como los anticuerpos celíacos convencionales no logran identificar a la mayoría de estas personas, esto ha sido difícil de cuantificar y verificar, más allá de la experiencia subjetiva

–¿El trigo? ¿Como el pan y la pasta? –preguntó Jason, confundido.

–Sí, el trigo: pan blanco, pan integral, pan multigrano, bagels, muffins, pretzels, galletas, cereales, pasta, noodles, pancakes y waffles. Aunque suena a que es una gran parte de lo que comes, créeme, quedan muchas cosas que comer.

Le di un texto en donde se detalla cómo seguir la dieta sin trigo.

–Inténtalo. Elimina el trigo sólo durante cuatro semanas. Si te sientes mejor, tendrás tu respuesta. Si no sientes nada, entonces, a lo mejor no es la respuesta para ti.

Jason regresó al consultorio tres meses después. Lo que me impresionó es que entró fácilmente a la habitación sin mostrar señales de dolor.

Las mejoras que había experimentado habían sido profundas y casi inmediatas.

–Después de cinco días, no podía creerlo: no tenía el más mínimo dolor. No podía creer que pudiera ser cierto… tenía que ser una coincidencia. Así es que me comí un sándwich. Cinco minutos después, había regresado más o menos el ochenta por ciento del dolor. Aprendí la lección.

Lo que me impresionó todavía más era que, cuando lo examiné por primera vez, Jason tenía insuficiencia cardíaca ligera. En esta visita, ya no mostraba evidencias de insuficiencia cardíaca. Junto con el alivio del dolor de las articulaciones, también me contó que su respiración había mejorado al punto en que podía trotar distancias cortas e incluso era capaz de participar en un juego ligero de básquetbol, cosas que no había hecho en años. Hemos comenzado a disminuir los medicamentos que estaba tomando para la insuficiencia cardíaca.

Obviamente, yo creo firmemente en una vida sin trigo. Pero como testigo de experiencias como la de Jason, que cambian la vida, se me sigue poniendo la carne de gallina ante el hecho de que exista una solución tan simple para problemas de salud, que prácticamente tenían incapacitado a un hombre joven.

de mejoría que reportan. Sin embargo, esto puede apuntar a fenómenos que representan las promesas más grandes en términos de alivio de la artritis.

¿Acaso el mayor riesgo de padecer osteoporosis y enfermedades articulares inflamatorias, en personas con celiaquía, representa una *exageración* de la situación en personas que consumen trigo y que no padecen enfermedad celíaca, ni tienen anticuerpos del gluten?

Mi sospecha es que sí, el trigo ejerce efectos destructivos directos e indirectos en los huesos y las articulaciones de cualquier persona que consuma trigo, sólo que se expresan con más fuerza en las personas que dan positivo a los anticuerpos celíacos o del gluten.

¿Qué tal si en lugar de un reemplazo total de cadera o de rodilla, a los sesenta y dos años de edad, optaras mejor por un reemplazo total del trigo?

Los efectos más amplios que tiene sobre la salud la alteración del equilibrio ácido-base están apenas empezando a conocerse. Cualquiera que haya tomado una clase de química básica entiende que el pH es un factor poderoso para determinar cómo proceden las reacciones químicas. Un pequeño cambio en el pH puede tener una profunda influencia en el equilibrio de una reacción. Lo mismo es cierto en el cuerpo humano.

Los "granos enteros saludables", como el trigo, son la causa de la naturaleza altamente ácida de la dieta moderna. Más allá de la salud de los huesos, hay experiencias que sugieren que diseñar una dieta que favorece los alimentos alcalinos tiene el potencial de reducir el desgaste muscular relacionado con la edad, las piedras en los riñones, la hipertensión a causa de la sal, la infertilidad y las enfermedades renales.

Elimina el trigo y con ello experimentarás menos inflamación en las articulaciones y menos subidas de azúcar en la sangre que ocasionan la glicación de los cartílagos, y convierte el equilibrio del pH en alcalino. Desde luego es mejor que tomar Vioxx.

CAPÍTULO 9

CATARATAS, ARRUGAS Y JOROBAS: EL TRIGO Y EL PROCESO DE ENVEJECIMIENTO

El secreto para mantenerse joven es vivir honestamente,
comer lento y mentir sobre tu edad.
Lucille Ball

TAL VEZ EL VINO Y EL QUESO SE BENEFICIEN del envejecimiento. Pero, para los seres humanos, envejecer puede conducir a todo tipo de cosas, desde mentiras blancas hasta el deseo de hacerse una cirugía plástica radical.

¿Qué significa envejecer?

Aunque muchas personas tienen dificultades para describir los rasgos específicos del envejecimiento, probablemente todos estaríamos de acuerdo en que, como la pornografía, lo reconocemos cuando lo vemos.

El ritmo de envejecimiento varía de un individuo a otro. Todos hemos conocido algún hombre o mujer de, digamos, sesenta y cinco años que podía pasar por alguien de cuarenta y cinco, conservando flexibilidad juvenil y destreza mental, menos arrugas, una columna vertebral más recta, una cabellera más abundante. La mayoría de nosotros también hemos conocido personas que muestran la tendencia opuesta y que se ven mayores de su edad. La edad *biológica* no siempre corresponde con la edad *cronológica*.

No obstante, envejecer es inevitable. Todos envejecemos. Nadie se escapa, aunque cada uno progresa a un ritmo un poco distinto. Y, aunque constatar/confirmar la edad cronológica es una cuestión simple que consiste en ver tu acta de nacimiento, señalar la edad biológica es algo totalmente diferente. ¿Cómo se puede evaluar qué tan bien ha mantenido el cuerpo su juventud o, por el contrario, cuánto se ha sometido al deterioro de la edad?

Supongamos que ves a una mujer por primera vez. Cuando le preguntas qué edad tiene, responde: "Veinticinco años". Tú lo dudas porque tiene arrugas profundas alrededor de los ojos, manchas en el dorso de las manos y un ligero temblor en las manos. La parte superior de su espalda está inclinada hacia adelante (es decir, tiene joroba), su cabello es gris y delgado. Se ve lista para el asilo, no como alguien en la flor de la juventud. No obstante, ella insiste. No tiene acta de nacimiento ni ninguna evidencia legal de su edad, pero insiste en que tiene veinticinco años... incluso se tatuó en la muñeca las iniciales de su nuevo novio.

¿Puedes demostrar que está equivocada?

No tan fácil. Si fuera un caribú, podrías medir la envergadura de su cornamenta. Si fuera un árbol, podrías cortarla y contar sus anillos.

Obviamente, en los seres humanos no hay anillos, ni cornamenta que proporcione una marca biológica objetiva que demuestre que esta mujer realmente tiene setenta y tantos y no veintitantos, con o sin tatuaje.

Nadie ha definido todavía un marcador de edad visible que te permita discernir, con exactitud, qué edad tiene tu nuevo novio. Y no es por falta de intentos. Los investigadores que se ocupan del envejecimiento durante mucho tiempo han buscado esos marcadores biológicos, medidas que pueden ser rastreadas, aumentando un año cada vez que avanza un año de vida cronológico. Se han identificado mediciones de edad generales, las cuales incluyen medir el consumo máximo de oxígeno (la cantidad de oxígeno que se consume durante el ejercicio y en niveles próximos al agotamiento), el ritmo cardíaco máximo durante el ejercicio controlado y la velocidad del pulso arterial, es decir, la cantidad de tiempo requerido para que el pulso se transmita a lo largo de una arteria, un fenómeno que no refleja la flexibilidad arterial. Todas estas medidas disminuyen con el tiempo, pero no son un correlato perfecto de la edad.

¿No sería más interesante que los investigadores sobre envejecimiento identificaran una medición biológica de la edad que pudieras realizar tú mismo? Por ejemplo, a los cincuenta y cinco años podrías saber que, gracias al ejercicio y a una alimentación saludable, biológicamente tienes cuarenta y cinco. O que veinte años de cigarro, alcohol y papas fritas han hecho que tengas sesenta y siete años biológicamente y es momento de corregir tus hábitos de salud. Aunque hay esquemas de prueba elaborados que afirman que pueden proporcionar ese índice de envejecimiento, no hay una prueba sencilla que puedas hacer tú mismo que te indique con seguridad qué tan cerca está la edad biológica a la cronológica.

Los investigadores del envejecimiento se han esmerado en buscar un marcador útil de edad porque para manipular el proceso de envejecimiento necesitan seguir un parámetro medible. Las investigaciones relacionadas con el retraso del envejecimiento no se pueden basar sólo en la *apariencia*. Necesita haber algún marcador biológico objetivo que se pueda rastrear con el tiempo.

Ciertamente, hay varias teorías y opiniones diferentes (que algunos consideran complementarias) sobre el envejecimiento y sobre qué marcador biológico podría proporcionar la mejor medición de envejecimiento biológico. Algunos investigadores creen que la lesión oxidativa es el proceso principal que subyace en el envejecimiento y que un marcador de edad debe incorporar una medida de lesión oxidativa acumulativa. Otros han propuesto que los desechos celulares se acumulan debido a lecturas genéticas equivocadas, lo cual conduce a envejecimiento; una medida de desecho celular sería entonces necesaria para proporcionar la edad biológica. Por su parte, hay otros que creen que el envejecimiento está programado genéticamente con anticipación y es inevitable, dado que está determinado por una secuencia programada de hormonas que disminuyen, junto con otros fenómenos fisiológicos.

La mayoría de los investigadores creen que no hay una sola teoría que explique todas las variadas experiencias del envejecimiento, desde los ágiles años de adolescencia llenos de energía en los que uno cree saberlo todo, hasta la octava década de vida en la que estamos tiesos, cansados y todo se nos olvida. La edad biológica tampoco puede ser identificada con precisión mediante ninguna otra medida. Los investigadores proponen que las manifestaciones del envejecimiento humano se pueden explicar sólo mediante la acción de más de un proceso.

Podríamos tener una mejor comprensión del proceso de envejecimiento si fuéramos capaces de observar los efectos del envejecimiento *acelerado*. No necesitamos observar ningún modelo experimental en ratones para ver un envejecimiento acelerado; sólo necesitamos ver a los seres humanos que padecen diabetes. La diabetes proporciona un terreno de prueba del envejecimiento acelerado, ya que todos los fenómenos del envejecimiento suceden más rápido y se presentan de manera más temprana: enfermedades cardíacas, infarto, presión alta, insuficiencia renal, osteoporosis, artritis, cáncer. Las investigaciones sobre diabetes han relacionado de manera directa tener un alto nivel de la glucosa en sangre, como el que se presenta después de consumir carbohidratos, con la aceleración del proceso de envejecimiento, y por lo tanto con el apresuramiento del momento en que el paciente estará en una silla de ruedas y no podrá vivir solo.

NO ES UN PAÍS PARA COMEDORES
DE PAN MAYORES

Recientemente, los estadounidenses han sido bombardeados con una oleada de nuevos términos complejos, desde "obligaciones de deuda colateralizada" hasta "contratos derivados de transacciones de intercambio", el tipo de cosas que preferirías dejar a expertos como tu amigo que se dedica a la inversión financiera. Aquí tienes otro término complejo del que vas a escuchar mucho en los próximos años: PGA.

Productos de glicación avanzada (que en español se abrevian como PGA; en inglés sus siglas son AGE, Advanced glycation end products, muy apropiadas por su coincidencia con la palabra "edad" y "envejecimiento") es el nombre que reciben los elementos que endurecen las arterias (aterosclerosis), que nublan los cristalinos de los ojos (cataratas), emborronan las conexiones neuronales del cerebro (demencia) y que se encuentran en abundancia en las personas mayores.[1] Cuanto más envejecemos, más PGA se pueden encontrar en los riñones, ojos, hígado, piel y demás órganos. A pesar de esto podemos ver que algunos de los efectos de los PGA, como las arrugas en el rostro de nuestra amiga supuestamente de veinticinco años que seguía el consejo de Lucille Ball, no son una medición precisa de la edad que podría revelar que es una mentirosa. Pues aunque podemos ver evidencia de algunos efectos de los PGA (piel colgada y arrugas, la opacidad lechosa de las cataratas, las manos retorcidas de la artritis) ninguno es realmente cuantitativo. No obstante, los PGA, por lo menos en una forma cualitativa, identificados mediante biopsia, al igual que algunos aspectos que se pueden ver a simple vista, producen un índice de deterioro biológico.

Los PGA por lo general son desechos inútiles que resultan del deterioro del tejido a medida que se acumulan. No tienen ninguna función útil: no se pueden quemar para producir energía, no proporcionan ningún lubricante ni tienen funciones de comunicación, no dan apoyo a las enzimas ni a las hormonas cercanas ni te puedes acurrucar con ellos en una fría noche de invierno. Más allá de los efectos que puedes ver, los PGA acumulados también representan una pérdida de la capacidad de los riñones para filtrar la sangre con el fin de eliminar desechos y retener proteínas, así como una acumulación de placa ateroesclerótica en las arterias, la cual genera rigidez, endurecimiento y deterioro del cartílago de articulaciones como la rodilla y la cadera y pérdida de neuronas funcionales que son reemplazadas por grupos de desechos de PGA. Como la arena que encuentras en tu ensalada de espinaca o el corcho en tu cabernet, los PGA pueden arruinar una buena fiesta.

Aunque algunos PGA entran en el cuerpo directamente porque se encuentran en varios alimentos, también son el subproducto de un nivel alto de azúcar en la sangre (glucosa), el fenómeno que define la diabetes.

La secuencia de eventos que conduce a la formación de PGA es la siguiente: Ingieres alimentos que incrementan el nivel de glucosa en la sangre. Una mayor disponibilidad de glucosa en los tejidos del cuerpo permite que las moléculas de glucosa reaccionen con cualquier proteína, creando una molécula combinada de glucosa y proteína. Los químicos hablan de productos reactivos complejos, como productos Amadori e intermediarios de Schiff, y todos ellos generan un grupo de combinaciones de glucosa y proteínas que colectivamente se denominan PGA. Una vez que se forman los PGA, son irreversibles y no se pueden deshacer. También se reúnen en cadenas de moléculas, formando polímeros de PGA que son especialmente destructivos.[2] Los PGA destacan por acumularse justo donde están, formando montones de desechos inútiles resistentes a cualquiera de los procesos digestivos o de limpieza del cuerpo.

En consecuencia, los PGA resultan de un efecto dominó que se pone en marcha cada vez que aumenta la glucosa. Adonde quiera que vaya la glucosa (prácticamente cualquier lugar del cuerpo) la siguen los PGA. Cuanto más alta es la glucosa en la sangre, más PGA se acumulan y más rápido es el deterioro del envejecimiento.

La diabetes es el ejemplo concreto que nos demuestra lo que sucede cuando la glucosa en sangre permanece alta, dado que por lo general los diabéticos tienen valores de glucosa en el rango de 100 a 300 mg/dl a lo largo del día, ya que atacan a sus azúcares con insulina o medicamentos orales. (Un nivel normal de glucosa en ayunas es de 90 mg/dl o menos). La glucosa en la sangre en ocasiones es mucho más alta. Por ejemplo, después de un tazón de avena cocinada lentamente, la glucosa fácilmente puede alcanzar un nivel de 200 a 400 mg/dl.

Si esos niveles altos de azúcar repetidos conducen a problemas de salud, deberíamos ver esos problemas expresados en una forma exagerada en los diabéticos. Estos, por ejemplo, tienen de dos a cinco veces más probabilidades de padecer enfermedades coronarias y ataques al corazón, un 44 por ciento desarrollará aterosclerosis de las arterias carótidas y otras arterias fuera del corazón y de un 20 a un 25 por ciento desarrollará problemas en la función renal o insuficiencia renal en un promedio de once años después del diagnóstico.[3] De hecho, tener niveles altos de azúcar sostenidos durante varios años prácticamente *garantiza* el desarrollo de complicaciones.

Con los niveles altos de glucosa en sangre repetitivos de la diabetes, también esperarías ver niveles más altos de PGA en la sangre y, de hecho, así es. Los diabéticos tienen un nivel 60 por ciento más alto de PGA en comparación con quienes no padecen diabetes.[4]

Los PGA que resultan de tener niveles de azúcar altos son responsables de la mayoría de las complicaciones de la diabetes, desde neuropatía (nervios dañados que conducen a una pérdida de sensación en los pies) hasta retinopatía (defectos de visión y ceguera) y nefropatía (enfermedad renal e insuficiencia renal). Cuanto más alto es el nivel de azúcar en la sangre y cuanto más tiempo se mantenga alto, más productos PGA se acumularán y más lesión de órganos se producirá.

¿Qué sucede cuando envejeces?

Fuera de las complicaciones de la diabetes, se han asociado enfermedades graves con la producción excesiva de PGA.

• **Enfermedad renal:** Cuando se administran PGA a animales de experimentación, desarrollan todos los sellos distintivos de enfermedad renal.[5] Los PGA también se pueden encontrar en los riñones humanos de quienes padecen enfermedad renal.

• **Aterosclerosis:** La administración oral de PGA tanto en animales como en humanos ocasiona que las arterias se constriñan, es decir, que se presente el tono excesivo anormal (disfunción endotelial) de las arterias que se asocia con la lesión fundamental que prepara el terreno para la aterosclerosis.[6] Los PGA también modifican las partículas de colesterol LDL, bloqueando su absorción normal por parte del hígado y haciendo que las células inflamatorias las absorban en las paredes celulares, el proceso que genera la placa aterosclerótica.[7] Los PGA pueden ser recuperados de los tejidos y se relacionan con la severidad de la placa: Cuanto más alto sea el contenido de PGA de varios tejidos, más severa será la aterosclerosis en las arterias.[8]

• **Demencia:** En quienes padecen Alzheimer, el contenido de PGA del cerebro es tres veces mayor que en cerebros normales, acumulándose en las placas amiloides y en los nudos neurofibrales que son característicos de esta enfermedad.[9] En sintonía con el marcado incremento en la formación de PGA en los diabéticos, la demencia es un 500 por ciento más común en las personas con diabetes.[10]

Los diabéticos que tienen niveles de azúcar en la sangre mal controlados y que se mantienen altos por demasiado tiempo son especialmente propensos a padecer complicaciones diabéticas y todo se debe a la formación de abundantes PGA, incluso desde que son jóvenes. (Antes de que se reconociera la importancia de tener niveles de azúcar "meticulosamente" controlados en la diabetes tipo 1, o infantil, no era raro ver casos de insuficiencia renal y ceguera antes de los treinta. A medida que ha mejorado el control de la glucosa, dichas complicaciones se han vuelto menos comunes). Estudios extensos, como el Ensayo de Control y Complicaciones de la Diabetes (DCCT, por sus siglas en inglés)[11], han demostrado

• **Cáncer:** Aunque la información es irregular, la relación de los PGA con el cáncer puede resultar ser uno de los fenómenos más importantes relacionados con los PGA. Se ha identificado evidencia de una acumulación anormal de PGA en cáncer de páncreas, mama, pulmón, colon y próstata.[12]

• **Disfunción eréctil masculina:** Si aún no he logrado captar la atención de los lectores masculinos, esto debería conseguirlo: los PGA dañan la capacidad eréctil. Los PGA se encuentran depositados en la parte del tejido del pene responsable de generar respuestas eréctiles (el corpus cavernosum), lo cual afecta la capacidad del pene para hincharse de sangre, el proceso que genera las erecciones.[13]

• **Salud ocular:** Los PGA dañan el tejido ocular, desde los cristalinos (cataratas) hasta la retina (retinopatía) y las glándulas lacrimales (ojos secos).[14]

Muchos de los efectos destructivos de los PGA funcionan al incrementar el estrés oxidativo y la inflamación, dos procesos que subyacen en numerosas enfermedades.[15] Por otra parte, estudios recientes han mostrado que una menor exposición a los PGA conduce a una menor expresión de marcadores inflamatorios como la proteína C reactiva (CRP) y el factor de necrosis tumoral.[16]

La acumulación de PGA explica muy bien por qué se desarrollan muchos de los fenómenos de envejecimiento. Por consiguiente, el control de la glicación y de la acumulación de PGA proporciona medios potenciales de reducir todas las consecuencias de la acumulación de los PGA.

que llevar a cabo reducciones estrictas en la glucosa en sangre genera un riesgo menor de padecer complicaciones relacionadas con la diabetes.

Esto se debe a que el ritmo al que se forman los PGA depende del nivel de glucosa en sangre. Cuanto más alta es la glucosa, más PGA se crean.

Los PGA se forman incluso cuando el azúcar en la sangre es normal, aunque a un ritmo mucho más lento que cuando el azúcar en la sangre está alto. Por consiguiente, la formación de los PGA caracteriza el envejecimiento normal que permite que una persona de sesenta años se vea como una persona de sesenta años. Sin embargo, los PGA acumulados por el diabético que tiene un nivel de azúcar mal controlado ocasionan un envejecimiento *acelerado*. Como resultado, la diabetes ha servido como un modelo viviente para que los investigadores observen los efectos de envejecimiento *acelerado* que tiene la glucosa alta en sangre. Así pues, las complicaciones de la diabetes, como la aterosclerosis, la enfermedad renal y la neuropatía, son también las enfermedades del envejecimiento, comunes en personas que se encuentran en su sexta, séptima u octava década de vida, poco comunes en personas más jóvenes de veinte o treinta y tantos años. Por tanto, la diabetes nos enseña lo que les sucede a las personas cuando la glicación ocurre a un ritmo más rápido y cuando se permite la acumulación de los PGA. No es algo agradable.

La historia no termina con niveles más altos de PGA. Niveles más altos de PGA en la sangre producen la manifestación de estrés oxidativo y marcadores inflamatorios.[17] El receptor de PGA es el portero de una amplia variedad de respuestas oxidativas e inflamatorias, como las citosinas inflamatorias, el factor de crecimiento endotelial vascular y el factor de necrosis tumoral.[18] En consecuencia, los PGA ponen en marcha un ejército de respuestas oxidativas e inflamatorias, las cuales conducen a enfermedades cardíacas, cáncer, diabetes y más.

La formación de PGA es, pues, un continuo. Sin embargo, aunque los PGA se forman incluso teniendo niveles de azúcar en la sangre normales (glucosa en ayunas de 90 mg/dl o menos), se acumulan más rápido cuando los niveles de azúcar son más altos. Cuanto más alta sea la glucosa en la sangre, más PGA se forman. Realmente *no* existe un nivel de glucosa en el que quepa esperar que se detenga por completo la formación de PGA.

No tener diabetes *no* significa que te librarás de ese destino. Los PGA también se acumulan en los no diabéticos y producen sus efectos de aceleración del envejecimiento. Lo único que se necesita es un poco de azúcar adicional en la sangre, apenas unos cuantos miligramos por encima de lo normal y ¡listo! tienes a tus PGA haciendo su trabajo sucio y mordiendo tus órganos. Con el tiempo, tú también puedes desarrollar todas las condiciones que se ven en la diabetes si tienes una acumulación suficiente de PGA.

Junto con los 25.8 millones de diabéticos, actualmente hay 79 millones de prediabéticos en los Estados Unidos.[19] Hay muchos estadounidenses más que todavía no cumplen con los criterios para ser prediabéticos pero que, de cualquier manera, después de consumir alguna cantidad de carbohidratos, experimentan muchos azúcares en la sangre, azúcares lo suficientemente altos para detonar más PGA de lo normal. (Si dudas de que los niveles de azúcar en la sangre aumentan después de comer, por ejemplo, una manzana o una rebanada de pizza, compra un simple medidor de glucosa en la farmacia. Mide el azúcar en la sangre que tienes una hora después de consumir el alimento de tu interés. Con mucha frecuencia, te sorprenderá lo alto que tienes el azúcar. ¿Recuerdas mi "experimento" de las dos rebanadas de pan blanco? La glucosa en la sangre era de 167 mg/dl. Eso no es poco común).

Aunque los huevos no incrementan el nivel de azúcar en la sangre, ni las nueces, el aceite de oliva, las chuletas de puerco o el salmón, los carbohidratos sí –todos los carbohidratos, desde las manzanas y las naranjas hasta las gomitas y los cereales de 7 granos. Como hemos explicado antes, desde el punto de vista del azúcar en la sangre, los productos de trigo son peores que cualquier otro alimento y disparan el azúcar en la sangre hasta niveles que rivalizan con los de los diabéticos declarados–, incluso si no eres diabético.

Recuerda, el carbohidrato "complejo" contenido en el trigo es la única variedad de amilopectina, la amilopectina A, una forma distinta de la amilopectina que hay en otros carbohidratos como los frijoles negros y los plátanos. La amilopectina del trigo es la forma más fácilmente digerible por la enzima amilasa, lo cual explica la propiedad que tienen los productos de trigo de incrementar más el azúcar en la sangre. Una digestión más rápida y eficiente de la amilopectina del trigo significa niveles de azúcar más altos en las

Los PGA por dentro y por fuera

Aunque hasta ahora nos hemos enfocado en los PGA que se forman en el cuerpo y que, en gran medida, se derivan del consumo de carbohidratos, hay una segunda fuente de PGA que proviene directamente de la dieta: los productos animales. Esto se puede volver terriblemente confuso, así es que vamos a empezar desde el principio.

Los PGA se originan de dos fuentes generales:

PGA endógenos: Son los PGA que se forman dentro del cuerpo, como hemos mencionado antes. El principal camino para formar PGA endógenos comienza con la glucosa en sangre. Los alimentos que incrementan la glucosa en sangre incrementan la formación de PGA endógenos. Los alimentos que más incrementan la glucosa en la sangre detonan una mayor formación de PGA. Esto significa que todos los carbohidratos, dado que todos elevan la glucosa, detonan la formación de PGA endógenos. Algunos carbohidratos elevan la glucosa más que otros. Desde el punto de vista de los PGA endógenos, una barra de Snickers detona la formación de PGA modestamente, mientras que el pan de trigo entero la detona vigorosamente, dado que tiene un efecto mayor en el incremento de la glucosa en sangre.

Resulta interesante que la fructosa, otro azúcar cuya popularidad ha aumentado mucho como ingrediente en los alimentos procesados modernos, incrementa la formación de PGA dentro del cuerpo cientos de veces más que la glucosa.[20] En forma de sirope de maíz alto en fructosa, la fructosa a menudo acompaña al trigo en panes y productos horneados. Te costará trabajo encontrar alimentos procesados que *no* contengan fructosa en alguna forma, desde la salsa barbecue hasta los pepinillos. También debes observar que el azúcar de mesa, o sacarosa, es un 50 por ciento fructosa y el otro 50 por ciento glucosa. El sirope de maple, la miel y el agave son otros endulzantes ricos en fructosa.

PGA exógenos: Los PGA exógenos se encuentran en alimentos que entran al cuerpo en el desayuno, la comida o la cena. En contraste con los PGA endógenos, no se forman en el cuerpo, sino que se ingieren previamente formados.

Los alimentos varían ampliamente en cuanto a su contenido de PGA. Los alimentos más ricos en PGA son los productos animales, como las carnes y el queso. En particular las carnes y los productos animales cocinados a altas temperaturas, por ejemplo, asados o fritos, incrementan el contenido de PGA más de mil veces.[21] Además, cuanto más tiempo se cocine un alimento de origen animal, más rico se vuelve el contenido de PGA.

Una demostración impresionante de poder de los PGA exógenos para afectar la función arterial se realizó cuando dos grupos de diabéticos voluntarios consumieron dietas idénticas de pechuga de pollo, papas, zanahorias, tomates y aceite vegetal. La única diferencia era que la comida del primer grupo se cocinaba por diez minutos al vapor o hervida, mientras que la comida del segundo grupo era frita o asada a 450°F durante veinte minutos. El grupo al que se le dio comida cocinada por más tiempo y a temperaturas más altas mostró una reducción del 67 por ciento en términos de relajación arterial, junto con PGA y marcadores oxidativos más altos en la sangre.[22]

Los PGA exógenos se encuentran en carnes que también son ricas en grasas saturadas. Esto significa que la grasa saturada ha sido acusada equivocadamente de ser poco saludable para el corazón porque con frecuencia se presentaba en compañía del verdadero culpable: los PGA. Las carnes curadas como el tocino, chorizo, pepperoni y salchichas no son usualmente altas en PGA. Así que las carnes no son malas en sí mismas, sino que se pueden volver poco saludables a través de manipulaciones que incrementan la formación de PGA.

Además de la prescripción alimenticia de la filosofía *Wheat Belly*, es decir, eliminar el trigo mientras se mantiene un consumo restringido de carbohidratos, es sabio evitar fuentes de PGA exógenos, a saber, carnes ahumadas, carnes cocinadas a altas temperaturas (>350°F) durante periodos prolongados y cualquier cosa que esté frita. Cuando sea posible, evita la carne bien cocida y elige carne casi cruda o término medio. (¿El sashimi es la carne perfecta?) Cocinar en líquidos en vez de en aceite también ayuda a limitar la exposición a los PGA.

Dicho esto, la ciencia de los PGA sigue en pañales y aún quedan muchos detalles por descubrir. Sin embargo, con lo que sabemos sobre los efectos potenciales que tienen los PGA a largo plazo en la salud y en el envejecimiento, no creo que sea prematuro empezar a pensar un poco en cómo reducir tu exposición personal a los PGA. Tal vez me lo agradezcas cuando cumplas cien años.

dos horas posteriores al consumo de productos de trigo, lo cual, a su vez implica que se detone una mayor formación de PGA. Si la formación de PGA fuera un concurso, el trigo ganaría casi todas las veces, por encima de otras fuentes de carbohidratos como las manzanas, naranjas, camotes, helado y barras de dulce.

En consecuencia, los productos de trigo, como tu muffin de semilla de amapola o la focaccia de vegetales asados, son detonantes de una producción extravagante de PGA. Suma 2 más 2: El trigo, debido a su efecto único para incrementar la glucosa en sangre, te hace envejecer más rápido. A través de sus efectos para incrementar el nivel de PGA y de azúcar en la sangre, el trigo acelera el ritmo en que se desarrollan señales de envejecimiento en la piel, disfunción renal, demencia, aterosclerosis y artritis.

LA GRAN CARRERA DE LA GLICACIÓN

Hay una prueba muy accesible, aunque no es capaz de proporcionar un índice de edad biológica, que proporciona una medida del *ritmo* de envejecimiento biológico ocasionado por la glicación. Saber qué tan rápido o qué tan lento estás glicando las proteínas de tu cuerpo te ayuda a saber si el envejecimiento biológico está teniendo lugar más rápido o más lento que la edad cronológica. Aunque los PGA pueden ser evaluados a través de una biopsia de la piel o de los órganos internos, la mayoría de las personas no se muestran muy entusiastas (lo cual es comprensible) de que les inserten un par de fórceps en alguna cavidad del cuerpo para cortarles un pedazo de tejido. Por fortuna, un análisis de sangre sencillo se puede usar para medir el ritmo de formación actual de PGA a través de la hemoglobina A1c o HbA1c. La HbA1c es una prueba de sangre común que, aunque generalmente se usa para controlar la diabetes, también puede servir como un índice de glicación simple. La hemoglobina es la proteína compleja que se encuentra dentro de los glóbulos rojos y que es responsable de que sean capaces de llevar oxígeno. Como todas las demás proteínas del cuerpo, la hemoglobina está sujeta a glicación, es decir, a la modificación de la molécula hemoglobina mediante la glucosa. La reacción sucede de inmediato y, como otras reacciones de PGA, es irreversible. Cuanto más alta es la glucosa, mayor es el porcentaje de hemoglobina que es glicada.

Los glóbulos rojos tienen un espectro de vida de sesenta a noventa días. Medir el porcentaje de moléculas de hemoglobina en la sangre que son glicadas proporciona un índice de qué tan alta ha sido la glucosa en los últimos sesenta a noventa días, una herramienta útil para evaluar la adecuación del control de glucosa en sangre en los diabéticos o para diagnosticar diabetes.

Una persona delgada con respuestas normales a la insulina y que consume una cantidad limitada de carbohidratos, tendrá aproximadamente 4.0 a 4.8 por ciento de hemoglobina glicada (es decir, tendrá una HbA1c del 4.0 al 4.8 por ciento), lo que refleja una tasa de glicación normal, inevitable y de bajo nivel. Los diabéticos por lo general tienen un 8, un 9 o hasta un 12 por ciento o más de hemoglobina glicada, el doble o más de la tasa normal.

La mayoría de los estadounidenses no diabéticos está en el punto medio, con un rango del 5.0 al 6.4 por ciento, por encima del rango perfecto, pero aún por debajo del umbral "oficial" de diabetes del 6.5 por ciento.[23,24] De hecho, un increíble 70 por ciento de los adultos estadounidenses tienen una HbA1c entre 5.0 por ciento y 6.9 por ciento.[25]

La HbA1c no tiene que ser del 6.5 por ciento para generar consecuencias adversas para la salud. La HbA1c en el rango "normal" se asocia con un mayor riesgo de ataques cardíacos, cáncer y un aumento del 28 por ciento en mortalidad por cada 1 por ciento de incremento en la HbA1c.[26,27] El viaje al bufet ilimitado de pastas, acompañado con un par de rebanadas de pan italiano y que finaliza con un pequeño pudín de pan eleva tu glucosa a un nivel de 150 a 250 mg/dl durante tres o cuatro horas. Tener la glucosa alta durante un periodo sostenido genera hemoglobina glicada, lo que se refleja en una HbA1c más alta.

Oye, está un poco borroso aquí

Los cristalinos de tus ojos son los maravillosos dispositivos ópticos diseñados por la naturaleza que forman parte de tu aparato ocular y te permiten ver el mundo. Las palabras que estás leyendo en este momento constituyen imágenes, que son enfocadas por los cristalinos de tu retina, y luego enviadas en forma de señales del sistema nervioso para que tu cerebro las interprete como imágenes de letras negras sobre un fondo blanco. Los cristalinos son como diamantes: Sin fallas, transparentes como el cristal y permiten que la luz pase sin ningún obstáculo. Cuando lo piensas, es algo súper asombroso.

Sin embargo, si tienen fallas, el paso de la luz se ve afectado.

Los cristalinos consisten en proteínas estructurales llamadas cristalinas que, como todas las demás proteínas del cuerpo, están sujetas a la glicación. Cuando las proteínas en los cristalinos se glican y forman PGA, los PGA se entrecruzan y se acumulan. Como las pequeñas manchas que se pueden ver en un diamante con fallas, en los cristalinos se acumulan pequeños defectos. La luz se dispersa al chocar con los defectos. Tras años de formación de PGA, los defectos acumulados ocasionan opacidad en los cristalinos, o cataratas.

La relación entre la glucosa en sangre, los PGA y las cataratas está bien definida. En animales de laboratorio, las cataratas se pueden producir en un margen tan breve como de noventa días sólo con mantener alta su glucosa.[28] Los diabéticos son especialmente propensos a las cataratas (lo cual no es de sorprender) y tienen un riesgo cinco veces mayor comparados con quienes no padecen diabetes.[29]

En Estados Unidos, las cataratas son comunes y afectan al 42 por ciento de los hombres y mujeres entre los cincuenta y dos y los sesenta y cuatro años y aumenta un 91 por ciento entre las edades de setenta y cinco y ochenta y cinco.[30] De hecho, ninguna estructura del ojo escapa a los efectos dañinos de los PGA, incluyendo la retina (degeneración macular), el vítreo (el líquido gelatinoso que llena el globo ocular) y la córnea.[31]

Cualquier alimento que incremente el azúcar en la sangre, por tanto, tiene el potencial de ocasionar glicación en los cristalinos de los ojos. En algún punto, la lesión de los cristalinos excede su capacidad limitada de resorción de defectos y de renovación del cristalino. Es entonces cuando el automóvil frente a ti se pierde en una niebla borrosa, que no mejora si te pones los lentes o entornas los ojos.

Así pues, la HbA1c, es decir, la hemoglobina glicada, proporciona un índice del control de la glucosa. También refleja hasta qué punto estás glicando proteínas del cuerpo además de la hemoglobina. Cuanto más alta es tu HbA1c, más estás glicando las proteínas que están en tus cristalinos, tejidos renales, arterias, piel, etc.[32] En efecto, la HbA1c proporciona un índice del ritmo de envejecimiento: Cuanto más alta sea tu HbA1c, más rápido estás envejeciendo.

Así es que la HbA1c es mucho más que sólo una herramienta de retroalimentación para el control de la glucosa en sangre en los diabéticos. También refleja el ritmo al cual estás glicando otras proteínas del cuerpo, el ritmo al cual estás envejeciendo. Si te mantienes en 5 por ciento o menos, estás envejeciendo a un ritmo normal; más del 5 por ciento significa que el tiempo para ti se está moviendo más rápido de lo que debería, acercándote al gran asilo que está en el cielo.

Así que los alimentos que más incrementan los niveles de glucosa y que se consumen con mayor frecuencia se reflejan en niveles más altos de HbA1c, que a su vez se refleja en un ritmo más rápido de envejecimiento y en un daño más veloz de los órganos. De modo que, si odias a tu jefe y quisieras acelerar su camino a la vejez y a la enfermedad, hornéale un buen bizcocho.

SIN TRIGO ES ANTIENVEJECIMIENTO

Recordarás que los alimentos hechos de trigo incrementan el azúcar en la sangre más que cualquier otro alimento, incluyendo el azúcar de mesa. Enfrentar al trigo con otros alimentos sería como poner a Mike Tyson en el ring contra Truman Capote: no hay competencia, un fuera de combate inmediato del azúcar en la sangre. A menos que seas una mujer que no ha llegado a la menopausia, de talla 2, veintitrés años y corredora de largas distancias que gracias a su poca grasa abdominal, su vigorosa sensibilidad a la insulina y las ventajas de contar con estrógenos abundantes, disfruta de un bajo incremento en el azúcar en la sangre, dos rebanadas de pan blanco probablemente lanzarán tu nivel de azúcar a un rango de 150 mg/dl o más, más que suficiente para poner en marcha la cascada de formación de los PGA.

Si la glicación acelera el envejecimiento, ¿la *no* glicación podría *retrasarlo*?

Dicho estudio ha sido realizado en un modelo experimental con ratones, en los que una dieta rica en PGA generó más aterosclerosis, cataratas, enfermedades renales y diabetes, así como una esperanza de vida menor comparados con los ratones más saludables y más longevos que consumieron una dieta baja en PGA.[33]

El ensayo clínico requerido para contar con la prueba final de este concepto en los seres humanos aún no se ha llevado a cabo, es decir, comparar una dieta rica en PGA versus una dieta baja en PGA y luego realizar exámenes a los órganos para analizar el daño del envejecimiento. Éste es un obstáculo práctico para básicamente todas las investigaciones sobre el envejecimiento. Imagina el planteamiento: "Señor, vamos a ponerlo en una de las dos 'ramas' del estudio: Seguirá una dieta alta en PGA o una dieta baja en PGA. Después de cinco años, vamos a medir su edad biológica". ¿Aceptarías participar en el grupo alto en PGA? ¿Y cómo medimos la edad biológica?

Parece plausible que, si la glicación y la formación de PGA subyacen en tantos de los fenómenos del envejecimiento y si algunos alimentos detonan la formación de PGA más fuertemente que otros, una dieta baja en esos alimentos debería retrasar el proceso de envejecimiento, o por lo menos las facetas del envejecimiento que avanzan a través del proceso de glicación. Un valor bajo de HbA1c significa que está teniendo lugar menos glicación endógena que promueve el deterioro. Serás menos propenso a cataratas, enfermedades renales, arrugas, artritis, aterosclerosis y todas las demás expresiones de la glicación que acosan a los seres humanos, en especial las relacionadas con el consumo de trigo.

Tal vez incluso te permitirá ser honesto respecto a tu edad.

MIS PARTÍCULAS SON MÁS GRANDES QUE LAS TUYAS: EL TRIGO Y LAS ENFERMEDADES CARDÍACAS

EN BIOLOGÍA, EL TAMAÑO lo es todo.

Unos camarones que se alimentan por filtración, que miden apenas un par de pulgadas, tienen un banquete constituido por las algas microscópicas y el plancton que están suspendidos en el agua del océano. Depredadores más grandes, como peces y aves, a su vez se comen a los camarones.

En el mundo vegetal, las plantas más altas, como los árboles kapok de 200 pies de altura que habitan en el bosque tropical, obtienen ventaja de la altura, creciendo por encima del follaje de la selva hacia la luz solar necesaria para la fotosíntesis y generando sombra a los árboles y plantas que luchan más abajo.

Y, así es, sucesivamente, desde los depredadores carnívoros hasta las presas herbívoras. Este sencillo principio es anterior a los seres humanos, anterior al primer primate que caminó sobre la tierra y data de hace más de mil millones de años, desde que los organismos multicelulares ganaron una ventaja evolutiva por encima de los organismos unicelulares, que luchaban por abrirse paso en los mares primordiales. En incontables situaciones de la naturaleza, ser más grande es mejor.

La "ley de lo grande" del océano y del mundo vegetal también se aplica dentro del microcosmos del cuerpo humano. En el torrente sanguíneo de los seres humanos, las partículas de lipoproteínas de baja densidad (LDL), lo que la mayor parte del mundo denomina "colesterol LDL", siguen las mismas reglas de tamaño que los camarones y el plancton.

Las partículas de LDL grandes, como su nombre lo indica, son relativamente grandes. Las partículas de LDL pequeñas son (adivinaste) pequeñas. Dentro del cuerpo humano, las partículas de LDL grandes proporcionan una ventaja de supervivencia al ser humano que las alberga. Estamos hablando de diferencias de tamaño en un nivel nanométrico (nm), un nivel de billonésimas de metro. Las partículas de LDL grandes miden 25.5 nm de diámetro o más, mientras que las partículas de LDL pequeñas miden menos de 25.5 nm de diámetro. (Esto significa que las partículas LDL, grandes o pequeñas, son miles de veces más pequeñas que un glóbulo rojo, pero más grandes que una molécula de colesterol. Cabrían alrededor de diez mil partículas de LDL en el punto que se encuentra al final de esta oración).

Para las partículas LDL, el tamaño por supuesto no marca la diferencia entre comer o ser comido. Determina si las partículas de LDL se acumularán en las paredes de las arterias, como las de tu corazón (arterias coronarias) el cuello o el cerebro (arteria carótida y cerebral)… o no. En resumen, el tamaño de las LDL determina en gran medida si a los cincuenta y siete años te dará un ataque al corazón o un infarto o si seguirás jalando la manija de las máquinas tragamonedas del casino a los ochenta y siete.

De hecho, las partículas de LDL pequeñas son una causa muy común de enfermedades cardíacas y se manifiestan como ataques al corazón, anginoplastia, cánulas cardíacas, bypass y

muchas otras manifestaciones de enfermedades coronarias ate-
roscleróticas.[1] En mi experiencia con miles de pacientes con
enfermedades cardíacas, casi el 90 por ciento expresa el patrón de
partículas de LDL pequeñas en un nivel por lo menos moderado,
si no es severo.

A la industria farmacéutica le ha parecido conveniente y ren-
table clasificar este fenómeno en la categoría mucho más fácil de
"colesterol alto". Sin embargo, el colesterol alto tiene poco que
ver con la aterosclerosis; el colesterol es un consenso de medición,
un remanente de una época en la que no era posible caracterizar y
medir las diversas lipoproteínas (es decir, las proteínas acarreado-
ras de lípidos) del torrente sanguíneo que ocasionan lesiones, acumulación de placa aterosclerótica y, por último, infarto y ataque
al corazón.

Así que en realidad no se trata del colesterol. Se trata de las
partículas que ocasionan aterosclerosis. Hoy, tú y yo somos capaces
de cuantificar y caracterizar directamente las lipoproteínas, rele-
gando al colesterol a que se una a las lobotomías frontales que
se encuentran en el basurero del olvido de las prácticas médicas
pasadas de moda.

Un grupo crucial de partículas, el abuelo de todas ellas, son las
lipoproteínas de muy baja densidad, o VLDL. El hígado empaca
en conjunto varias proteínas (como la apoproteína B) y grasas (en
su mayoría triglicéridos) como partículas VLDL, llamadas de este
modo debido a que las grasas abundantes hacen que la partícula
tenga una menor densidad que el agua (razón por la cual el aceite
de oliva flota en el vinagre del aderezo para la ensalada). Entonces,
las partículas VLDL son liberadas y es la primera lipoproteína en
entrar al torrente sanguíneo.

Las partículas de LDL grandes y pequeñas comparten los
mismos padres, es decir, las partículas VLDL. Una serie de cambios
en el torrente sanguíneo determina si las VLDL se convertirán en
partículas de LDL grandes o pequeñas. Resulta interesante que
la composición de la dieta tiene una influencia muy poderosa en

el destino de las partículas VLDL, determinando qué proporción habrá de LDL grandes y qué proporción de LDL pequeñas. Puede que no seas capaz de elegir a los miembros de tu familia, pero puedes influir en qué tipo de partículas tendrá la descendencia del VLDL y si se desarrollará o no aterosclerosis como resultado.

Los muffins te encogen

"Bébeme".

Entonces, Alicia bebió la poción y vio que medía tres pulgadas de alto y que ahora era capaz de cruzar la puerta para ir a jugar con el Sombrerero Loco y el Gato de Cheshire.

Para las partículas de LDL, el muffin de salvado o el bagel de diez granos que te comiste esta mañana es igual que la poción de Alicia que decía "Bébeme": hace que te encojas. Comenzando, por decir algo, con un diámetro de 29 nm, los muffins de salvado y otros productos de trigo harán que las partículas de LDL se encojan a 23 o 24 nm.[2]

Así como Alicia pudo cruzar la diminuta puerta una vez que se encogió a tres pulgadas, así también el tamaño reducido de las partículas de LDL les permite comenzar una serie única de desventuras que las partículas de LDL de tamaño normal no pueden disfrutar.

Como los seres humanos, las partículas de LDL presentan una amplia gama de tipos de personalidad. Las partículas de LDL grandes son el flemático servidor público que cuenta su tiempo y recoge su cheque, esperando tener una jubilación cómoda pagada por el estado. Las partículas de LDL pequeñas son las partículas frenéticas, antisociales, alocadas por la cocaína, que no logran obedecer las reglas normales, ocasionando un daño indiscriminado sólo por diversión. De hecho, si pudieras diseñar una partícula malhechora perfectamente adecuada para la placa aterosclerótica semejante al potaje de maíz que se encuentra en las paredes de las arterias, serían las partículas de LDL pequeñas.

Las partículas de LDL grandes son captadas por el receptor LDL del hígado, siguiendo la ruta fisiológica normal del metabolismo de las partículas de LDL. En cambio, el receptor LDL del hígado no reconoce bien las partículas de LDL pequeñas, permitiéndoles quedarse mucho más tiempo en el torrente sanguíneo. Como resultado, las partículas de LDL pequeñas tienen más tiempo para ocasionar placa aterosclerótica,

LA BREVE Y MARAVILLOSA VIDA
DE LAS PARTÍCULAS DE LDL

A riesgo de sonar tedioso, permíteme decirte unas cuantas cosas sobre esas lipoproteínas de tu torrente sanguíneo. Todo esto tendrá sentido en unos cuantos párrafos. Al final, sabrás más sobre este tema que el 98 por ciento de los médicos.

---

ya que duran un promedio de cinco días en comparación con los tres días de las partículas de LDL grandes.[3] Incluso si las partículas de LDL grandes se producen al mismo ritmo que las partículas de LDL pequeñas, las pequeñas serán sustanciosamente más numerosas que las grandes debido al incremento de su longevidad. Las partículas de LDL pequeñas también son captadas por los glóbulos blancos inflamatorios (macrófagos) que residen en las paredes de las arterias, un proceso que rápidamente genera placa aterosclerótica.

¿Has oído hablar del beneficio de los antioxidantes? La oxidación es parte del proceso del envejecimiento, dejando una secuela de proteínas modificadas por oxidación y otras estructuras que puede ocasionar cáncer, enfermedades cardíacas y diabetes. Cuando están expuestas a un ambiente oxidante, las partículas de LDL pequeñas tienen un 25 por ciento más de probabilidades de oxidarse que las partículas de LDL grandes. Cuando se oxidan, las partículas de LDL son más propensas a causar aterosclerosis.[4]

El fenómeno de glicación, del cual hablé en el capítulo 9, se manifiesta también con las partículas de LDL pequeñas. Comparadas con las partículas grandes, las partículas de LDL pequeñas son ocho veces más susceptibles a la glicación endógena; las partículas de LDL pequeñas glicadas, como el LDL oxidado, contribuyen mucho más a la placa aterosclerótica.[5] Por tanto, la acción de los carbohidratos es doble: Cuando hay muchos carbohidratos en la dieta se forman partículas de LDL pequeñas; los carbohidratos también incrementan la glucosa en la sangre que genera glicación en las partículas de LDL pequeñas. Los alimentos que incrementan la glucosa en la sangre deben, pues, traducirse tanto en mayores *cantidades* de partículas de LDL pequeñas, como en un incremento en la *glicación* de las partículas de LDL pequeñas.

De modo que las enfermedades cardíacas y los infartos no sólo tienen que ver con el colesterol alto. Son ocasionados por oxidación, glicación, inflamación, partículas de LDL pequeñas… sí, los procesos detonados por carbohidratos, en especial los constituidos por trigo.

Las lipoproteínas "padres" de las partículas de LDL, las VLDL, entran en el torrente sanguíneo después de que son liberadas por el hígado, listas para engendrar a su descendencia de partículas de LDL. Al ser liberadas por el hígado, las partículas VLDL están muy cargadas de triglicéridos, la moneda de cambio de la energía en muchos procesos metabólicos. Dependiendo de la dieta, se producen más o menos VLDL en el hígado. Las partículas VLDL varían en cuanto a contenido de triglicéridos. En el contexto estándar del colesterol, un exceso de VLDL se reflejaría en niveles más altos de triglicéridos, una anomalía común.

Las VLDL son muy sociables y viven una vida lipoproteínica de fiesta, interactuando libremente con otras lipoproteínas que andan por ahí. A medida que las partículas VLDL hinchadas con triglicéridos circulan en el torrente sanguíneo, dan triglicéridos tanto a las LDL como a las HDL (lipoproteínas de alta densidad) a cambio de una molécula de colesterol. Entonces, las partículas de LDL enriquecidas con triglicéridos son procesadas mediante otra reacción (a través de la lipasa hepática) que elimina los triglicéridos proporcionados por la VLDL.

De modo que las partículas de LDL comienzan siendo grandes, de 25.5 nm o más de diámetro, y reciben triglicéridos de las VLDL a cambio de colesterol. Entonces, pierden los triglicéridos. El resultado: las partículas de LDL se vacían tanto de triglicéridos como de colesterol y, en consecuencia, se vuelven varios nanómetros más pequeñas.[6,7]

No se necesita mucho en el camino del exceso de triglicéridos de VLDL para comenzar la oleada hacia la creación de partículas de LDL pequeñas. En un nivel de triglicéridos de 133 mg/dl o más, dentro del límite "normal" de 150 mg/dl, el 80 por ciento de las personas desarrollan partículas de LDL pequeñas.[8] Una amplia encuesta realizada a estadounidenses de 20 años y mayores encontró que el 33 por ciento tienen niveles de triglicéridos de 150 mg/dl y más altos, lo cual es más que suficiente para crear partículas de LDL pequeñas; y que la cifra aumenta al 42 por ciento en aquellos de 60 años y mayores.[9] En personas que padecen enfermedades coronarias, la proporción de los que tienen partículas de LDL pequeñas rebasa a la de cualquier otro trastorno. Las partículas de LDL pequeñas son, por mucho, el patrón más frecuente expresado.[10]

Eso es sólo en cuanto a los triglicéridos y VLDL presentes en una muestra de sangre normal en ayunas. Si se incluye el incremento en triglicéridos que por lo general sucede después de una comida (el periodo "postprandial"), incrementos que por lo general elevan los niveles de triglicéridos al doble o cuádruple durante varias horas, las partículas de LDL pequeñas se disparan en un nivel aún mayor.[11] Probablemente, esta es en gran medida la razón por la cual los triglicéridos que se miden sin estar en ayunas están resultando ser un elemento formidable para predecir el riesgo de padecer ataques al corazón, con un riesgo de entre cinco y siete veces mayor de ataque al corazón si hay niveles más altos de triglicéridos cuando no se está en ayunas.[12]

Por tanto, las VLDL son el punto de partida crucial de lipo-proteínas que inicia la oleada de acontecimientos que conducen a partículas de LDL pequeñas. Cualquier cosa que incremente la producción de partículas VLDL en el hígado y/o incremente el contenido de triglicéridos de las partículas VLDL echará a andar el proceso. Cualquier alimento que incremente los triglicéridos y las VLDL durante varias horas después de comer –es decir, en el periodo postprandial– también genera un incremento en las partículas de LDL pequeñas.

ALQUIMIA NUTRICIONAL: CONVERTIR PAN EN TRIGLICÉRIDOS

Entonces, ¿qué es lo que pone en marcha el proceso, ocasionando un incremento en VLDL/triglicéridos que, a su vez, detona la formación de partículas de LDL pequeñas que ocasionan placa ateroesclerótica?

Simple: los carbohidratos. ¿Y el jefe de los carbohidratos? El trigo, por supuesto.

Durante años, a los especialistas en nutrición se les escapó este simple hecho. Después de todo, las grasas de la dieta, consideradas malignas y temidas, están compuestas de triglicéridos. Lógicamente, un mayor consumo de alimentos grasos, como carnes grasas y mantequilla, debería incrementar los niveles de triglicéridos en la sangre. Esto resultó cierto, pero sólo hasta cierto punto.

Más recientemente, ha resultado claro que aunque el aumento en el consumo de grasas sí genera cantidades mayores de triglicéridos en el hígado y el torrente sanguíneo, también afecta la

El patrón de lípidos y el papel del trigo

Como señalé antes, el consumo de trigo incrementa el colesterol LDL y eliminarlo lo reduce, todo debido a las partículas de LDL pequeñas. Pero puede que no se vea así al principio.

Aquí es donde resulta confuso.

El patrón de lípidos estándar en el que se basa tu doctor para medir el riesgo de enfermedades cardíacas incluye un valor de colesterol LDL calculado, *no* un valor medido. Lo único que necesitas es una calculadora para sumar el colesterol LDL de la siguiente ecuación (denominada ecuación Friedewald):

Colesterol LDL = colesterol total – colesterol HDL – (triglicéridos ÷ 5)

Los tres valores que están del lado derecho de la ecuación (colesterol total, colesterol HDL y triglicéridos) sí se miden. Sólo el colesterol LDL se calcula.

El problema es que esta ecuación fue desarrollada a partir de varias suposiciones. Para que esta ecuación funcione y produzca valores confiables de colesterol LDL, por ejemplo, el HDL debe ser de 40 mg/dl o más y los triglicéridos de 100 mg/dl o menos. Cualquier desviación de esos valores y se complica el valor calculado de LDL.[13,14] La diabetes, en particular, afecta la precisión del cálculo, a menudo a un grado extremo; 50 por ciento de precisión no es algo poco común. Las variantes genéticas también pueden afectar el cálculo (por ejemplo, las variantes apo E).

producción de triglicéridos del cuerpo. Como el cuerpo es capaz de producir grandes cantidades de triglicéridos que abruman de inmediato la modesta cantidad que se consume en una comida, el efecto neto de un alto consumo de grasa es poco o incluso no modifica los niveles de triglicéridos.[15]

Por otro lado, los carbohidratos prácticamente no contienen triglicéridos. Dos rebanadas de pan integral, un bagel de cebolla, un pretzel de masa fermentada contienen una cantidad insignificante de triglicéridos. Sin embargo, los carbohidratos poseen una capacidad única para estimular la insulina, lo cual, a su vez, desencadena la síntesis de ácidos grasos en el hígado, un proceso que

Otro problema: Si las partículas de LDL son pequeñas, las LDL calculadas *subestimarán* las verdaderas LDL. En cambio, si las partículas de LDL son grandes, las LDL calculadas *sobreestimarán* las verdaderas LDL.

Para hacer la situación aún más confusa, si cambias las partículas de LDL pequeñas en partículas más grandes, y por tanto más saludables, al realizar algún cambio en tu dieta –lo cual es bueno– el valor calculado de LDL a menudo parecerá *elevarse*, mientras que el valor real en realidad está *disminuyendo*. Aunque lograste un cambio benéfico genuino al reducir las partículas LDL pequeñas, tu médico intentará persuadirte de que tomes un medicamento del tipo de las estatinas para que *aparezca* colesterol alto LDL. (Por eso yo llamo al colesterol LDL, "colesterol ficticio LDL", una crítica que no ha impedido a la industria farmacéutica, siempre en busca del negocio, obtener ingresos anuales por 27 mil millones de dólares gracias a la venta de estatinas. Tal vez te beneficien, tal vez no. El colesterol LDL calculado quizá no te diga, aunque ésa es la indicación aprobada por la FDA, que es colesterol alto LDL *calculado*).

La única forma de que tu médico y tú sepan realmente dónde están parados es medir las partículas de LDL de alguna manera, como el número de partículas de LDL (mediante un análisis de lipoproteínas realizado a través del método de laboratorio llamado resonancia magnética nuclear o RMN) o de apolipoproteína B. (Como hay una molécula de apolipoproteína B por una partículas de LDL, la apolipoproteína B proporciona una cuenta de partículas LDL virtual). No es tan difícil, pero requiere que un médico quiera invertir un poco más de su educación médica en entender estos temas.

inunda de triglicéridos el torrente sanguíneo.[16] Dependiendo de la susceptibilidad genética al efecto, los carbohidratos pueden elevar los triglicéridos a un rango de cientos o incluso de miles de mg/dl. El cuerpo es tan eficiente en producir triglicéridos que los niveles altos, por ejemplo, 300 mg/dl, 500 mg/dl, incluso 1,000 mg/dl o más, se pueden mantener durante veinticuatro horas al día, siete días a la semana a lo largo de años… siempre y cuando el flujo de carbohidratos continúe.

De hecho, el reciente descubrimiento del proceso de lipo-génesis de novo, la alquimia del hígado que convierte los azúcares en triglicéridos, ha revolucionado la forma en que los nutriólogos ven la comida y sus efectos en las lipoproteínas y el metabolismo. Uno de los fenómenos cruciales requeridos para iniciar esta cascada metabólica es tener niveles altos de insulina en el torrente sanguíneo.[17,18] Los niveles altos de insulina estimulan la maquinaria de la lipogénesis de novo en el hígado, transformando de manera eficaz los carbohidratos en triglicéridos, que luego son empacados en forma de partículas VLDL.

Hoy en día, aproximadamente la mitad del total de calorías que consumen la mayoría de los estadounidenses provienen de los carbohidratos.[19] El comienzo del siglo XXI pasará a la his-toria como la "Era del consumo de carbohidratos". Este patrón alimenticio significa que la lipogénesis de novo puede proceder a tal grado que el exceso de grasa creada infiltra el hígado. Por eso, la enfermedad llamada hígado graso no alcohólico (HGNA) y la esteatosis no alcohólica (ENA) han alcanzado las proporciones actuales de epidemia que hacen que los gastroenterólogos tengan sus propias abreviaturas para denominarlas. El HGNA y la ENA conducen a cirrosis del hígado, una enfermedad irreversible, similar a la que experimentan los alcohólicos, de ahí que se mencione que no es ocasionada por el alcohol.[20]

Los patos y los gansos también son capaces de llenar de grasa sus hígados, una adaptación que les permite volar grandes distancias sin comer, empleando la grasa almacenada en el hígado para obtener energía durante la migración anual. Para las aves de caza, es parte de una adaptación evolutiva. Los granjeros aprovechan este hecho cuando producen hígados llenos de grasa en sus patos y gansos: Si alimentas a las aves con granos, obtendrás *foie gras*, el paté graso que untas en galletas de trigo. Sin embargo, en los seres humanos, el hígado graso es una consecuencia perversa no fisiológica de que te hayan dicho que debías consumir más carbohidratos. A menos que estés cenando con Hannibal Lecter, no quieres tener un hígado graso en tu abdomen.

Tiene sentido: Lo carbohidratos son los alimentos que fomentan más almacenamiento de grasa, un medio de mantenerse durante los tiempos de vacas flacas. Si fueras un ser humano primitivo, saciado con tu comida de jabalí asado acompañado de bayas y frutas silvestres, almacenarías el exceso de calorías en caso de que no pudieras atrapar otro jabalí u otra presa en los días o semanas siguientes. La insulina ayuda a almacenar el exceso de energía en forma de grasa, transformándola en triglicéridos que llenan el hígado y se derraman en el torrente sanguíneo, reservas de energía a las que se recurría cuando la caza fracasaba. Pero en nuestros tiempos modernos de abundancia, el flujo de calorías, en especial las provenientes de carbohidratos como granos, nunca se detiene, sino que fluye sin parar. Hoy en día, *todos los días* son días de abundancia.

La situación empeora cuando se acumula un exceso de grasa visceral. La grasa visceral actúa como repositorio de triglicéridos que entran y salen de las células grasas, triglicéridos que entran en el torrente sanguíneo.[21] Esto da como resultado que el hígado quede expuesto a niveles sanguíneos más altos de triglicéridos, lo cual genera una mayor producción de VLDL.

La diabetes proporciona un terreno de prueba conveniente para conocer los efectos de comer alimentos altos en carbohidratos, como una dieta rica en "granos enteros saludables". La mayoría de los casos de diabetes del adulto (tipo 2) son ocasionados por el consumo excesivo de carbohidratos; el azúcar alto y la diabetes misma se revierten en muchos, si no es que en la gran mayoría, de los casos de reducción de carbohidratos.[22]

La diabetes se asocia con una "triada lipídica" característica de HDL bajo, triglicéridos altos y partículas de LDL pequeñas, el mismo patrón creado por el consumo excesivo de carbohidratos.[23]

Por consiguiente, las grasas de la dieta hacen una contribución modesta a la producción de VLDL, mientras que los carbohidratos hacen una contribución mucho mayor. Ésta es la razón por la cual las dietas bajas en grasa y ricas en "granos enteros saludables" se destacan por incrementar los niveles de triglicéridos, un hecho que con frecuencia se califica como inofensivo por parte de quienes defienden esas dietas. (Mi aventura personal con una dieta baja en grasa hace muchos años, en la que restringía el consumo de todas las grasas, animales y de cualquier índole, a menos del 10 por ciento de las calorías –una dieta muy estricta, semejante a la dieta de Ornish– me dio un nivel de triglicéridos de 350 mg/dl debido a la abundancia de "granos saludables enteros" con los que sustituía las grasas y carnes). Las dietas bajas en grasa por lo general elevan los triglicéridos hasta un rango de 150, 200 o 200 mg/dl. En personas genéticamente susceptibles que luchan con el metabolismo de los triglicéridos, las dietas bajas en grasa pueden hacer que los triglicéridos se disparen hasta un rango de *miles* de mg/dl, lo suficiente para ocasionar hígado graso HGNA y ENA, así como daño al páncreas.

Las dietas bajas en grasa no son buenas. El alto consumo de carbohidratos de muchos granos enteros que inevitablemente resulta cuando se reducen las calorías de la grasa desencadena un nivel más alto de glucosa en la sangre, una insulina más alta, una mayor acumulación de grasa visceral y más VLDL y triglicéridos. Todo esto genera mayores proporciones de partículas de LDL pequeñas.

Si los carbohidratos como el trigo detonan el efecto dominó completo de VLDL/triglicéridos/partículas de LDL pequeñas, entonces, reducir los carbohidratos debería hacer lo opuesto, en particular reducir el carbohidrato dominante en la dieta: el trigo.

SI TU OJO DERECHO
TE ES OCASIÓN DE PECAR...

Y si tu ojo derecho te es ocasión de pecar, arráncalo y échalo de ti;
porque te es mejor que se pierda uno de tus miembros,
y no que todo tu cuerpo sea arrojado al infierno.

Mateo 5:29

El Dr. Ronald Krauss y sus colegas de la Universidad de California-Berkeley fueron pioneros en establecer la conexión entre el consumo de carbohidratos y las partículas de LDL pequeñas.[24] En una serie de estudios, demostraron que, a medida que aumentaba el porcentaje de carbohidratos de la dieta del 20 al 65 por ciento y disminuía el contenido de grasa, había una explosión de las partículas de LDL pequeñas. Incluso las personas que comenzaban con *cero* partículas de LDL pequeñas podían ser obligadas a desarrollarlas al incrementar el contenido de carbohidratos de su dieta. En cambio, las personas con muchas partículas de LDL pequeñas muestran marcadas reducciones (aproximadamente del 25 por ciento) al disminuir los carbohidratos e incrementar el consumo de grasa apenas en unas cuantas semanas.

El Dr. Jeff Volek y sus colegas de la Universidad de Connecticut también han publicado varios estudios que demuestran los efectos que tiene la reducción de carbohidratos en las lipoproteínas. En uno de esos estudios, fueron eliminados los carbohidratos, incluyendo los productos elaborados con harina de trigo, los refrescos azucarados, los alimentos hechos con almidón de maíz o harina de maíz, las papas y el arroz, reduciendo los carbohidratos al 10 por ciento del total de calorías. A los sujetos se les pidió que consumieran de manera ilimitada carne de res, aves, pescado, huevo, queso, nueces y semillas, así como verduras y aderezos para ensalada bajos en carbohidratos. Después de doce semanas, las partículas de LDL pequeñas se redujeron en un 26 por ciento.[25]

Desde el punto de vista de las partículas de LDL pequeñas, es casi imposible separar los efectos del trigo versus otros carbohidratos, como dulces, refrescos y papas fritas, dado que todos esos alimentos generan la formación de partículas de LDL pequeñas, en distintos grados. Sin embargo, podemos predecir con seguridad que los alimentos que más elevan el azúcar en la sangre también son los que más desencadenan insulina, seguida por una estimulación más vigorosa de la lipogénesis de novo en el hígado y una mayor acumulación de grasa visceral, tras la cual se presenta un incremento de VLDL/triglicéridos y partículas de LDL pequeñas.

Así pues, la reducción o eliminación del trigo genera una reducción inesperadamente potente de las partículas de LDL pequeñas, siempre y cuando las calorías perdidas sean reemplazadas por vegetales, proteínas y grasas.

¿Dijiste estatinas?

Chuck vino a verme porque había escuchado que era posible bajar el colesterol sin medicamentos.

Aunque había sido etiquetado como "colesterol alto", lo que Chuck tenía en realidad era, como lo reveló una prueba de lipoproteínas, un gran exceso de partículas de LDL pequeñas. La técnica de RMN mostró 2,440 nmol/L de partículas de LDL pequeñas. (Lo deseable es tener poco o nada). Esto le daba a Chuck un colesterol alto de 190 mg/dl, junto con un colesterol HDL bajo de 39 mg/dl y triglicéridos altos en 173 mg/dl.

Tres meses después de seguir la dieta sin trigo (reemplazó las calorías perdidas del trigo con alimentos reales como nueces, huevos, queso, verduras, carnes, aguacates y aceite de oliva), las partículas de LDL pequeñas de Chuck habían disminuido a 320 nmol/L. Esto se reflejó en la superficie en un colesterol LDL de 123 mg/dl, un incremento en el HDL a 45 mg/dl, una disminución de los triglicéridos a 45 mg/dl y 14 libras de pérdida de peso del abdomen.

Sí, así es: Una reducción marcada y rápida del "colesterol", sin necesidad de medicamentos como las estatinas.

¿LO "SALUDABLE PARA EL CORAZÓN" PUEDE *OCASIONAR* ENFERMEDADES DEL CORAZÓN?

¿A quién no le encanta una historia de agentes dobles estilo "Misión Imposible", donde el compañero o amante de confianza de repente resulta ser un agente secreto que ha estado trabajando para el enemigo todo el tiempo?

¿Qué hay del lado malvado del trigo? Es un alimento que ha sido pintado como el héroe en la batalla contra las enfermedades cardíacas, no obstante, las investigaciones más recientes demuestran que no es nada parecido. (Angelina Jolie hizo una película sobre las múltiples capas del espionaje y la traición titulada *Salt*. ¿Qué tal si Russell Crowe protagonizara una película similar llamada *Trigo*, sobre un hombre de negocios de mediana edad que piensa que está comiendo alimentos saludables sólo para descubrir que...? Está bien, tal vez no).

Aunque el pan Wonder afirma que "ayuda a construir un cuerpo fuerte de 12 maneras", las muchas variedades "saludables para el corazón" de pan y otros productos de trigo vienen en una amplia gama de disfraces. Sin embargo, ya sea molido, germinado o fermentado, orgánico, de "comercio justo", "hecho a mano" u "horneado en casa", sigue siendo trigo. Sigue siendo una combinación de gluten, proteínas, gluteninas y amilopectina, que desencadenan el panel único del trigo de efectos inflamatorios, exorfinas activas neurológicamente y niveles excesivos de glucosa.

Que no te engañen las demás afirmaciones asociadas con un producto de trigo. Puede que esté "enriquecido con vitaminas", con vitaminas B sintéticas, pero sigue siendo trigo. Puede que lo hayan molido artesanalmente y que sea un pan integral al que se le ha agregado omega 3 a partir de aceite de linaza, pero sigue siendo trigo. Quizá podría ayudarte a regular tus movimientos intestinales y a salir del baño de mujeres con una sonrisa de satisfacción, pero sigue siendo trigo. Podría considerarse un sacramento y ser bendecido por el Papa pero, sagrado o no, sigue siendo trigo.

Probablemente ya te haces una idea. Enfatizo este punto porque expone un ardid muy usado en la industria alimenticia: Agrega ingredientes "saludables para el corazón" a un alimento y llámalo muffin, galleta o pan "saludable para el corazón". La fibra, por ejemplo, sí tiene modestos beneficios para la salud. Lo mismo sucede con el ácido linolénico de la linaza y el aceite de linaza. Pero ningún ingrediente "saludable para la salud" borrará los efectos adversos para la salud del trigo. El pan "saludable para la salud" repleto de fibra y grasas omega 3 sigue siendo un detonador de azúcar alto, glicación, acumulación de grasa visceral, partículas de LDL pequeñas, liberación de exorfinas y respuestas inflamatorias.

SI NO PUEDES SOPORTAR EL TRIGO SAL DE LA COCINA

Los alimentos que incrementan la glucosa en sangre en un nivel mayor detonan por lo tanto la producción de VLDL por parte del hígado. Una mayor disponibilidad de VLDL a través de la interacción con partículas de LDL, favorece la formación de partículas de LDL pequeñas que permanecen durante periodos más largos en el torrente sanguíneo. Un nivel alto de glucosa favorece la glicación de las partículas de LDL, en especial las que ya están oxidadas.

Longevidad de las partículas de LDL, oxidación, glicación... todo se suma a un elevado potencial de desencadenar la formación y el crecimiento de placa aterosclerótica en las arterias. ¿Y quién es el cabecilla, el líder de la manada, el maestro en crear VLDL, partículas de LDL pequeñas y glicación? El trigo, por supuesto.

Sin embargo, atrás de esta nube hay un rayo de sol: Si el consumo de trigo ocasiona un marcado incremento de las partículas de LDL pequeñas y todos sus fenómenos asociados, entonces, la eliminación del trigo debería revertirlo. Y, de hecho, eso es lo que sucede.

El Estudio de China:
Una historia de amor

El estudio de China es un esfuerzo de veinte años dirigido por el Dr. Colin Campbell de la Universidad Cornell para estudiar los hábitos alimenticios de los chinos. El Dr. Campbell afirma que la información demuestra que: "Las personas que comían más alimentos de origen animal contraían más enfermedades crónicas… Las personas que comían más alimentos de origen vegetal eran las más saludables y tendían a evitar las enfermedades crónicas". Los hallazgos del Estudio de China han sido usados como evidencia de que todos los productos de origen animal ejercen efectos adversos y que la dieta humana debería basarse en productos vegetales. Para crédito del Dr. Campbell, la información se puso a disposición de todo el que estuviera interesado en revisarla en su libro de 894 páginas titulado *Diet, Style and Mortality in China* [Dieta, estilo y mortalidad en China] (1990).

Una persona con una profunda fascinación por la salud y los números aceptó su oferta y, durante meses de procesamiento de datos, volvió a realizar el análisis. Denise Minger, de veintitrés años, defensora de la comida natural y exvegetariana, se zambulló en la información de Campbell esperando entender los descubrimientos y publicó sus análisis en un blog que comenzó en enero de 2010.

Entonces, comenzaron los fuegos artificiales.

Después de meses de volver a analizar la información, Minger llegó a la idea de que las conclusiones originales de Campbell estaban equivocadas y que muchos de los hallazgos reportados se debían a una interpretación selectiva de la información. Pero lo más asombroso fue lo que reveló sobre el trigo. Dejemos que Denise Minger cuente su propia historia con las palabras precisas.

Cuando comencé a analizar la información del estudio de China, no tenía intención de escribir una crítica del tan elogiado libro del Dr. Campbell. Me fascinan los datos. Principalmente quería ver por mí misma qué tanto se acercaban las afirmaciones de Campbell a la información de donde las había extraído… sólo para satisfacer mi curiosidad personal.

(continua en la página 184)

El Estudio de China:
Una historia de amor (cont.)

Fui vegetariana durante una década y siento mucho respeto por quienes eligen una dieta basada en vegetales, aunque ya no soy vegetariana. Mi meta, con el análisis del Estudio de China, y en general, es descubrir la verdad sobre la nutrición y la salud sin interferencias ocasionadas por inclinaciones y dogmas. No tengo ningún interés que promover.

Planteo que las hipótesis de Campbell no están del todo mal, sino, dicho con más precisión, que son incompletas. Aunque ha identificado con gran destreza la importancia de los alimentos integrales y sin procesar para alcanzar y mantener la salud, su enfoque al relacionar los productos animales con las enfermedades ha sido a expensas de explorar (o incluso reconocer) la presencia de otros patrones de enfermedad ocasionados por la dieta que pueden ser más fuertes, más relevantes y, al final, más imperativos para la salud pública y la investigación nutricional.

Pecados de omisión

La Srta. Minger a continuación se refiere a valores llamados correlación de coeficientes, que tienen el símbolo r. Un r de 0 significa que dos variables no comparten ninguna relación y que cualquier supuesta asociación es meramente aleatoria, mientras que un r de 1.00 significa que dos variables coinciden perfectamente, como el blanco al arroz. Una r negativa significa que dos variables se comportan en direcciones opuestas, como tú y tu exesposa. Minger continúa diciendo:

Tal vez, más perturbador que los hechos distorsionados en el Estudio de China son los detalles que Campbell deja fuera. ¿Por qué Campbell acusa a los alimentos animales de generar enfermedades cardiovasculares (correlación de 0.01 para proteínas animales y -0.11 para proteínas de pescado) y, no obstante, no menciona que la harina de trigo tiene una correlación del 0.67 con los ataques cardíacos y las cardiopatías coronarias, mientras que las proteínas vegetales tienen una correlación de 0.25 con esas enfermedades?

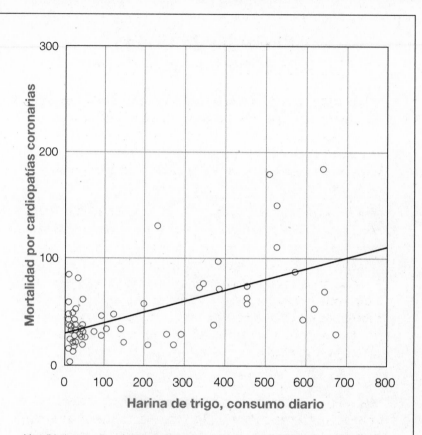

Mortalidad por cardiopatías coronarias en una población de 100,000 con un consumo diario de harina de trigo, en gramos al día. Esto refleja algunos de los datos del Estudio de China, lo cual demuestra una relación lineal entre el consumo de harina de trigo y la mortalidad por cardiopatías coronarias: Cuanto mayor sea el consumo de trigo, más probable es la muerte por enfermedades cardíacas. Fuente: Denise Minger, rawfoodsos.com

    ¿Por qué Campbell no indica también las correlaciones exorbitantes que tiene la harina de trigo con varias enfermedades: 0.46 con cáncer cervical, 0.54 con hipertensión, 0.47 con infarto, 0.41 con enfermedades de la sangre y de los órganos que forman la sangre y el 0.67 antes mencionado con infarto al miocardio y cardiopatías coronarias? ¿Acaso el "Grand Prix de la epidemiología" descubrió accidentalmente un vínculo entre la causa principal de muerte del mundo y su grano glutenoso favorito? ¿El "personal de la vida" es en realidad el personal de la muerte?

(continua en la página 186)

El Estudio de China:
Una historia de amor (cont.)

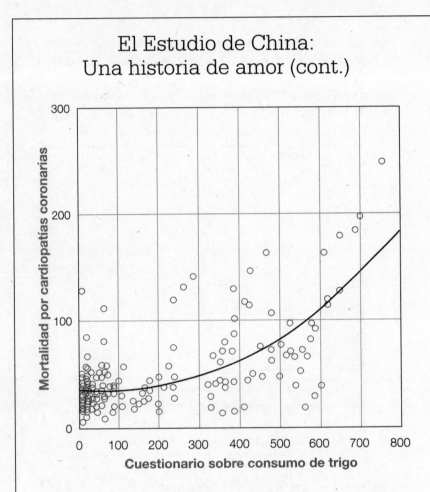

Mortalidad por cardiopatías coronarias en una población de 100,000 con un consumo diario de harina de trigo, en gramos al día, a partir de información posterior del Estudio de China. Aún más preocupante que la información previa, ésta sugiere que incrementar el consumo de trigo conduce a muerte por cardiopatías coronarias, con un incremento especialmente marcado de la mortalidad cuando se consumen más de 400 gramos (un poco menos de 1 libra) al día. Fuente: Denise Minger, rawfoodsos.com

Cuando tomamos la variable del trigo del cuestionario del Estudio de China II de 1989 (el cual tiene más información registrada) y consideramos la no linealidad potencial, el resultado es aún más escalofriante.

El trigo es el elemento más importante para la predicción del peso corporal (en kilogramos; r=0.65, p<0.001) de cualquier dieta variable. Y no sólo porque quienes comen trigo son más altos, porque el consumo de trigo también se relaciona fuertemente con el índice de masa corporal (r = 0.58, p<0.001):

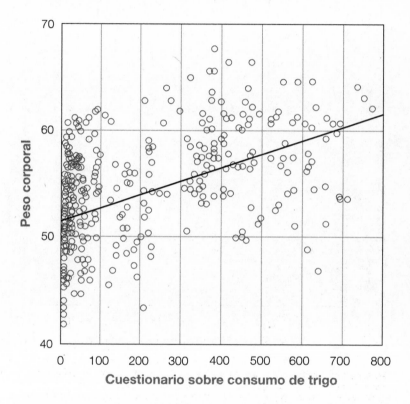

Peso corporal en kilogramos y consumo de trigo diario, en gramos al día. Cuanto más trigo se consume, mayor es el peso corporal. Fuente: Denise Minger, rawfoodsos.com

¿Qué es lo único que tienen en común las regiones propensas a enfermedades cardíacas con las naciones occidentalizadas? Eso es: el consumo de altas cantidades de harina de trigo.

El impresionante texto completo de las ideas de la Srta. Minger se puede encontrar en su blog, Raw Food SOS, en http://rawfoodsos.com.

(continua en la página 188)

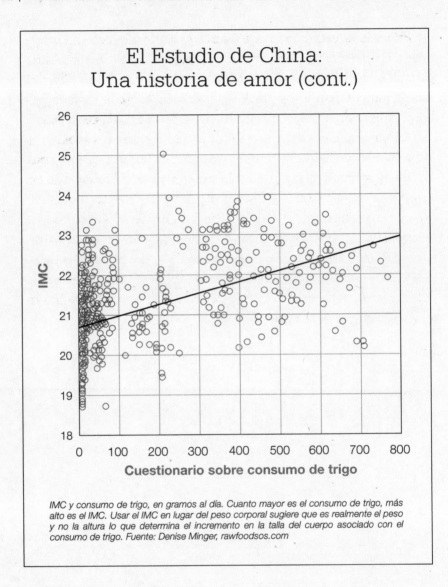

El Estudio de China:
Una historia de amor (cont.)

IMC y consumo de trigo, en gramos al día. Cuanto mayor es el consumo de trigo, más alto es el IMC. Usar el IMC en lugar del peso corporal sugiere que es realmente el peso y no la altura lo que determina el incremento en la talla del cuerpo asociado con el consumo de trigo. Fuente: Denise Minger, rawfoodsos.com

Se pueden lograr reducciones drásticas en las partículas de LDL pequeñas al eliminar los productos de trigo, siempre y cuando tu dieta sea saludable y no reemplaces las calorías perdidas del trigo con otros alimentos que contienen azúcar o que rápidamente se convierten en azúcar al consumirlos.

Piénsalo de esta manera: Cualquier cosa que provoque un incremento en el azúcar en la sangre, también, paralelamente, provocará partículas de LDL pequeñas. Cualquier cosa que impida que el azúcar aumente, como las proteínas, las grasas y la reducción de carbohidratos como el trigo, reduce las partículas de LDL pequeñas.

Observa que el conocimiento obtenido a partir del análisis de las partículas de LDL, en vez del colesterol LDL, nos lleva a conclusiones sobre la dieta que están en contraste absoluto con los consejos convencionales de salud cardíaca. De hecho, la ficción popular de colesterol LDL calculado ha perpetuado otra ficción, la de los beneficios para la salud de reducir la grasa e incrementar el consumo de "granos enteros saludables". Mientras tanto, cuando se ve desde los conocimientos obtenidos a partir del uso de técnicas como el análisis de lipoproteínas, vemos que este consejo logra lo *opuesto* de lo que pretendía.

CAPÍTULO 11

TODO ESTÁ EN TU MENTE: EL TRIGO Y EL CEREBRO

ESTÁ BIEN. EL TRIGO SE METE con tus intestinos, aumenta tu apetito y te convierte en un blanco de bromas sobre panzas cerveceras. Pero, ¿realmente es tan malo?

Los efectos del trigo llegan al cerebro en la forma de péptidos opioides. Sin embargo, las exorfinas polipéptidas responsables de esos efectos van y vienen, disipándose con el tiempo. Las exorfinas hacen que tu cerebro te anime a comer más comida, a incrementar el consumo de calorías y a rascar las migajas de galletas rancias que hay en el fondo de la caja cuando no queda nada más.

Sin embargo, todos esos efectos son reversibles. Si dejas de comer trigo, el efecto se va, el cerebro se recupera y tú estás otra vez listo para ayudar a tu hijo adolescente con las ecuaciones cuadráticas.

Pero los efectos del trigo no terminan ahí. Entre los más perturbadores están los que se ejercen en el tejido cerebral... no "sólo" en pensamientos y comportamientos, sino en el cerebro, el cerebelo y otras estructuras del sistema nervioso, con consecuencias que van desde la falta de coordinación hasta la incontinencia, desde convulsiones hasta demencia. Y, a diferencia del fenómeno adictivo, éstas *no* son del todo reversibles.

FÍJATE EN DÓNDE PISAS: EL TRIGO Y LA SALUD DEL CEREBELO

Imagínate que te colocara una venda en los ojos y te pusiera a caminar en un cuarto que no te es familiar y que está lleno de ángulos extraños, salientes, ranuras y objetos colocados al azar con los cuales podrías tropezarte. En pocos pasos es probable que te encuentre mordiendo el polvo de la alfombra. Ésas son las dificultades que enfrenta una persona que padece ataxia cerebelosa. Sin embargo, esas personas tienen los ojos bien abiertos.

Son personas que a menudo ves con bastones y andaderas o tropezándose en la banqueta, lo cual tiene como resultado una fractura de pierna o de cadera. Algo ha dañado su capacidad de navegar por el mundo, haciéndoles perder el control sobre el equilibrio y la coordinación, funciones centradas en una región del cerebro llamada cerebelo.

La mayoría de las personas con ataxia cerebelosa consultan a un neurólogo y con frecuencia les dicen que su enfermedad es idiopática, sin que se conozca la causa. No se indica ningún tratamiento, ni se ha desarrollado ningún tratamiento. El neurólogo simplemente sugiere el uso de una andadera, recomienda quitar cualquier obstáculo potencial en la casa y aconseja usar pañales para adulto para la incontinencia urinaria que se va a desarrollar. La ataxia cerebelosa es progresiva y empeora año con año hasta que quien la padece es incapaz de peinarse, lavarse los dientes o ir al baño solo. Incluso las actividades más básicas del cuidado de sí mismos tendrán que ser realizadas por alguien más. Llegado este punto el final está cerca, dado que la debilitación extrema acelera que se presenten complicaciones como neumonía y úlceras infectadas.

Entre el 10 y el 22.5 por ciento de las personas con enfermedad celíaca muestran problemas del sistema nervioso.[1,2] De todas las formas de ataxia que se diagnostican, el 20 por ciento manifiesta marcadores anormales de gluten. De las personas que padecen ataxia sin que se sepa por qué (es decir, no se puede identificar otra causa) los marcadores anormales de gluten en la sangre se encuentran en el 50 por ciento de los afectados.[3]

Problema: La mayoría de las personas con ataxia detonada por el gluten del trigo no tienen síntomas ni señales de enfermedad intestinal, ni advertencias semejantes a las de la celiaquía que envíen la señal de que hay sensibilidad al gluten.

La respuesta inmune destructiva responsable de la diarrea y los cólicos abdominales de la enfermedad celíaca también se puede dirigir contra del tejido cerebral. Aunque desde 1966 se sospechó que la relación entre el gluten y el cerebro subyace en el daño neurológico, se pensó que se debía a las deficiencias nutricionales que acompañan a la enfermedad celíaca.[4] Más recientemente, ha quedado claro que la participación del cerebro y del sistema nervioso resulta de un ataque inmunológico directo a las células nerviosas. Los anticuerpos antigliadina detonados por el gluten se pueden unir a las células de Purkinje del cerebro, células únicas del cerebelo.[5] El tejido cerebral, como las células de Purkinje, no tiene la capacidad de regenerarse: una vez dañadas, las células de Purkinje se han ido... para siempre.

Además de la pérdida de equilibrio y coordinación, la ataxia cerebelosa puede mostrar fenómenos tan raros como, dicho en el lenguaje arcano de la neurología, nistagmus (parpadeo involuntario lateral del globo ocular), mioclono (sacudidas involuntarias de los músculos) y corea (movimientos involuntarios caóticos de las extremidades). Un estudio de 104 personas con ataxia cerebelosa también reveló problemas de memoria y de las habilidades verbales, lo cual sugiere que la destrucción inducida por el trigo puede involucrar al tejido cerebral, la sede de los pensamientos y la memoria.[6]

La edad típica del inicio de los síntomas de la ataxia cerebelosa inducida por el trigo es entre los cuarenta y ocho y los cincuenta y tres años. En una RMI del cerebro, el 60 por ciento mostró atrofia del cerebelo, lo cual refleja la destrucción irreversible de células de Purkinje.[7]

Con la eliminación del gluten, debido a la poca capacidad que tiene el tejido cerebral de regenerarse, sólo tiene lugar una recuperación limitada de la función neurológica. La mayoría de las personas simplemente dejan de empeorar una vez que el flujo de gluten se detiene.[8]

El primer obstáculo en el diagnóstico de la ataxia que se desarrolla de la exposición al trigo es tener un médico que considere el diagnóstico en primer lugar. Éste puede ser el mayor obstáculo de todos, puesto que gran parte de la comunidad médica sigue abrazando la idea de que el trigo es bueno para la salud. Sin embargo, una vez que se toma en cuenta, el diagnóstico es un poco más engañoso que simplemente diagnosticar enfermedad celíaca, en especial puesto que algunos anticuerpos (la IgA específicamente) no están involucrados en la enfermedad cerebral inducida por trigo. Añade a esto el pequeño problema de que una biopsia cerebral es algo objetable para la mayoría de las personas y que se requiere un neurólogo bien informado para hacer el diagnóstico. El diagnóstico puede basarse en una combinación entre sospecha y marcadores positivos HLA DQ, junto con la observación de una mejoría o estabilización cuando se eliminan el trigo y el gluten.[9]

La dolorosa realidad de la ataxia cerebelosa es que, en la gran mayoría de los casos, no te darás cuenta de que la tienes hasta que empiezas a tropezar con tus propios pies, a chocar contra las paredes o a mojarte los pantalones. Una vez que se manifiesta, tu cerebelo probablemente ya está encogido y dañado. Detener por completo la ingesta de trigo y gluten en este punto probablemente sólo te mantendrá alejado de vivir en un hospital.

Y todo esto por los muffins y bagels que tanto se te antojan.

DE LOS PIES A LA CABEZA:
EL TRIGO Y LA NEUROPATÍA PERIFÉRICA

Mientras que la ataxia cerebelosa se debe a reacciones inmunológicas en el cerebro provocadas por el trigo, en los nervios de las piernas, la pelvis y otros órganos se presenta una enfermedad paralela. Se llama neuropatía periférica.

Una causa común de neuropatía periférica es la diabetes. La presencia continua de niveles altos de azúcar en la sangre durante varios años daña los nervios de las piernas, provocando reducción de la sensación (de tal forma que permite que un diabético pise una tachuela sin darse cuenta), disminución del control de la presión sanguínea y de la frecuencia cardíaca y vaciado lento del estómago (gastroparesia diabética), entre otras manifestaciones de un sistema nervioso fuera de control.

Un grado similar de caos ocurre en el sistema nervioso con la exposición al trigo. La edad promedio de inicio de la neuropatía periférica inducida por el gluten es cincuenta y cinco años. Así como en la ataxia cerebelosa, la mayoría de los enfermos no presentan síntomas intestinales que indiquen enfermedad celíaca.[10]

A diferencia de la incapacidad de regeneración de las células cerebelosas de Purkinje, los nervios periféricos tienen una limitada capacidad de regenerarse una vez que se retira el trigo y el gluten nocivos, y la mayoría de las personas experimentan al menos una reversión parcial de su neuropatía. En un estudio de treinta y cinco pacientes sensibles al gluten con neuropatía periférica que resultaron positivos a anticuerpos antigliadina, los veinticinco participantes que seguían una dieta sin trigo ni gluten mejoraron en el transcurso de un año, mientras que los diez participantes del grupo de control que no retiraron el trigo y el gluten sufrieron un deterioro.[11] También se realizaron estudios formales de conducción nerviosa que demostraron una mejor conducción nerviosa en el grupo sin trigo ni gluten y deterioro en el grupo que consumía trigo y gluten.

A bailar sin trigo

La primera vez que conocí a Meredith estaba sollozando. Vino a verme por una cuestión cardíaca menor (una alteración de ECG que resultó benigna).

"–¡Me duele todo! Especialmente los pies", –dijo–. Me han tratado con toda clase de medicamentos. Los odio porque he tenido un montón de efectos secundarios. Con el que acabo de empezar hace dos meses me da tanta hambre que no puedo parar de comer. ¡Ya he subido quince libras!

Meredith describió cómo, en su trabajo como maestra de escuela, ya apenas podía estar parada durante la clase debido al dolor de pies. Más recientemente, empezó también a dudar de su capacidad para caminar, pues comenzaba a sentirse inestable y con mala coordinación. Tan sólo el vestirse por la mañana le estaba tomando cada vez más tiempo debido tanto al dolor como a la torpeza creciente que le impedían actividades tan simples como ponerse unos pantalones. A pesar de tener sólo cincuenta y seis años, se vio obligada a usar bastón.

Le pregunté si su neurólogo tenía alguna explicación para su discapacidad.

–Ninguna. Todos dicen que no hay una buena razón. Tengo que vivir con esto. Pueden darme medicinas para ayudar con el dolor, pero probablemente seguirá empeorando–. Fue entonces cuando rompió nuevamente en llanto.

Debido a que el sistema nervioso humano es una compleja telaraña de redes y células nerviosas, la neuropatía periférica causada por la exposición al gluten de trigo puede manifestarse en una amplia variedad de formas, dependiendo del grupo de nervios afectados. La más frecuente es la pérdida de sensación en ambas piernas, junto con un mal control de los músculos de las piernas, llamada neuropatía periférica axonal sensitivomotora. De manera menos frecuente, puede verse afectado sólo un lado del cuerpo (neuropatía asimétrica) o puede estar afectado el sistema nervioso autónomo, la parte del sistema nervioso responsable de las funciones automáticas como la presión sanguínea, la frecuencia cardíaca y el control de intestinos y vejiga.[12] Si el sistema nervioso autónomo se encuentra afectado pueden darse fenómenos como la pérdida de

Sospeché que había un problema relacionado con el trigo sólo con ver a Meredith. Aparte de la obvia dificultad con la que entró en la habitación, su cara estaba hinchada y enrojecida. Describió sus problemas de reflujo, los retortijones y distensión abdominales diagnosticados como síndrome del intestino irritable. Tenía un sobrepeso de alrededor de sesenta libras y una cantidad moderada de edema (retención de agua) en las pantorrillas y los tobillos.

Así que le pedí a Meredith que se aventurara por el camino sin trigo. Para entonces, ya estaba tan desesperada por algún consejo que le ayudara que aceptó intentarlo. También aposté y la programé para una prueba de estrés que requeriría que caminara a velocidad moderada cuesta arriba en una caminadora.

Meredith regresó dos semanas después. Le pregunté si creía poder con la caminadora.

—¡Sin problema! Dejé el trigo inmediatamente después de hablar contigo. Tomó como una semana, pero el dolor empezó a desaparecer. Ahora tengo como noventa por ciento menos dolor del que tenía hace un par de semanas. Yo diría que ya casi no hay. Ya dejé una de las medicinas para el dolor y creo que dejaré la otra en el transcurso de la semana—. También era claro que ya no necesitaba el bastón.

Relató cómo el reflujo y los síntomas del intestino irritable también habían desaparecido por completo. Y había perdido nueve libras en el periodo de dos semanas.

Meredith hizo la prueba de la caminadora sin dificultad, dominando con comodidad las 3.6 millas por hora, con un grado del 14 por ciento.

conocimiento, sentirse mareado al estar de pie debido a un mal control de la presión sanguínea, incapacidad de vaciar la vejiga o los intestinos y una frecuencia cardíaca inapropiadamente elevada.

La neuropatía periférica, sin importar cómo se manifieste, es progresiva e irá empeorando a menos que se retiren por completo el trigo y el gluten.

CEREBRO DE GRANO ENTERO

Creo que todos estamos de acuerdo: Las funciones cerebrales "superiores", como el pensamiento, el aprendizaje y la memoria, deberían estar fuera del alcance de los intrusos. Nuestras mentes son profundamente personales, representan la suma de todo lo que somos y nuestras experiencias. Nadie quiere que vecinos curiosos o anunciantes de productos tengan acceso a los dominios privados de la mente. Aunque la idea de la telepatía sea algo fascinante, es también muy perturbador pensar que alguien pudiera leerte la mente.

Para el trigo, *nada* es sagrado. Ni tu cerebelo, ni tu corteza cerebral. Aunque no pueda leer tu mente, seguro que pude influir en lo que sucede en su interior.

El efecto del trigo en el cerebro es más que sólo una influencia en el humor, la energía y el sueño. Realmente puede haber *daño* cerebral, como se vio con la ataxia cerebelosa. Sin embargo, la corteza cerebral, centro de la memoria y del pensamiento superior, almacén de lo que eres, de tu personalidad única y tus memorias, la "materia gris" del cerebro, también puede caer en la batalla inmunológica contra el trigo, dando como resultado encefalopatía o enfermedad cerebral.

La encefalopatía por gluten se manifiesta como dolores de cabeza ocasionados por migraña y síntomas tipo ataque, tales como pérdida del control de un brazo o pierna, dificultad para hablar o problemas visuales.[13,14] En una resonancia magnética del cerebro, hay evidencia característica del daño que rodea a los vasos sanguíneos del tejido cerebral. La encefalopatía por gluten también mostrará muchos de los síntomas de equilibrio y coordinación que ocurren en la ataxia cerebelosa.

En un estudio particularmente perturbador de la Clínica de Mayo realizado en trece pacientes a quienes recientemente se les había diagnosticado enfermedad celíaca, también se les diagnosticó demencia. De esos trece, no se pudo identificar, mediante biopsia del lóbulo frontal (sí, biopsia cerebral) o estudios post mórtem del cerebro, ninguna patología más que la asociada con la exposición al gluten de trigo.[15] Antes de la muerte o la biopsia, los síntomas más frecuentes fueron pérdida de memoria, incapacidad para realizar operaciones aritméticas simples, confusión y cambios de personalidad. De los trece, nueve murieron a causa del deterioro progresivo de la función cerebral. Sí: demencia mortal por trigo.

¿En qué porcentaje de los enfermos de demencia se puede culpar al trigo por el deterioro de la mente y la memoria? Esta pregunta aún no ha sido respondida de manera satisfactoria. Sin embargo, un grupo de investigación británico que ha investigado activamente esta pregunta, ha diagnosticado hasta la fecha sesenta y un casos de encefalopatía, demencia incluida, debidos al gluten de trigo.[16]

Por lo tanto, el trigo se asocia con demencia y disfunción cerebral, lo que desencadena una respuesta inmunológica que se infiltra en la memoria y la mente. Las investigaciones sobre la relación entre el trigo, el gluten y el daño cerebral son aún preliminares y quedan muchas preguntas sin contestar, pero lo que sí sabemos es profundamente inquietante. Me dan escalofríos de pensar en lo que podríamos descubrir después.

La sensibilidad al gluten también puede manifestarse como convulsiones. Las convulsiones que se presentan como respuesta al trigo tienden a ocurrir en gente joven, a menudo adolescentes. Por lo general, las convulsiones son del tipo de lóbulo temporal, es decir, se originan en el lóbulo temporal del cerebro, justo debajo de las orejas. Las personas con convulsiones de lóbulo temporal experimentan alucinaciones del olfato y el gusto, emociones raras e inapropiadas como un miedo abrumador sin motivo y comportamientos repetitivos como chasquidos de los labios o movimientos de las manos. Un síndrome peculiar de convulsiones de lóbulo temporal que no responde a medicamentos anticonvulsivos y que se desencadena por el depósito de calcio en una parte del lóbulo temporal llamada hipocampo (responsable de la formación de nuevos recuerdos), se ha asociado tanto con la enfermedad celíaca, como con la sensibilidad al gluten (positiva a anticuerpos antigliadina y marcadores HLA, sin enfermedad intestinal).[17]

De los enfermos de celiaquía, se puede esperar que del 1 al 5.5 por ciento sean diagnosticados con convulsiones.[18,19] Las convulsiones de lóbulo temporal, desencadenadas por el gluten del trigo mejoran después de la eliminación del gluten.[20,21] En un estudio se demostró que los epilépticos que experimentan convulsiones generalizadas (gran mal), mucho más graves, tenían el doble de probabilidad (el 19.6 por ciento comparado con el 10.6 por ciento) de tener sensibilidad al gluten en forma de mayores niveles de anticuerpos antigliadina sin enfermedad celíaca.[22]

Es algo digno de analizarse que el trigo tenga la capacidad de llegar hasta el cerebro humano y causar cambios en el pensamiento, el comportamiento y la estructura, en ocasiones hasta el grado de provocar convulsiones.

¿ES EL TRIGO O ES EL GLUTEN?

El gluten es el componente del trigo que sin lugar a dudas está vinculado con el desencadenamiento de fenómenos inmunológicos destructivos, expresados como enfermedad celíaca, ataxia cerebelosa o demencia. Sin embargo, muchos efectos del trigo sobre la salud, incluidos aquéllos sobre el cerebro y el sistema nervioso, no tienen *nada* que ver con los fenómenos inmunológicos desencadenados por el gluten. Las propiedades adictivas del trigo, por ejemplo, que se expresan como tentación irresistible y obsesión, obstruidas por fármacos bloqueadores de opiáceos, no se deben directamente al gluten sino a las exorfinas, el producto de la descomposición del gluten. Aunque no se ha identificado el componente del trigo responsable de las distorsiones del comportamiento en personas con esquizofrenia y niños con autismo y TDAH, es probable que estos fenómenos también se deban a las exorfinas del trigo y no a una respuesta inmunológica desencadenada por el gluten. A diferencia de la sensibilidad al gluten, que puede diagnosticarse comúnmente con estudios de anticuerpos, actualmente no hay un marcador que se pueda medir para evaluar los efectos de las exorfinas.

Los efectos no asociados al gluten pueden *sumarse* a los efectos del gluten. La influencia psicológica de las exorfinas del trigo sobre el apetito y el impulso, o los efectos glucosa-insulina y quizá otros efectos del trigo que aún están por describirse, pueden ocurrir independientemente o en combinación con efectos inmunológicos. Alguien que sufre de enfermedad celíaca intestinal no diagnosticada puede tener antojos extraños de comida que daña su intestino delgado, pero también mostrar niveles diabéticos de azúcar en la sangre con el consumo de trigo, además de amplios cambios de humor. Alguien más, sin enfermedad celíaca, puede acumular grasa visceral y manifestar deterioro neurológico a causa del trigo. Otros pueden estar agotados, con sobrepeso y diabéticos, y no sufrir efecto alguno, intestinal ni nervioso, del gluten del trigo. La maraña de consecuencias de salud ocasionadas por el consumo de trigo es realmente impresionante.

La gran variedad de formas en las que se pueden experimentar los efectos neurológicos del trigo complica el "diagnóstico". Los efectos inmunológicos potenciales pueden calibrarse con estudios sanguíneos de anticuerpos. Sin embargo, los efectos no inmunológicos no son revelados por ninguna prueba sanguínea y, por lo tanto, son más difíciles de identificar y cuantificar.

El mundo del "cerebro de trigo" apenas ha comenzado a dar paso a la luz del día. Cuanto más brilla la luz, más fea se pone la situación.

CAPÍTULO 12

CARA DE BAGEL:
EL EFECTO DESTRUCTIVO
DEL TRIGO EN LA PIEL

SI EL TRIGO Y sus efectos pueden alcanzar órganos tales como el cerebro, los intestinos, las arterias y los huesos, ¿puede también afectar el órgano más grande del cuerpo, la piel?

En efecto, puede. Y puede exhibir sus efectos peculiares en formas más variadas que las donas de Krispy Kreme.

A pesar de su tranquila fachada exterior, la piel es un órgano activo, un semillero de actividad fisiológica, una barrera impermeable que rechaza los ataques de miles de millones de organismos extranjeros, que regula la temperatura corporal mediante el sudor, que resiste golpes y rasguños todos los días y se regenera para repeler el bombardeo constante. La piel es la barrera física que te separa del resto del mundo. La piel de cada persona sirve de hogar a diez mil millones de bacterias, la mayoría de las cuales vive en una serena simbiosis con su mamífero anfitrión.

Cualquier dermatólogo te puede decir que la piel es el reflejo exterior de los procesos internos del cuerpo. Un simple rubor demuestra este hecho: la vasodilatación (dilatación capilar) facial aguda e intensa que resulta al darte cuenta de que el tipo al que hiciste señas obscenas en el tráfico es tu jefe. Pero la piel refleja más que nuestros estados emocionales. También puede exhibir evidencias de los procesos físicos internos.

El trigo puede ejercer efectos aceleradores de la edad en la piel, como arrugas y pérdida de la elasticidad mediante la formación de productos de glicación avanzada. Sin embargo, el trigo tiene mucho más que ver con tu piel que el sólo hecho de hacer que envejezcas más rápido.

El trigo se expresa –de hecho, la *respuesta* del cuerpo al trigo se expresa– a través de la piel. Al igual que los subproductos del trigo producen inflamación articular, nivel alto de azúcar en la sangre y efectos cerebrales, también pueden resultar en reacciones de la piel, efectos que van desde molestias menores, hasta úlceras y gangrena que ponen en peligro la vida.

Los cambios en la piel normalmente no ocurren aislados: si una anomalía a causa del trigo se expresa en la superficie de la piel, entonces, por lo general, esto significa que la piel no es el único órgano que está experimentando una respuesta no deseada. Otros órganos pueden estar involucrados, desde los intestinos hasta el cerebro, aunque no seas consciente de ello.

OYE, TÚ, CARA DE GRANO

Acné: aflicción común de adolescentes y adultos jóvenes, culpable de provocar más angustia que la noche del baile escolar.

Los doctores del siglo XIX lo llamaban "*stone-pock*" (pústula piedra), mientras que los médicos antiguos a menudo cuestionaban su apariencia de erupción sin presencia de comezón. Esta enfermedad ha sido atribuida a todo, desde problemas emocionales, especialmente los que tienen que ver con vergüenza y culpa, hasta una conducta sexual anormal.

Los tratamientos con frecuencia eran espantosos, incluían laxantes potentes y enemas, fétidos baños de azufre y exposición prolongada a rayos X.

¿No son ya suficientemente complicados los años de la adolescencia?

Como si los adolescentes necesitaran más razones para sentirse incómodos, el acné visita al grupo de doce a dieciocho años con excepcional frecuencia. Es, junto con el embate de los efectos desconcertantes de las hormonas, un fenómeno casi universal en las culturas occidentales, que afecta a más de 80 por ciento de los adolescentes, hasta 90 por ciento de aquéllos entre dieciséis y dieciocho años, a veces hasta niveles deformantes. Los adultos no se salvan, pues 50 por ciento de los mayores de veinticinco años son atacados de forma intermitente.[1]

Aunque el acné puede ser casi universal en adolescentes estadounidenses, no es un fenómeno universal en todas las culturas. Algunas culturas no muestran acné en absoluto. Culturas tan extendidas como los isleños de Kitava en Papúa Nueva Guinea, los cazadores-recolectores aché de Paraguay, los nativos del Valle del Purus en Brasil, los bantúes y zulúes de África, los okinawenses de Japón y los inuit de Canadá están curiosamente exentos de la molestia y vergüenza del acné.

¿Acaso a estas culturas se les perdona la amargura del acné por una inmunidad genética única?

Las evidencias indican que no es un asunto genético, sino de la dieta. Las culturas que dependen sólo de los alimentos provistos por su ubicación y clima distintivos nos permiten observar los efectos de los alimentos agregados o sustraídos a la dieta. Las poblaciones sin acné, como los habitantes de Kitava, sobreviven a base de una dieta tipo cazador-recolector compuesta de verduras, frutas, tubérculos, cocos y pescado. Los cazadores-recolectores aché paraguayos siguen una dieta similar, además de consumir animales terrestres y mandioca, maníes, arroz y maíz cultivados, y también están exentos por completo de acné.[2] Los okinawenses japoneses, quizá el grupo más longevo del planeta Tierra, hasta la década de 1980 consumían una dieta rica en una colección increíble de verduras, batatas, soya, cerdo y pescado; el acné era prácticamente desconocido para ellos.[3] La dieta tradicional inuit, que consiste en foca, pescado, caribú y cualquier alga marina, frutillas y raíces que se puedan encontrar, del mismo modo mantiene sin acné a los inuit. Las dietas de los bantúes y zulúes africanos difieren según la temporada y el terreno, pero son ricas en plantas silvestres nativas como guayabas, mangos y tomates, además del pescado y los animales de caza que capturan; nuevamente, nada de acné.[4]

En otras palabras, las culturas que carecen de acné consumen cantidades pequeñas o nulas de trigo, azúcar o productos lácteos. A medida que la influencia occidental introdujo almidones procesados como el trigo y azúcares en grupos como los okinawenses, los inuit y los zulúes, enseguida llegó el acné.[5-7] En otras palabras, las culturas sin acné no tenían una protección genética especial contra el acné, sino que simplemente seguían una dieta carente de los alimentos que provocan esta afección. Agrega trigo, azúcar y lácteos y las ventas del Clearasil se disparan.

Irónicamente, en los inicios del siglo XX, era "del conocimiento público" que el acné era causado o empeorado por comer alimentos ricos en almidón como panqueques y galletas. Esta noción perdió fuerza durante los ochenta, después de que se llevó a cabo un único estudio mal encauzado que comparaba los efectos de una barra de dulce con los de un caramelo "placebo". En el estudio se concluyó que no había diferencia en el acné observado entre los sesenta y cinco participantes, sin importar qué golosina consumieran; sólo que el placebo era prácticamente igual a la barra de dulce en calorías, azúcar y contenido de grasa, excepto por el cacao.[8] (Los amantes del cacao tienen motivos para regocijarse: el cacao *no* causa acné. Disfruten su chocolate oscuro 85 por ciento cacao). Esto no impidió que la comunidad dermatológica desdeñara, de todos modos, la relación entre acné y dieta por muchos años, basándose, en gran medida, en este único estudio que era citado repetidas veces.

De hecho, la dermatología moderna ignora en muchos sentidos por qué tantos adolescentes y adultos modernos experimentan esta enfermedad crónica y en ocasiones deformante. Aunque las discusiones se centran alrededor de la infección por *Propionibacterium acnes*, inflamación y producción excesiva de sebo, los tratamientos se dirigen a la supresión de las erupciones del acné, no a identificar las causas. Así que los dermatólogos rápidamente prescriben cremas y ungüentos antibacterianos tópicos, antibióticos orales y fármacos antiinflamatorios.

Más recientemente, los estudios han apuntado de nuevo a los carbohidratos como el detonante de la formación de acné, los cuales ejercen sus efectos promotores del acné mediante niveles aumentados de insulina.

La manera en que la insulina desencadena la formación de acné está empezando a salir a la luz. La insulina estimula la liberación de una hormona llamada factor de crecimiento insulínico-I, o IGF-I (por sus siglas en inglés) dentro de la piel. El IGF-1, a su vez, estimula el crecimiento de tejido en los folículos pilosos y en la dermis, la capa de piel que está justo debajo de la superficie.[9] La insulina y el IGF-1 también estimulan la producción de sebo, la película protectora oleosa que producen las glándulas sebáceas.[10] La producción excesiva de sebo, junto con el crecimiento de tejido cutáneo, lleva a la característica espinilla enrojecida que crece hacia afuera.

La evidencia indirecta del papel de la insulina en la formación de acné también proviene de otras experiencias. Las mujeres con síndrome de ovario poliquístico (SOP), en las que se demostraron respuestas exageradas de insulina y niveles más altos de azúcar en la sangre, son sorprendentemente propensas al acné.[11] Los medicamentos que reducen la insulina y la glucosa en mujeres con SOP, como el fármaco metformina, reducen el acné.[12] Aunque por lo general no se administran medicamentos orales para diabetes a niños, se ha observado que la gente joven que toma medicamentos orales para diabetes, que reducen el azúcar en la sangre y la insulina, tiene menos acné.[13]

Los niveles de insulina están al máximo después de consumir carbohidratos; cuanto más alto es el índice glucémico del carbohidrato consumido, más insulina libera el páncreas. Por supuesto, el trigo, con su índice glucémico extraordinariamente alto, desencadena niveles de azúcar en la sangre más altos que casi cualquier otro alimento, disparando la insulina más que casi cualquier otro alimento. No es de sorprender que el trigo, en especial en forma de donas y galletas azucaradas, es decir, trigo de índice glucémico alto con sacarosa de índice glucémico alto, cause acné. Pero esto también ocurre con tu pan multigrano astutamente disfrazado como sano.

En paralelo con la capacidad de la insulina de provocar acné, se encuentra el papel de los lácteos. Aunque la mayoría de las autoridades sanitarias están obsesionadas con el contenido de grasa de los lácteos y recomiendan productos bajos en grasa o desnatados, el acné no es provocado por la grasa. Las proteínas únicas de los productos bovinos son las culpables de desequilibrar la insulina con respecto al contenido de azúcar, una propiedad insulinotrópica especial que explica el aumento del 20 por ciento en el acné severo en adolescentes que consumen leche. [14,15]

Los adolescentes con sobrepeso y obesidad por lo general llegan a ese estado, no por consumo excesivo de espinacas o pimientos verdes, ni de salmón o tilapia, sino de alimentos compuestos por carbohidratos, como los cereales del desayuno. Por consiguiente, los adolescentes con sobrepeso y obesidad deberían tener más acné que los adolescentes esbeltos y, en efecto, así es: cuanto más pesado es el niño, más probable es que él o ella tenga acné[16] (esto no significa que los chicos esbeltos no puedan tener acné, pero la propensión estadística del acné aumenta con el peso corporal).

Como podríamos esperar al seguir este razonamiento, los esfuerzos realizados en la dieta por reducir la insulina y el azúcar en la sangre deberían reducir el acné. En un estudio reciente, se comparó una dieta de índice glucémico alto con una de índice glucémico bajo consumidas por estudiantes universitarios en un periodo de doce semanas. La dieta de bajo IG dio como resultado un 23.5 por ciento menos lesiones de acné, en comparación con un 12 por ciento de reducción en el grupo control.[17] Los participantes que más redujeron su consumo de carbohidratos disfrutaron de una reducción casi del 50 por ciento en el número de lesiones de acné.

En resumen, los alimentos que incrementan el azúcar en la sangre y la insulina desencadenan la formación de acné. El trigo incrementa el azúcar en la sangre y, por ende, la insulina más que casi cualquier otro alimento. El pan de granos enteros con el que alimentas a tu adolescente en nombre de la salud, en realidad empeora el problema. Aunque en sí mismo no suponga un peligro, el acné puede llevar al enfermo a recurrir a toda clase de tratamientos, algunos potencialmente tóxicos como la isotretinoína, que afecta la visión nocturna, puede modificar el pensamiento y el comportamiento y provoca malformaciones congénitas grotescas en fetos en desarrollo.

Por otro lado, la eliminación del trigo reduce el acné. Al eliminar también los lácteos y otros carbohidratos procesados como papas fritas, tacos y tortillas inhabilitarás en gran medida la maquinaria de la insulina que desencadena la formación de acné. Si existe tal cosa en el mundo como un adolescente agradecido, tú podrías, incluso, tenerlo en casa.

¿QUIERES VER MI ERUPCIÓN?

La dermatitis herpetiforme (DH), que se describe como una inflamación cutánea en forma de herpes, es una forma más en la que la reacción inmunológica al gluten de trigo puede manifestarse fuera del tracto intestinal. Es una erupción que da comezón, tipo herpes (es decir, con lesiones cutáneas similares, aunque no tiene nada que ver con el virus del herpes) que persiste y, con el tiempo, puede dejar manchas y cicatrices descoloridas. Las áreas más comúnmente afectadas son los codos, las rodillas, las nalgas, el cuero cabelludo y la espalda, y por lo general involucran ambos lados del cuerpo simétricamente. Sin embargo, la DH también puede aparecer en formas menos comunes, como llagas en la boca, el pene o la vagina, o hematomas extraños en las palmas.[18] A menudo se requiere una biopsia de la piel para identificar la respuesta inflamatoria característica.

Curiosamente, la mayoría de los afectados por DH no experimenta síntomas intestinales de enfermedad celíaca, pero la mayoría sí muestra la inflamación y la destrucción intestinales características de la celiaquía. Por lo tanto, si continúan consumiendo gluten de trigo, las personas con DH están sujetas a todas las complicaciones potenciales que padece la gente con enfermedad celíaca típica, entre las que se incluyen linfoma intestinal, enfermedades inflamatorias autoinmunes y diabetes.[19]

Obviamente, el tratamiento para la DH es la estricta eliminación del trigo y otras fuentes de gluten. Las erupciones pueden mejorar en días en algunas personas mientras que en otras se disipan poco a poco en el transcurso de meses. Casos particularmente molestos, o DH recurrente debido al consumo continuo de gluten de trigo (por desgracia muy común) pueden ser tratados con el fármaco dapsona, que se toma por vía oral. También utilizado para tratar la lepra, es un fármaco potencialmente tóxico notable por sus efectos secundarios como dolor de cabeza, debilidad, daño hepático y, en ocasiones, convulsiones y coma.

Bueno, así que consumimos trigo y como resultado desarrollamos erupciones que dan comezón, son molestas y causan deformidad. Entonces, aplicamos un fármaco potencialmente tóxico que nos permita seguir consumiendo trigo, pero nos exponemos a un riesgo muy alto de cánceres intestinales y enfermedades autoinmunes. ¿Realmente tiene sentido?

Después del acné, la DH es la manifestación cutánea más común de reacción al gluten de trigo. Pero, más allá de la DH, también se desencadena una increíble variedad de enfermedades por el consumo de gluten de trigo, algunas de ellas asociadas a aumentos de nivel de anticuerpos celíacos, otras no.[20] La mayoría de estas enfermedades también pueden ser causadas por otros factores, como fármacos, virus o cáncer. El gluten de trigo, como los fármacos, virus y cáncer, por lo tanto, comparte el potencial de causar cualquiera de estas erupciones.

Las erupciones y otras manifestaciones cutáneas relacionadas con el gluten de trigo incluyen:

- **Úlceras orales**: Lengua inflamada y roja (glositis), queilitis angular (llagas dolorosas en las comisuras de la boca) y ardor en la boca son formas comunes de erupciones asociadas al gluten de trigo.
- **Vasculitis cutánea**: Lesiones elevadas en la piel tipo hematoma, que tienen vasos sanguíneos inflamados que se identifican a través de una biopsia.
- **Acantosis nigricans**: Piel negra aterciopelada que crece, por lo general, en la parte posterior del cuello, pero también en las axilas, codos y rodillas. La acantosis nigricans es enormemente común en niños y adultos propensos a diabetes.[21]
- **Eritema nudoso**: Lesiones rojo brillante, calientes y dolorosas, que miden de una a dos pulgadas y aparecen por lo general en las espinillas, pero que pueden ocurrir casi en cualquier otra parte. El eritema nudoso representa inflamación de la capa grasa de la piel. Al sanar, dejan una cicatriz sumida color marrón.
- **Psoriasis**: Erupción enrojecida y escamosa que por lo general se presenta en los codos, las rodillas, el cuero cabelludo y en ocasiones en todo el cuerpo. La mejoría al seguir una dieta sin trigo ni gluten podría requerir varios meses.
- **Vitiligo**: Manchas comunes no dolorosas de piel no pigmentada (blanca). Una vez que se manifiesta, el vitíligo responde de forma inconsistente a la eliminación del gluten del trigo.
- **Enfermedad de Behçet**: Estas úlceras en la boca y los genitales generalmente afligen a adolescentes y adultos jóvenes. La enfermedad de Behçet puede manifestarse

también en una gran variedad de formas distintas, como psicosis debida a la involucración del cerebro, fatiga incapacitante y artritis.

- **Dermatomiositis**: Erupción roja hinchada que ocurre en combinación con debilidad muscular e inflamación de los vasos sanguíneos.
- **Dermatosis ictiosiforme**: Erupción escamosa rara ("ictiosiforme" quiere decir con forma de pez) que por lo general involucra la boca y lengua.
- **Pioderma gangrenoso**: Úlceras deformantes horrendas que involucran la cara y los miembros y que provocan cicatrices profundas y pueden hacerse crónicas. Los tratamientos incluyen agentes inmunosupresores como los esteroides y la ciclosporina. Esta enfermedad puede conducir a gangrena, amputación de miembros y muerte.

Todas estas enfermedades se han asociado a la exposición al gluten de trigo y se ha observado mejoría o cura al eliminarlo. Para la mayoría de estas enfermedades, no se conoce la proporción que se debe al gluten de trigo con respecto a otras causas, ya que con frecuencia el gluten no es considerado una causa potencial. De hecho, en la mayor parte de los casos, no se busca una causa y se establece el tratamiento a ciegas en forma de cremas esteroides y otros fármacos.

Aunque no lo creas, por aterradora que parezca la lista anterior, sólo es parcial. Todavía hay algunas enfermedades más de la piel asociadas al gluten de trigo que no están enumeradas aquí.

Puedes ver que las enfermedades de la piel desencadenadas por el gluten de trigo van desde simples molestias hasta enfermedades que causan deformidades. Fuera de las úlceras orales y la acantosis nigricans que son relativamente comunes, la mayoría de estas manifestaciones cutáneas de la exposición al gluten de trigo son poco frecuentes. Pero en total se suman a una lista impresionante de enfermedades socialmente perturbadoras, emocionalmente difíciles y físicamente deformantes.

¿Tienes la impresión de que los humanos y el gluten de trigo podrían ser incompatibles?

¿QUIÉN NECESITA UNA DEPILACIÓN?

En comparación con los grandes simios y otros primates, el *Homo sapiens* moderno es relativamente lampiño. Así es que atesoramos el poco pelo que tenemos.

La comezón del séptimo año

Kurt vino a verme porque le habían dicho que tenía colesterol alto. Lo que su doctor etiquetó como "colesterol alto" resultó ser un exceso de partículas de LDL pequeñas, bajo colesterol HDL y triglicéridos altos. Naturalmente, con este patrón combinado, aconsejé a Kurt eliminar el trigo en el acto.

Así lo hizo y perdió ocho libras en tres meses, todas de la panza. Pero lo curioso fue lo que la dieta le hizo a su erupción.

Kurt me dijo que había padecido una erupción color rojizo-marrón en el hombro derecho hacia el codo y la espalda alta que lo había molestado por más de siete años. Había consultado a tres dermatólogos, lo que resultó en tres biopsias, ninguna de las cuales llevó a un diagnóstico contundente. No obstante, los tres estuvieron de acuerdo en que Kurt "necesitaba" una crema esteroide para tratar la erupción. Kurt siguió su consejo, ya que en ocasiones la erupción le daba mucha comezón y las cremas sí le producían alivio, por lo menos temporal.

Sin embargo, a las cuatro semanas de su nueva dieta sin trigo, Kurt me mostró su brazo y hombro derechos: completamente libres de erupción.

Siete años, tres biopsias, tres diagnósticos erróneos... y la solución fue tan simple como pan *no* comido.

Mi papá solía insistirme que comiera chiles rojos picantes porque, según decía, "hará que te crezca pelo en pecho". ¿Y si el consejo de papá, en cambio, hubiera sido evitar el trigo porque me haría *perder* el pelo sobre mi cabeza? Más que cultivar un "escote masculino" muy varonil, perder el pelo de la cabeza habría captado mi atención. Los chiles rojos picantes en realidad no generan el crecimiento de pelo en el pecho ni en ninguna otra parte, pero el trigo sí que puede desencadenar la caída del pelo.

El pelo puede ser algo muy íntimo para mucha gente, una marca personal de apariencia y personalidad. Para algunas personas, que se les caiga el pelo puede ser tan devastador como perder un ojo o un pie.

La caída del pelo a veces es inevitable, debido a los efectos de fármacos tóxicos o enfermedades peligrosas. La gente sometida a quimioterapia por cáncer, por ejemplo, pierde temporalmente su pelo debido a que los agentes empleados están diseñados para matar células cancerosas que se reproducen de manera activa, pero de forma inadvertida también matan células activas no cancerosas, como las de los folículos pilosos. La enfermedad inflamatoria llamada lupus eritematoso sistémico, que con frecuencia conduce a enfermedad renal y artritis, también puede estar acompañada por caída de pelo debido a inflamación autoinmune de los folículos pilosos.

La caída de pelo también puede suceder en situaciones más comunes. Los hombres de mediana edad pueden perder el pelo, a lo que rápidamente sigue un impulso por manejar autos deportivos convertibles.

Suma el consumo de trigo a la lista de causas de caída del pelo. La "alopecia areata" se refiere a la caída de pelo que se presenta en parches, por lo general en el cuero cabelludo, pero en ocasiones en otras partes del cuerpo. La alopecia puede involucrar incluso el cuerpo completo, dejando al afectado completamente lampiño de pies a cabeza y todo lo de en medio.

El consumo de trigo provoca alopecia areata debido a una inflamación de la piel tipo celiaquía. El folículo piloso inflamado tiene menos fuerza para mantener cada cabello individual, lo que provoca la caída.[22] En los puntos sensibles de pérdida de pelo, se encuentran mayores niveles de mediadores de la inflamación, como el factor de necrosis tumoral, interleucinas e interferones.[23]

Cuando es provocada por el trigo, la alopecia puede persistir durante todo el tiempo que continúe el consumo de trigo. Como completar un tratamiento de quimioterapia para combatir el cáncer, la eliminación del trigo y de todas las fuentes de gluten generalmente da como resultado una pronta recuperación del crecimiento del pelo, sin necesidad de cremas tópicas ni implantes quirúrgicos de pelo.

El caso del panadero calvo

Me costó muchísimo trabajo convencer a Gordon de que dejara el trigo.

Conocí a Gordon porque tenía enfermedad coronaria. Entre las causas: abundantes partículas de LDL pequeñas. Le pedí que quitara por completo el trigo de su dieta para reducir o eliminar las partículas de LDL pequeñas y así obtener un mejor control sobre la salud de su corazón.

El problema: Gordon era dueño de una panadería. Pan, bollos y muffins eran parte de su vida diaria, siete días a la semana. Era natural que él ingiriera sus productos en la mayoría de sus comidas. Durante dos años insté en vano a Gordon a que dejara el trigo.

Un día, Gordon vino a mi consultorio con una gorra de esquiador. Me comentó cómo había empezado a perder mechones de pelo y cómo le habían quedado huecos por todo el cuero cabelludo. Su médico de cabecera le diagnosticó alopecia, pero no pudo averiguar una causa. Por su parte, un dermatólogo tampoco daba con la explicación para el dilema de Gordon. La caída del pelo le estaba afectando mucho, lo que lo llevó a que le pidiera a su médico un antidepresivo y a ocultar su vergonzosa situación con una gorra.

El trigo, por supuesto, fue lo primero que pensé. Se ajustaba al cuadro general de salud de Gordon: partículas de LDL pequeñas, configuración corporal de panza de trigo, presión sanguínea alta, niveles de azúcar en la sangre de prediabético, quejas estomacales vagas y ahora caída de pelo. Hice un intento más para que Gordon eliminara el trigo de su dieta por completo y de una vez por todas. Después del trauma emocional de perder la mayor parte de su pelo y de tener que esconder su cuero cabelludo lleno de parches, finalmente aceptó. Significaba llevar comida a su panadería y no comer sus propios productos, algo difícil de explicar a sus empleados. No obstante, se disciplinó.

En el transcurso de tres semanas Gordon reportó que le había empezado a brotar pelo en los huecos calvos. En los siguientes dos meses recuperó el crecimiento vigoroso. Al tiempo que recuperó una coronilla digna de orgullo, también perdió doce libras y dos pulgadas de cintura. La molestia abdominal intermitente desapareció, así como su nivel prediabético de azúcar en la sangre. Seis meses después, la reevaluación de sus partículas de LDL pequeñas mostró una reducción del 67 por ciento.

¿Inconveniente? Quizás. Pero seguro que mejor que un tupé.

ADIÓS A MI LLAGA

En mi experiencia, el acné, las llagas bucales, una erupción en la cara o en la parte de atrás, la caída del pelo o casi cualquier otra anomalía de la piel deberían considerar que se pudiera trata de una reacción al gluten de trigo. Podría tener menos que ver con la higiene, los genes de tus padres o compartir toallas con tus amigos que con el sándwich de pavo de pan de trigo entero que almorzaste ayer.

¿Cuántos otros alimentos se han asociado a tan compleja serie de enfermedades de la piel? Seguro, los maníes y mariscos pueden provocar urticaria. Pero, ¿a qué otro alimento se puede culpar por una gama tan increíble de enfermedades de la piel, desde una erupción común hasta la gangrena, la desfiguración y la muerte? Ciertamente, no conozco ninguno además del trigo.

PARTE TRES

DILE ADIÓS AL TRIGO

CAPÍTULO 13

ADIÓS, TRIGO: CREA UNA VIDA SALUDABLE, DELICIOSA Y SIN TRIGO

ES AQUÍ DONDE LLEGAMOS al verdadero meollo del asunto: como tratar de quitar la arena al traje de baño, puede ser difícil eliminar de nuestros hábitos alimenticios este alimento omnipresente, esta cosa que parece pegarse a todo recoveco, grieta y rendija de las dietas estadounidenses.

Mis pacientes a menudo entran en pánico cuando se dan cuenta de la gran transformación que tendrán que hacer en los contenidos de sus despensas y refrigeradores, en sus arraigados hábitos de comprar, cocinar y comer. "¡No queda nada qué comer! ¡Moriré de hambre!" Muchos también se dan cuenta de que estar más de dos horas sin un producto de trigo genera antojos insaciables y la ansiedad de la abstinencia. Cuando Bob y Jillian pacientemente toman la mano de los participantes de *Biggest Loser*, que están llorando por la agonía de haber perdido sólo tres libras esta semana, te das una idea de lo que la eliminación del trigo puede significar para algunas personas.

Confía en mí, vale la pena. Si ya has llegado hasta aquí, supongo que por lo menos estás contemplando divorciarte de este compañero infiel y abusador. Mi consejo: no muestres clemencia. No te obsesiones con los viejos tiempos de hace veinte años, cuando el pastel de ángel y los bollitos de canela te daban consuelo después de que te despedían del trabajo, ni pienses en el hermoso pastel de siete pisos que comiste en tu boda. Piensa en las palizas a tu salud, en las patadas emocionales en el estómago que has soportado, en las veces en que te rogó que lo aceptaras de nuevo porque de verdad había cambiado.

Olvídalo. No sucederá. No hay rehabilitación, sólo eliminación. Ahórrate el espectáculo del juicio de divorcio: declárate libre del trigo, no pidas pensión alimenticia ni manutención de los hijos, no mires atrás ni te quedes pensando en los buenos tiempos. Sólo *corre*.

PREPÁRATE PARA LA SALUD

Olvida todo lo que has aprendido acerca de los "granos enteros saludables". Durante años nos han dicho que deben dominar nuestra dieta. Esta forma de pensar dice que una dieta llena de "granos enteros saludables" te harán animado, popular, guapo, sexy y exitoso. También gozarás de niveles saludables de colesterol y movimientos intestinales regulares. Escatima los granos enteros y tendrás mala salud, mala nutrición, sucumbirás ante enfermedades cardíacas o cáncer. Te echarán del club de campo, te vetarán de la liga de boliche y te desterrarán de la sociedad.

Mejor recuerda que la necesidad de "granos enteros saludables" es ficción pura. Los granos como el trigo no son más necesarios para la dieta humana que contar con abogados de lesiones personales en tu fiesta en la alberca.

Déjame describir una persona típica con deficiencia de trigo: esbelta, abdomen plano, triglicéridos bajos, colesterol HDL ("bueno") alto, azúcar en la sangre normal, presión sanguínea normal, mucha energía, buen sueño, función intestinal normal.

En otras palabras, el signo de que tienes "síndrome de deficiencia de trigo" es que eres normal, esbelto y sano.

Contrario a la sabiduría popular, incluyendo la de tu amistoso dietista del vecindario, no se desarrolla ninguna deficiencia por la eliminación del trigo, siempre que las calorías perdidas sean reemplazadas por los alimentos adecuados.

Si el vacío que deja el trigo se llena con verduras, frutos secos, carnes, huevos, aguacates, aceitunas, queso, es decir, comida *real*, entonces, no sólo no desarrollarás una deficiencia nutricional, sino que gozarás de una mejor salud, más energía, mejor sueño, pérdida de peso y reversión de todos los fenómenos abdominales que hemos expuesto. Si llenas el vacío que queda al extirpar los productos de trigo con chips de maíz, barras energéticas y bebidas de frutas, entonces, sí, habrás reemplazado un grupo no deseable de alimentos con otro grupo no deseable de alimentos; habrás logrado poco. Y entonces sí podrías generar deficiencia de varios nutrientes importantes, así como continuar en la experiencia compartida estadounidense que consiste en engordar y volverse diabético.

Así que eliminar el trigo es el primer paso. El segundo paso consiste en encontrar reemplazos adecuados para llenar la pequeña disminución de calorías (recuerda, la gente sin trigo consume de manera natural e inconsciente de 350 a 400 calorías menos por día).

En su forma más simple, una dieta en la que eliminas el trigo pero permites que todos los demás alimentos se expandan proporcionalmente para compensar la disminución, aunque no es perfecta, ya es mejor, por mucho, que la misma dieta que incluye trigo. En otras palabras, elimina el trigo y come sólo un poco más de los alimentos que quedan en tu dieta: come una porción mayor de pollo horneado, habichuelas tiernas, huevos revueltos, ensalada Cobb, etc. Aun así percibirías muchos de los beneficios comentados aquí. Sin embargo, estaría simplificando demasiado si sugiriera que lo único que se requiere es eliminar el trigo. Si tu objetivo es la salud *ideal*, entonces sí importa qué alimentos escojas para llenar el vacío dejado al eliminar el trigo.

Si eliges ir más allá de la sola eliminación del trigo, debes reemplazar las calorías del trigo perdidas con comida *real*. Distingo la comida real de los productos altamente procesados, con herbicidas, genéticamente modificados, listos para consumirse, llenos de sirope de maíz rico en fructosa, comidas a las que sólo hay que agregarles agua, alimentos empacados con personajes de caricaturas, figuras del deporte y otras tácticas astutas de la mercadotecnia.

Ésta es una batalla que debe ser peleada en todos los frentes, ya que existen presiones sociales increíbles para no consumir comida real. Enciende la TV y no verás comerciales de pepinos, quesos artesanales ni huevos de granjas locales donde las gallinas no están en jaulas. *Serás* inundado por anuncios de papas fritas, cenas congeladas, refrescos y el resto del universo de los alimentos procesados de ingredientes baratos.

Se gasta una gran cantidad de dinero en promocionar los productos que tienes que evitar. Kellog's, conocido por sus cereales (6.5 miles de millones de dólares en ventas de cereal en 2010), está también detrás del yogur Yoplait, el helado Häagen-Dazs, las barras saludables Lärabar, Keebler Graham Crackers, las galletas de chispas de chocolate Famous Amos, las galletas Cheez-It, así como los Cheerios y los Apple Jacks. Estos alimentos llenan los pasillos de los supermercados, son anunciados al final de los pasillos, están colocados estratégicamente al nivel de la vista en los estantes y dominan la TV diurna y nocturna. Conforman el grueso de anuncios de muchas revistas. Y Kellog's es sólo una compañía de alimentos entre muchas. Big Food también patrocina gran parte de la "investigación" que llevan a cabo dietistas y científicos de la nutrición, financian puestos en universidades e influyen en los contenidos de los medios. En resumen, están en todas partes.

Y son extremadamente efectivos. La gran mayoría de los estadounidenses han mordido el anzuelo, línea y plomo de la mercadotecnia. Esto es aún más difícil de ignorar cuando la Asociación Americana del Corazón y otras organizaciones de la salud avalan sus productos (el sello de corazón de aprobación de la Asociación Americana del Corazón, por ejemplo, ha sido otorgado a más de 800 alimentos, entre los que se encuentran el Honey Nut Cheerios y, hasta hace poco, los Cocoa Puffs).

Y ahí estás tú tratando de ignorarlos, de desconectarte de ellos y de marchar al ritmo de tu propio tambor. No es fácil.

Una cosa sí está clara: *no se desarrolla ninguna deficiencia nutricional al dejar de consumir trigo y otros alimentos procesados.* Además, simultáneamente, experimentarás una menor exposición a sacarosa, sirope de maíz rico en fructosa, colorantes comestibles y saborizantes artificiales, almidón de maíz y la lista de impronunciables de la etiqueta del producto. De nuevo, no hay *ninguna deficiencia nutricional genuina* por prescindir de nada de esto. Pero esto no ha evitado que la industria alimenticia y sus amigos del USDA, la Asociación Americana del Corazón, la Asociación Americana de Dietética y la Asociación Americana de Diabetes indiquen que estos alimentos son, de alguna manera, necesarios para la salud y que el no consumirlos podría ser perjudicial. Tonterías. Tonterías absolutas de grano entero no adulterado de 180% de contenido etílico.

Algunas personas, por ejemplo, se preocupan de que no comerán suficiente fibra si eliminan el trigo. Irónicamente, si sustituyes las calorías del trigo con aquéllas de las verduras y frutos secos crudos, el consumo de fibra *aumenta*. Si dos rebanadas de pan de trigo entero que contienen 138 calorías se reemplazan con un puñado equivalente en calorías de frutos secos crudos como almendras o nueces (aproximadamente 24 frutos secos), igualarás o excederás los 3.9 gramos de fibra del pan. De igual forma, una ensalada equivalente en calorías de verduras, zanahorias y pimientos igualará o excederá la cantidad de fibra del pan. Así es, después de todo, la forma en que las culturas primitivas de cazadores-recolectores, las culturas que en un principio nos enseñaron la importancia de la fibra dietética, obtenían su fibra: mediante el consumo abundante de alimentos vegetales, no de cereales de salvado u otras fuentes de fibras procesadas. El consumo de fibra no es, por lo tanto, una preocupación si la eliminación del trigo se acompaña con un mayor consumo de alimentos saludables.

La comunidad dietética supone que vives de taco chips y gomitas jelly beans y, por lo tanto, requieres alimentos "enriquecidos" con varias vitaminas. Sin embargo, todas esas suposiciones se desvanecen si no vives de lo que puedes obtener en una bolsa de la tienda de la esquina y consumes alimentos reales. Las vitaminas B, como la B_6, B_{12}, ácido fólico y tiamina se añaden a los productos procesados horneados de trigo; los dietistas, por ende, nos advierten que evitar estos productos nos ocasionará deficiencias de vitamina B. También falso. Las vitaminas B están presentes en cantidades más que abundantes en las carnes, verduras y frutos secos. Aunque el pan y otros productos de trigo por ley estén obligados a tener ácido fólico añadido, excederás el contenido de ácido fólico de los productos de trigo varias veces sólo por ingerir un puñado de semillas de girasol o espárragos. Un cuarto de taza de espinacas o cuatro tallos de espárragos, por ejemplo, igualan la cantidad de ácido fólico de la mayoría de los cereales (también los *folatos* de fuentes naturales pueden ser superiores al *ácido fólico* de los alimentos procesados enriquecidos). Los frutos secos y las verduras, en general, son fuentes excepcionalmente ricas en folato y representan la manera en que los humanos tendrían que obtenerlo (las mujeres embarazadas o en lactancia son la excepción y sí podrían beneficiarse de la suplementación de ácido fólico o folato para cubrir sus necesidades y prevenir defectos del tubo neural). Igualmente, la vitamina B_6 y la tiamina se obtienen en cantidades mucho mayores en cuatro onzas de pollo o cerdo, un aguacate o ¼ de taza de semillas de linaza molidas que en un peso equivalente de productos de trigo.

Además, la eliminación del trigo de tu dieta, de hecho, mejora la absorción de vitamina B_6. No es raro, por ejemplo, que al eliminar el trigo aumenten la vitamina B_{12} y el folato, junto con los niveles de hierro, cinc y magnesio, ya que la salud gastrointestinal mejora y con ella la absorción de nutrientes.

Eliminar el trigo puede ser incómodo, pero ciertamente no es malo para la salud.

PROGRAMA TU TRIGOTOMÍA RADICAL

Afortunadamente, eliminar el trigo de tu dieta no es tan malo como acomodar espejos y escalpelos para extirpar tu propio apéndice sin anestesia. Para algunas personas, es tan simple como pasar de largo la tienda de bagels o no aceptar los panecillos dulces. Para otras, puede ser una experiencia desagradable semejante a una endodoncia o a vivir con tus suegros durante un mes.

En mi experiencia, la forma más efectiva y, finalmente, la más fácil de eliminar el trigo es hacerlo abrupta y completamente. La montaña rusa de insulina y glucosa causada por el trigo, junto con los efectos de las exorfinas adictivas, para algunas personas dificulta la reducción gradual del trigo, así que el cese abrupto puede ser preferible. La eliminación abrupta y completa del trigo desencadenará, en las personas susceptibles, el fenómeno de abstinencia. Pero salir de la abstinencia que acompaña al cese abrupto puede ser más fácil que pasar por las constantes fluctuaciones de antojos que por lo general acompañan a la reducción, lo cual no es muy diferente a un alcohólico tratando de estar sobrio. No obstante, algunas personas se sienten más cómodas con la reducción gradual que con la eliminación abrupta. De cualquier manera, el resultado final es el mismo.

A estas alturas, estoy seguro de que estás en sintonía con el hecho de que el trigo no sólo se trata de pan. El trigo es omnipresente, está en todo.

Muchas personas, cuando comienzan a identificar los alimentos que contienen trigo, lo encuentran en casi todos los alimentos procesados que han estado consumiendo, incluso en los lugares más improbables como las sopas de "crema" enlatadas y las cenas congeladas "saludables". El trigo está allí por dos razones: una, sabe bien; dos, estimula el apetito. La última no es para *tu* beneficio, por supuesto, sino para el beneficio de los fabricantes de alimentos. Para los fabricantes de alimentos, el trigo es como la nicotina de los cigarrillos: el mejor seguro que tienen para fomentar el consumo continuo (incidentalmente, entre otros ingredientes comunes en los alimentos procesados que aumentan su consumo, aunque no tan potentes como el efecto del trigo, están el sirope de maíz rico en fructosa, el almidón de maíz y la sal; también vale la pena evitarlos).

Retirar el trigo requiere, sin lugar a dudas, algo de premeditación. Los alimentos hechos con trigo tienen la indiscutible ventaja de la comodidad: sándwiches y wraps, por ejemplo, son fáciles de llevar, guardar y se comen con la mano. Evitar el trigo significa llevar tu propia comida al trabajo y utilizar un tenedor o una cuchara para comerla. Puede significar que tengas que hacer compras más seguido y, no lo quiera Dios, cocinar. Una mayor dependencia de las verduras y frutas frescas también puede significar ir a la tienda, al mercado de productores o a la verdulería un par de veces a la semana.

Sin embargo, el factor de la incomodidad está muy lejos de ser insuperable. Puede significar unos cuantos minutos de preparación previa como cortar y empacar un trozo de queso y ponerlo en una bolsita para llevar al trabajo, junto con varios puñados de almendras crudas y sopa de verduras en un contenedor. Puede significar guardar un poco de tu ensalada de espinacas de la cena para comer a la mañana siguiente en el desayuno (sí: la cena de desayuno, una estrategia útil que comentaré más adelante).

La gente que habitualmente consume productos de trigo se vuelve malhumorada, confusa y cansada después de sólo un par de horas de no tener un producto de trigo. A menudo buscan desesperadamente alguna migaja o pedazo para aliviar el dolor, un fenómeno que he observado divertido desde mi cómoda perspectiva ventajosa sin trigo, pero, una vez que has eliminado el trigo de tu dieta, el apetito ya no está manejado por la montaña rusa de glucosa e insulina de la saciedad y el hambre y no necesitarás darte tu "toque" de exorfinas cerebrales activas. Después de desayunar a las 7:00 am. dos huevos revueltos con verduras, pimientos y aceite de oliva, por ejemplo, probablemente no volverás a estar hambriento hasta el mediodía o la 1 p.m. Compara esto con el ciclo de 90–120 minutos de hambre insaciable que experimenta la mayoría de la gente después de un tazón de cereal alto en fibra a las 7:00 a.m., que hace que necesiten un bocadillo a las 9 en punto y otro bocadillo a las 11 en punto o una comida temprano. Puedes ver qué fácil se hace la reducción de las 350 a 400 calorías diarias de tu consumo total, que resulta natural e inconscientemente de la eliminación del trigo. También evitarás la depresión de la tarde que mucha gente experimenta alrededor de las 2:00 o las 3:00 p.m., la confusión perezosa que se presenta después de comer un sándwich de pan de trigo entero, el apagón mental que ocurre debido a la alta de glucosa seguida de la baja. Una comida, por ejemplo, compuesta de atún (sin pan) mezclado con un aderezo de mayonesa o aceite de oliva, junto con rebanadas de calabacita y un puñado (o varios puñados) de nueces no generará en lo absoluto el altibajo de glucosa e insulina, sólo un nivel de azúcar en la sangre normal constante que no tiene ningún efecto que cause sueño ni pereza.

La mayoría de la gente encuentra difícil creer que la eliminación del trigo a la larga puede hacer sus vidas más fáciles, no más difíciles. La gente que no consume trigo se libera de las búsquedas desesperadas cíclicas de comida cada dos horas y se siente cómoda durante periodos largos sin alimento. Cuando se sientan finalmente a comer, se conforman con menos. La vida… simplificada.

En efecto, mucha gente está esclavizada por el trigo y los horarios y hábitos dictados por su disponibilidad. Una trigotomía radical, por lo tanto, significa más que retirar un componente de la dieta. Elimina de tu vida un estimulante potente del apetito que gobierna el comportamiento y el impulso frecuente e impla- cablemente. Eliminar el trigo te hará libre.

Ayuno: más fácil de lo que piensas

Ayunar puede ser una de las herramientas más poderosas para recuperar la salud: pérdida de peso, reducción de la presión sanguínea, mejores respuestas a la insulina, longevidad, así como mejoría de numerosas enfermedades.[1] Aunque el ayuno frecuentemente se considera una práctica religiosa (por ejemplo el Ramadán en el Islam; ayuno de la Natividad, de la Cuaresma y de la Asunción de la Iglesia Cristiana Ortodoxa Griega), está entre las estrategias más menospreciadas para la salud.

Sin embargo, para la persona promedio que come una dieta típica estadounidense que incluye trigo, el ayuno puede ser una experiencia dolorosa que requiere una fuerza de voluntad monumental. La gente que consume productos de trigo por lo general rara vez puede ayunar con éxito durante más de unas cuantas horas y con frecuencia se rinde al frenesí de comer todo lo que esté a la vista.

Resulta interesante que la eliminación del trigo haga mucho más fácil el ayuno, casi sin esfuerzo.

Ayuno significa nada de comida, sólo agua (la hidratación vigorosa también es clave para un ayuno seguro), durante un periodo que va de dieciocho horas a varios días. La gente que no consume trigo puede ayunar durante dieciocho, veinticuatro, treinta y seis, setenta y dos o más horas con poca o ninguna incomodidad. La habilidad para ayunar, por supuesto, imita la situación natural de un cazador-recolector, que podía estar sin alimento durante días o incluso semanas cuando la caza fallaba o surgía algún otro obstáculo natural para la disponibilidad del alimento.

La capacidad de ayunar cómodamente es *natural*; la incapacidad de estar más de unas cuantas horas sin comer antes de buscar calorías alocadamente *no es natural*.

TRIGÓLICOS Y EL SÍNDROME DE ABSTINENCIA DEL TRIGO

Aproximadamente el 30 por ciento de la gente que elimina los productos de trigo abruptamente de su dieta experimentará el efecto de la abstinencia. A diferencia de la abstinencia de opiáceos o alcohol, la abstinencia del trigo no resulta en convulsiones o alucinaciones, desvanecimientos u otros fenómenos peligrosos. La comparación más cercana a la abstinencia del trigo es la abstinencia de nicotina que resulta de dejar el cigarrillo. Para algunas personas, la experiencia es casi igual de intensa. Tal como la abstinencia de nicotina, la abstinencia de trigo puede causar fatiga, confusión mental e irritabilidad. También puede estar acompañada por una vaga disforia, un sentimiento de humor apagado y tristeza. La abstinencia de trigo con frecuencia tiene el único efecto de disminuir la capacidad de hacer ejercicio, que por lo general dura de dos a cinco días. La abstinencia del trigo tiende a ser de corta duración, mientras que los exfumadores por lo general siguen subiéndose por las paredes después de tres o cuatro semanas. En cambio, la mayoría de los excomedores de trigo se sienten mejor después de una semana (lo más que he visto persistir los síntomas de abstinencia del trigo es cuatro semanas, pero es inusual).

La gente que sufre por la abstinencia por lo general es la misma que experimentaba antojos increíbles de productos de trigo en su dieta anterior. Es la gente que habitualmente come pretzels, galletas y pan todos los días como resultado del poderoso impulso alimenticio desencadenado por el trigo. Los antojos ocurren en ciclos de aproximadamente dos horas, lo que refleja las fluctuaciones de glucosa e insulina que resultan de los productos de trigo. Saltarse un refrigerio o comida les provoca alteración: temblores, nerviosismo, dolor de cabeza, fatiga y antojos intensos; todos estos síntomas pueden persistir durante el periodo completo de abstinencia.

¿Cuál es la causa de la abstinencia de trigo? Es probable que los años de consumo abundante de carbohidratos hagan que el metabolismo dependa de una suplementación constante de azúcares que se absorben fácilmente como los que se encuentran en el trigo. La eliminación de las fuentes de azúcar obliga al cuerpo a adaptarse a movilizar y quemar ácidos grasos, en lugar de azúcares de más fácil acceso, un proceso que requiere varios días para que se ponga en funcionamiento. Sin embargo, este paso es una parte necesaria para convertir el *depósito* de grasa en *movilización* de grasa y para lograr el encogimiento de la grasa visceral de la panza de trigo. La abstinencia de trigo comparte efectos fisiológicos con las dietas restringidas en carbohidratos (los aficionados a la dieta Atkins le llaman resfriado de inducción, el sentimiento de cansancio y dolor que se desarrolla con la fase de inducción sin carbohidratos del programa). Privar al cerebro de las exorfinas derivadas del gluten de trigo también se suma al efecto de abstinencia, fenómeno que probablemente es responsable de los antojos de trigo y la disforia.

Hay dos formas de suavizar el golpe. Una es reducir el trigo gradualmente durante una semana, una manera que funciona sólo para algunas personas. Sin embargo, ten cuidado: algunas personas son tan adictas al trigo que este proceso de reducción les resulta abrumador por el repetitivo despertar de los fenómenos adictivos con cada mordida que le dan a un bagel o bollo. Para las personas que tienen una adicción muy fuerte al trigo, cortarlo de tajo podría ser la única forma de romper el ciclo. Es similar al alcoholismo. Si tu amigo bebe dos quintos de galón de whisky al día y le insistes en que reduzca a dos vasos al día, seguramente él prefiere ser más sano y vivir más, pero le resultaría prácticamente imposible hacerlo.

Segundo, si crees que estás entre los que experimentarán la abstinencia, es importante elegir el mejor momento para hacer la transición de la eliminación del trigo. Elige un periodo de tiempo en el que no necesites estar a máximo rendimiento, por ejemplo, cuando estés de vacaciones del trabajo o en un fin de semana largo. La confusión y la pereza mentales que experimentan algunas personas pueden ser importantes, lo que hace que la concentración prolongada y el desempeño en el trabajo se dificulten (ciertamente, no esperarás comprensión de tu jefe o de tus compañeros de trabajo, que probablemente se burlarán de tu explicación y dirán cosas como "¡Tom le tiene miedo a los bagels!")

Aunque la abstinencia de trigo puede ser molesta e incluso puede hacer que quieras morder a tus seres queridos y compañeros de trabajo, es inofensiva. Nunca he visto ningún efecto adverso genuino, ni se ha reportado ninguno, más que los descritos anteriormente. Decir no al pan tostado y los muffins es difícil para algunos, y está cargado de muchos matices emocionales, con antojos crónicos que pueden regresar a ti durante meses y años, pero es bueno para tu salud, no dañino.

Afortunadamente, no todos experimentan el síndrome completo de abstinencia. Algunos no lo experimentan en lo absoluto y se preguntan por qué tanto escándalo. Algunas personas pueden dejar de fumar así de golpe y nunca mirar atrás. Lo mismo con el trigo.

NO HAY VUELTA ATRÁS

Otro fenómeno extraño: una vez que has seguido una dieta sin trigo durante unos cuantos meses, puedes notar que volver a consumir trigo provoca efectos indeseables, que van desde dolores articulares hasta asma y alteración gastrointestinal. Éstos pueden ocurrir haya habido o no abstinencia en un principio. El "síndrome" de reexposición más frecuente consiste en gas, distensión, retortijones y diarrea durante seis a cuarenta y ocho horas. De hecho, los efectos gastrointestinales de la reexposición al trigo en muchas formas reflejan los de la intoxicación alimentaria aguda, es decir, no son diferentes a haber consumido pollo en mal estado o salchicha contaminada con materia fecal.

El siguiente fenómeno más común por reexposición son los dolores articulares, el dolor sordo tipo artritis, que afecta por lo general a múltiples articulaciones como codos, hombros y rodillas, y que puede llegar a durar varios días. Otros experimentan empeoramiento agudo del asma, suficiente para requerir inhaladores durante varios días. Los efectos en el comportamiento o el humor también son frecuentes y van desde un estado de ánimo apagado y fatiga hasta ansiedad e ira (por lo general en el sexo masculino).

No está claro por qué sucede esto, ya que ningún estudio se ha dedicado a explorarlo. Mi sospecha es que la inflamación probablemente estuvo presente en varios órganos durante la época de consumo de trigo. Esto sana al eliminar el trigo y se vuelve a inflamar con la reexposición al trigo. Sospecho que los efectos sobre el comportamiento y el humor se deben a las exorfinas, algo similar a lo que los pacientes esquizofrénicos vivieron durante los experimentos de Filadelfia.

La mejor manera de evitar los efectos de la reexposición: evitar el trigo una vez que lo has eliminado de tu dieta.

¡Subí treinta libras por una galleta!

No, no es un encabezado del *National Enquirer* junto a "¡Mujer de Nueva York adopta extraterrestre!" Podría ser verdad en personas que se han alejado del trigo.

En aquéllos que son susceptibles a los efectos adictivos del trigo, sólo hace falta una galleta o un pretzel en un momento de indulgencia. Una bruschetta en la fiesta de la oficina o un puñado de pretzels en la hora feliz pueden abrir las compuertas del impulso. Una vez que empiezas, no puedes parar: más galletas, seguidas de trigo rallado para el desayuno, sándwiches para el almuerzo, más galletas de refrigerio, pasta y panecillos para la cena, etc. Como cualquier adicto, racionalizas tu comportamiento: "No puede ser tan malo. Esta receta es de un artículo de revista sobre comer sano". O "Me portaré mal hoy, pero mañana ya no". Antes de que te enteres, todo el peso que habías perdido, lo volverás a subir en semanas. He visto gente recuperar treinta, cuarenta, incluso setenta libras antes de poner un alto.

Tristemente, quienes sufrieron más a causa de la abstinencia del trigo durante la eliminación son las mismas personas más propensas a este efecto. El consumo sin control puede ser resultado de hasta la más mínima e "inofensiva" indulgencia. La gente que no es propensa a este efecto puede ser escéptica, pero he sido testigo de esto en cientos de pacientes. La gente que es susceptible a este efecto sabe muy bien lo que significa.

Aparte de tomar fármacos opiáceos bloqueadores como la naltrexona, no existe una manera saludable y fácil de brincar esta etapa desagradable pero necesaria. La gente propensa a este fenómeno simplemente tiene que estar alerta y no dejar que el pequeño demonio del trigo que está sobre su hombro susurre: "¡Anda! Es sólo una galletita".

¿Y QUÉ HAY DE OTROS CARBOHIDRATOS?

Cuando quitas el trigo de tu dieta, ¿qué queda?

Quita el trigo de tu dieta y habrás quitado la fuente más evidente de problemas alimenticios de la gente que, en todo lo demás, sigue una dieta saludable.

El trigo realmente es lo peor de lo peor en carbohidratos. Pero otros carbohidratos también pueden ser fuente de problemas, aunque en una escala menor en comparación con el trigo.

Creo que todos hemos sobrevivido a un periodo de cuarenta años de consumo excesivo de trigo. Nos hemos deleitado con cada nuevo producto alimenticio procesado que ha llegado a los estantes del supermercado desde los setenta en adelante, nos hemos dado el gusto de los alimentos de desayuno, comida, cena y refrigerios ricos en carbohidratos. Como resultado, durante décadas, nos hemos expuesto a grandes fluctuaciones de azúcar en la sangre y glicación, a tener una resistencia grave y creciente a la insulina, al crecimiento de grasa visceral y a respuestas inflamatorias, todo lo cual nos lleva a tener páncreas cansados y golpeados, incapaces de dar abasto con la demanda de producción de insulina. Los desafíos generados por el consumo continuo de carbohidratos impuestos a nuestra función pancreática abatida nos lleva por el camino de la prediabetes y la diabetes, la hipertensión, las anomalías lipídicas (bajo HDL, triglicéridos altos, partículas de LDL pequeñas), la artritis, las enfermedades cardíacas, los accidentes cerebrovasculares y todas las demás consecuencias del consumo excesivo de carbohidratos.

Por esta razón, creo que, además de la eliminación del trigo, una reducción general de los carbohidratos también es beneficiosa. Ayuda a la liberación de todos los fenómenos de indulgencia por carbohidratos que hemos cultivado todos estos años.

Si deseas que retrocedan los efectos de desencadenamiento de estimulación del apetito, distorsión de la insulina y partículas pequeñas de LDL mucho más allá del trigo, o si entre tus objetivos de salud está lograr una pérdida importante de peso, entonces debes considerar reducir o eliminar los siguientes alimentos, además de eliminar el trigo.

- **Almidón de maíz y harina de maíz**: productos de harina de maíz, tales como tacos, tortillas, botanas de maíz y panes de maíz, cereales, salsas y aderezos tipo gravy espesadas con almidón de maíz.
- **Botanas**: papas fritas, pasteles de arroz, palomitas de maíz. Estos alimentos, como los hechos de almidón de maíz, suben el azúcar en la sangre a la estratosfera.
- **Postres**: Tartas, pasteles, cupcakes, helados, sorbetes y otros postres azucarados; todos tienen demasiada azúcar.
- **Arroz**: blanco o integral y arroz salvaje. Las porciones moderadas son relativamente benignas, pero las porciones grandes (más de ½ taza) generan efectos adversos en el azúcar en la sangre.
- **Papas**: Blancas, rojas, batatas y camotes causan efectos similares a los generados por el arroz.
- **Legumbres**: frijoles negros, judías blancas, alubias, habas, garbanzos, lentejas. Al igual que las papas y el arroz, pueden generar efectos en el azúcar en la sangre, especialmente si la porción se excede de ½ taza.
- **Alimentos sin gluten**: Deberían evitarse debido a que el almidón de maíz, el almidón de arroz, el almidón de papa y el almidón de tapioca que se utilizan en lugar del gluten de trigo provocan enormes elevaciones del azúcar en la sangre.
- **Jugos de frutas y refrescos**: Incluso si son "naturales", los jugos de frutas no son buenos para ti. Aunque tienen componentes saludables como flavonoides y vitamina C, la carga de azúcar es simplemente demasiado grande para ser benéfica. Porciones pequeñas de dos a cuatro onzas generalmente están bien, pero una cantidad mayor desencadenará consecuencias en el azúcar en la sangre. Los refrescos, en especial los carbonatados, son muy malos para

la salud principalmente a causa de los azúcares añadidos, el sirope de maíz rico en fructosa, los colorantes y los problemas de ácido de la carbonación del ácido carbónico.

- **Frutas secas**: arándanos secos, pasas, higos, dátiles, albaricoques.
- **Otros granos**: Los granos que no son trigo, como la quinoa, el sorgo, el alforfón, el mijo y posiblemente las avenas no generan las consecuencias en el sistema inmunológico y las exorfinas que ocasiona el trigo. Sin embargo, presentan desafíos de carbohidratos sustanciales, suficientes para generar niveles altos de azúcar en la sangre. Creo que estos granos son más seguros que el trigo, pero es clave consumir porciones pequeñas (menos de ½ de taza) para minimizar el impacto sobre el azúcar en la sangre.

En términos de mitigación de efectos adversos del trigo, no hay necesidad de restringir las grasas. Pero algunas grasas y alimentos grasosos realmente no deberían ser parte de la dieta de nadie. Estos incluyen grasas hidrogenadas (trans) de alimentos procesados, aceites fritos que contienen subproductos excesivos de la oxidación y formación de PGA y embutidos como chorizos, tocino, salchichas, salami, etc. (nitrito de sodio y PGA).

LAS BUENAS NOTICIAS

Entonces, ¿qué *se puede* comer?

Hay varios principios básicos que te pueden servir mucho en tu campaña sin trigo.

Come verduras. Ya lo sabías. Aunque no soy fan de la sabiduría convencional, en este punto, la sabiduría convencional es absolutamente correcta: las verduras, en su maravillosa variedad, son los mejores alimentos del planeta Tierra. Ricas en nutrientes como flavonoides y fibra, deberían ser la pieza central de la dieta de todos. Antes de la revolución agraria, los humanos cazaban y recolectaban sus alimentos. La parte recolectada de la ecuación se refiere a plantas como cebollas silvestres, hierba de ajo, hongos, achicoria, verdolagas y muchas otras. Cualquiera que diga "no me gustan las verduras" es culpable de no haberlas probado todas, la misma gente que cree que el mundo de las verduras terminan con la crema de maíz y las habichuelas tiernas enlatadas. No pueden "no gustarte" si no las has probado. La increíble variedad de sabores, texturas y versatilidad de las verduras significa que hay opciones para todos, desde berenjenas rebanadas y horneadas con aceite de oliva y carnosos hongos portobello hasta ensalada Caprese de tomates rebanados, mozzarella, albahaca fresca y aceite de oliva o rábano daikon y jengibre en vinagre como guarnición de un pescado. Amplía la variedad de tus verduras más allá de tus hábitos usuales. Explora los hongos como los shiitake y porcini. Adorna platillos preparados con vegetales de la familia de la cebolla como los cebollinos, el ajo, los puerros y los chalotes. Las verduras no deben ser sólo para la cena; piensa en verduras para cualquier hora del día, incluso para el desayuno.

Come *algo* de fruta. Nótese que no dije "Come frutas y verduras". Esto es porque las dos no van juntas, a pesar de la frase que se escapa de las bocas de los dietistas y demás personas que repiten la forma de pensar convencional. Aunque las verduras deban ser consumidas ad libitum, la fruta debe consumirse en cantidades limitadas. Claro, la fruta contiene componentes saludables, como flavonoides, vitamina C y fibra. Pero la fruta, en especial la que fue tratada con herbicidas y fertilizantes, y que fue rociada con gas e hibridada ahora tiene demasiado azúcar. Tener acceso durante todo el año a frutas altas en azúcar puede sobreexponerte a suficientes azúcares como para amplificar las tendencias diabéticas. Yo recomiendo a los pacientes que las porciones pequeñas como ocho a diez moras azules, dos fresas, algunos pedazos de manzana o naranja están bien; más de eso comenzará a provocar exceso de azúcar en la sangre. Las moras (moras azules, zarzamoras, fresas, arándanos, cerezas) encabezan la lista con el mayor contenido de nutrientes y el menor de azúcares, mientras que los plátanos, la piña, el mango y la papaya necesitan estar especialmente limitados debido a su alto contenido de azúcar.

Come frutos secos crudos. Las almendras crudas, nueces, pacanas, avellanas, nueces de Brasil, pistachos y anacardos son maravillosos. Y puedes comer tantos como quieras. Te llenan y tienen mucha fibra, aceites monoinsaturados y proteína. Reducen la presión sanguínea, reducen el colesterol LDL (incluso las partículas de LDL pequeñas) y consumirlos varias veces a la semana puede agregar dos años a tu vida.[2]

No hay exceso de frutos secos, siempre que estén crudos (crudos significa que no estén asados en aceite hidrogenado de semilla de algodón o de soya, ni "asados con miel", ni sean la mezcla de frutos para acompañar una cerveza, ni ninguna otra de esas interminables variedades de nueces procesadas, variedades que transforman a las saludables nueces crudas en algo que provoca aumento de peso, presión sanguínea alta y elevación del colesterol LDL). No es la recomendación de "no consumir más de 14 nueces a la vez" ni de comer sólo el paquete de cien calorías que dan los dietistas que temen al consumo de grasa. Mucha gente no sabe que se pueden comer o incluso comprar frutos secos crudos. Están disponibles en grandes cantidades en la sección a granel de las tiendas de alimentos, en bolsas de tres libras en tiendas que venden empaques grandes como Sam's Club y Costco y en tiendas de comida saludable. Los maníes, por supuesto, no son frutos secos, sino legumbres; no se pueden comer crudos. Los maníes deben hervirse o asarse en seco y la etiqueta no debe incluir ingredientes como aceite de soya hidrogenado, harina de trigo, maltodextrina, almidón de maíz, sacarosa; sólo maníes.

Utiliza aceites generosamente. Limitar el aceite es completamente innecesario, es parte de los disparates dietéticos de la nutrición de los últimos cuarenta años. Utiliza aceites saludables de manera generosa, como aceite de oliva extra virgen, aceite de coco, aceite de aguacate y aceite de cacao, y evita los aceites poliinsaturados como el de semilla de girasol, cártamo, maíz y aceites vegetales (que desencadenan la oxidación e inflamación). Intenta minimizar el calor y cocina a bajas temperaturas; nunca frías, ya que la fritura es el extremo de la oxidación que desencadena, entre otras cosas, la formación de PGA.

Come carnes y huevos. La fobia a la grasa de los últimos cuarenta años nos alejó de alimentos como los huevos, el solomillo y el cerdo, por su contenido de grasa saturada, pero la grasa saturada nunca fue el problema. No obstante, los carbohidratos *en combinación* con la grasa saturada provocan que las mediciones de partículas de LDL se disparen. El problema son los carbohidratos más que la grasa saturada. De hecho, en estudios nuevos se ha exonerado a la grasa saturada como causa de infarto al corazón y riesgo de accidentes cerebrovasculares.[3] También existe el problema de los PGA exógenos, que acompañan a los productos animales; los PGA son componentes poco saludables de las carnes que están dentro de los componentes de productos animales potencialmente poco saludables, pero la grasa saturada no. La exposición reducida a los PGA exógenos de los productos animales consiste en tratar de cocinar a temperaturas más bajas, por periodos de tiempo más cortos, siempre que se pueda.

Intenta comprar carnes de ganado alimentado con pasto (que tienen una composición mayor de ácidos grasos omega-3 y menor probabilidad de estar llenos de antibióticos y hormona de crecimiento) y de preferencia aquéllos criados en condiciones humanitarias y no en una granja productora equivalente a Auschwitz. No frías la carne (las temperaturas altas oxidan los aceites y crean PGA) y evita los embutidos por completo. También deberías comer huevos. No "un huevo a la semana" ni ninguna otra restricción no fisiológica. Come lo que tu cuerpo te diga que comas, ya que las señales del apetito, una vez que te deshaces de los estimulantes no naturales del apetito como la harina de trigo, te dirán lo que requieres.

Come productos lácteos. Disfruta el queso, otro alimento maravillosamente diverso. Recuerda que la grasa *no* es el problema, así que disfruta los quesos grasos, como el suizo o el cheddar o quesos exóticos como el Stilton, Crotin du Chavignol, Edam o Comté. El queso sirve como un maravilloso refrigerio o como la pieza central de una comida.

Otros productos lácteos como el queso cottage, el yogur, la leche y la mantequilla deben consumirse en cantidades limitadas de no más de una porción al día. Yo creo que los adultos deberían limitar los productos lácteos que no sean queso debido al efecto insulinotrópico de las proteínas lácteas, la tendencia que tiene la proteína láctea a incrementar la liberación pancreática de insulina[4] (el proceso de fermentación requerido para hacer queso reduce el contenido de aminoácidos responsables de este efecto). Los productos lácteos también deberían estar en su forma menos procesada. Por ejemplo, escoge yogur de leche entera, sin sabor y sin endulzar en lugar de un yogur endulzado, con contenido de azúcar y sirope de maíz alto en fructosa.

La mayoría de las personas con intolerancia a la lactosa son capaces de consumir, al menos, un poco de queso, siempre que sea queso real, que haya sido sometido al proceso de fermentación (puedes distinguir el queso real por las palabra "cultivo" o "cultivo vivo" en la lista de ingredientes, que significa que se adicionó un organismo vivo para fermentar la leche). La fermentación reduce el contenido de lactosa en el producto final, el queso. Las personas intolerantes a la lactosa también tienen la opción de escoger productos lácteos a los que se añade enzima lactasa o pueden tomar la enzima en forma de píldora.

El tema de los productos de soya puede estar muy cargado. Yo creo que esto se debe principalmente a la proliferación de la soya, como del trigo, en varias formas en los alimentos procesados, además del hecho de que la soya ha sido el foco de atención de mucha modificación genética. Debido a que ahora es prácticamente imposible saber qué alimentos tienen soya modificada genéticamente, yo recomiendo a mis pacientes que consuman soya en cantidades moderadas y de preferencia en su forma fermentada, por ejemplo, tofu, tempeh, miso y natto, ya que la fermentación degrada las lectinas y fitatos de la soya que potencialmente pueden producir efectos intestinales adversos. La leche de soya puede ser un sustituto útil de la leche para los intolerantes a la lactosa, pero

El enfoque nutricional de la panza de trigo para una salud óptima

La mayoría de los adultos son un caos metabólico creado, en gran medida, por el consumo excesivo de carbohidratos. Eliminar la peor fuente de todas, el trigo, arregla gran parte del problema. Sin embargo, hay otras fuentes de problemas ocasionados por carbohidratos que, si se desea tener control total de las distorsiones metabólicas y del peso, también deberían ser minimizadas o eliminadas. A continuación, presento un resumen.

Consume en cantidades ilimitadas

Verduras (excepto papas y maíz): incluyendo hongos, hierbas, calabaza y calabacín.

Frutos secos y semillas: almendras, nueces, pacanas, avellanas, nueces de Brasil, pistachos, anacardos y macadamias; maníes (cocidos o asados en seco), semillas de girasol, semillas de calabaza, semillas de sésamo, harina de frutos secos.

Aceites: de oliva extra virgen, aguacate, nuez, coco, manteca de cacao, semilla de linaza, macadamia, sésamo.

Carnes y huevos: de preferencia orgánicos y de granjas sin jaulas, pollo, pavo, carne de res, cerdo, búfalo, avestruz, aves, pescado, mariscos, huevos (yemas incluidas).

Queso

Condimentos no azucarados: mostaza, rábano picante, tapenades, salsas, mayonesa, vinagre (blanco, de vino tinto, de sidra de manzana, balsámico) salsa inglesa, salsa de soya, salsas de chile o de pimientos.

Otros: semillas de linaza (molidas), aguacates, aceitunas, coco, especias, cacao (sin endulzar).

Consumir en cantidades limitadas

Lácteos (excepto queso): leche, queso cottage, yogur, mantequilla.

Fruta: las moras son lo mejor, es decir, moras azules, frambuesas, creo que, por las razones ya mencionadas, es mejor consumirla en cantidades limitadas. Precauciones similares se aplican a los frijoles de soya enteros y los edamame.

Alimentos diversos. Aceitunas (verdes, kalamata, rellenas, en vinagre, en aceite de oliva), aguacates, verduras en vinagre (espárragos, pimientos, rábano, tomates) y semillas crudas (de

zarzamoras, fresas, arándanos y cerezas. Ten precaución de las frutas más azucaradas como la piña, la papaya, el mango y el plátano. Evita la fruta seca, especialmente higos y dátiles, debido al alto contenido de azúcar.

Maíz entero (no confundir con harina de maíz o almidón de maíz, que deben evitarse)

Jugos de frutas

Granos sin gluten, excepto trigo: quinoa, mijo, sorgo, teff, amaranto, alforfón, arroz (integral y blanco) avena, arroz salvaje.

Legumbres: frijoles negros, alubias, judías blancas, frijoles blancos, habas, lentejas, garbanzos; papas (blancas y rojas) camote y batatas.

Productos de soya: tofu, tempeh, miso, natto; edamame, frijoles de soya

Consumir rara vez o nunca

Productos de trigo: panes con base de trigo, pasta, fideos, galletas, pasteles, tartas, cupcakes, cereales, panqueques, waffles, pan pita, couscous; centeno, bulgur, triticale, kamut, cebada.

Aceites insalubres: fritos, hidrogenados, poliinsaturados (especialmente de maíz, semilla de girasol, cártamo, semilla de uva, semilla de algodón, frijol de soya).

Alimentos sin gluten: específicamente los hechos de almidón de maíz, almidón de arroz, almidón de papa, o almidón de tapioca.

Frutas secas: higos, dátiles, ciruelas pasa, pasas, arándanos.

Alimentos fritos

Refrigerios azucarados: dulces, helados, sorbetes, fruit roll-ups, craisins, barras energéticas.

Edulcorantes azucarados ricos en fructosa: sirope o néctar de agave, miel, sirope de maple, sirope de maíz alto en fructosa, sacarosa.

Condimentos azucarados: jaleas, mermeladas, conservas, ketchup (si contiene sacarosa o sirope de maíz alto en fructosa), conservas agridulces.

calabaza, girasol y sésamo) están entre los complementos que proporcionan variedad. Es importante ampliar las opciones de alimento fuera de los hábitos usuales, ya que parte del éxito de la dieta es la variedad para proporcionar abundantes vitaminas, minerales, fibra y fitonutrientes. (De lo contrario, parte de la causa de fracaso de muchas dietas comerciales modernas es la falta de variedad. El hábito moderno de concentrar las fuentes de calorías en un grupo de alimento, el trigo por ejemplo, significa que habrá carencia de otros nutrientes, por esto, la necesidad de enriquecimiento).

Los condimentos son a la comida lo que las personalidades ingeniosas son a la conversación: pueden ir por toda la gama de emociones y giros de razón y hacerte reír. Mantén un suministro de rábano picante, wasabi y mostazas (Dijon, mostaza marrón, china, criolla, chipotle, wasabi, de rábano picante y las variedades distintas de mostazas regionales), y jura que no usarás ketchup nunca más (especialmente la que está hecha con sirope de maíz rico en fructosa). Los tapenades (untables hechos de pasta de aceitunas, alcaparras, alcachofas, hongos portobello y ajo asado) se pueden comprar listos para ahorrarte el esfuerzo y son untables maravillosos para berenjenas, huevos o pescado. Probablemente ya sepas que las salsas están disponibles en gran variedad o que pueden prepararse fácilmente en minutos con un procesador de alimentos.

La sazón no debe empezar y terminar en la sal y pimienta. Las hierbas y especias no sólo son una gran fuente de variedad, sino que agregan mucho al perfil nutricional de una comida. La albahaca fresca o seca, el orégano, la canela, el comino, la nuez moscada y docenas de otras hierbas y especias están disponibles en cualquier tienda de alimentos bien surtida.

El bulgur, el kamut, el triticale, el centeno y la cebada comparten herencia genética con el trigo y por lo tanto tienen al menos parte de los efectos potenciales del trigo y deben evitarse. Otros granos distintos al trigo, como la avena (aunque para algunas personas intolerantes al gluten, en especial las que padecen enfermedades inmunomediadas como la enfermedad celíaca, hasta la avena cae en la lista de los alimentos que no hay que consumir nunca), la quinoa, el mijo, el amaranto, el teff, la chía y el sorgo son esencialmente carbohidratos que no tienen los efectos inmunológicos o cerebrales del trigo. A pesar de no ser tan indeseables como el trigo, sí cobran una cuota metabólica. Por lo tanto, es mejor que estos granos se usen después de terminar el proceso de eliminación del trigo, cuando los objetivos metabólicos y la pérdida de peso se hayan alcanzado y pueda permitirse una relajación de la dieta. Si eres de esas personas con un gran potencial de adicción al trigo, también debes tener cuidado con estos granos. Como son ricos en carbohidratos, también incrementan mucho el azúcar en la sangre en algunas personas, aunque no en todas. La avena, por ejemplo, ya sea molida, a la irlandesa o cocinada a fuego lento, provocará que el azúcar en la sangre se dispare. Ninguna dieta debe estar dominada por ninguno de estos granos, tampoco los necesitas. Sin embargo, la mayoría de las personas puede estar bien al ingerirlos en cantidades moderadas (por ejemplo, ¼ a ½ taza). La excepción: si tienes sensibilidad al gluten comprobada, entonces debes evitar meticulosamente el centeno, la cebada, el bulgur, el triticale, el kamut y quizá la avena.

En el mundo de los granos, hay un grano que se encuentra aparte, ya que está hecho por completo de proteína, fibra y aceites: la semilla de linaza. Debido a que básicamente está desprovisto de carbohidratos que aumenten el nivel de azúcar en la sangre, la semilla de linaza molida es el único grano que se ajusta perfectamente a este enfoque (el grano no molido es indigerible). Utiliza el grano de linaza molido como cereal caliente (calentado, por ejemplo, con leche, leche de almendras sin endulzar, leche de coco o agua de coco o leche de soya; servido con nueces o moras azules) o agrégalo a alimentos como queso cottage o chiles. También puedes usarlo para empanizar pollo y pescado.

Una nota de precaución similar que se aplica a los granos que no son trigo, también se aplica a las legumbres (excepto los maníes). Las alubias, los frijoles negros, los frijoles blancos, las habas y otros frijoles con almidón tienen componentes sanos, como proteína y fibra, pero la carga de carbohidratos puede ser excesiva si se consumen en grandes cantidades. Una porción de una taza de frijoles por lo general contiene de 30 a 50 gramos de carbohidratos, cantidad suficiente para impactar sustancialmente el azúcar en la sangre de muchas personas. Por este motivo, al igual que con los granos que no son trigo, son preferibles las porciones pequeñas (½ taza).

Bebidas. Tal vez parezca austero, pero el agua debería ser tu primera opción. Los jugos cien por ciento de fruta se pueden disfrutar en cantidades pequeñas, pero las bebidas de frutas y los refrescos son muy mala idea. Tés y café, extractos de productos vegetales, están muy bien para disfrutar con o sin leche, crema, leche de coco o leche de soya entera. Si se puede argumentar a favor de las bebidas alcohólicas, la única que genuinamente sobresale para la salud es el vino tinto, fuente de flavonoides, antocianinas y el ahora popular resveratrol. La cerveza, por otro lado, es una bebida de fermento de trigo, en la mayoría de los casos y es la bebida alcohólica por excelencia que claramente debe ser evitada o minimizada. Las cervezas también tienden a ser altas en carbohidratos, en especial las cervezas espesas y oscuras. Si tienes marcadores positivos a celiaquía, no deberías consumir bajo ningún concepto cerveza que contenga trigo o gluten.

Algunas personas sólo necesitan tener el sabor y la textura reconfortantes de los alimentos hechos de trigo, pero no quieren provocarse los dolores de cabeza. En el ejemplo de plan de menú que comienza en la página 247 , incluyo un número de posibilidades de sustitutos sin trigo como la pizza sin trigo y el pan y muffins sin trigo (se pueden encontrar recetas selectas en el Apéndice B).

Para los vegetarianos, y con razón, el panorama será un poco más difícil, en particular los vegetarianos estrictos y veganos que evitan los huevos, los lácteos y el pescado. Pero es posible. Los vegetarianos estrictos necesitan confiar mucho más en los frutos secos, harinas de nuez, semillas, mantecas de nueces, semillas y aceites, aguacates y aceitunas y podrán tener un poco más de libertad de acción con los carbohidratos contenidos en los frijoles, lentejas, garbanzos, arroz salvaje, semilla de chía, batatas y camote. Si pueden conseguirse productos de soya no modificados genéticamente, entonces el tofu, tempeh y natto pueden proporcionar otra fuente rica en proteínas.

MANOS A LA OBRA:
UNA SEMANA DE UNA VIDA SIN TRIGO

Debido a que el trigo tiene un lugar muy importante en el mundo de las "comidas consuelo" y en el universo de los alimentos procesados cómodos y por lo general ocupa un lugar privilegiado en el desayuno, la comida y la cena, a algunas personas les cuesta trabajo conceptualizar cómo podría ser su vida sin él. Vivir sin trigo puede ser absolutamente aterrador.

El desayuno, en particular, desconcierta a mucha gente. Después de todo, si eliminamos el trigo, eliminamos cereales, pan tostado, English muffins, bagels, panqueques, waffles, donas y muffins, ¿qué queda? Mucho. Pero no serán necesariamente alimentos habituales de desayuno. Si consideras el desayuno como un alimento más, sin diferencias con la comida o la cena, las posibilidades son infinitas.

Las semillas de linaza molidas y los frutos secos molidos (almendras, avellanas, pacanas, nueces) son cereales calientes excelentes para el desayuno, calentados con leche, leche de coco o agua, leche de almendra sin endulzar o leche de soya con nueces, semillas de girasol crudas y moras azules y otras moras por encima. Los huevos regresan al desayuno en todo su esplendor: fritos, estrellados, escalfados, duros, revueltos. Agrega pesto de albahaca, tapenade de aceituna, verduras picadas, hongos, queso de cabra, aceite de oliva, carnes picadas (pero no tocino curado, salchicha ni salami) a tus huevos revueltos para obtener una variedad infinita de platillos. En lugar de un tazón de cereal de desayuno con jugo de naranja, come una ensalada Caprese de tomates rebanados y mozzarella adornada con hojas de albahaca fresca y aceite de oliva virgen extra. O guarda un poco de la ensalada de la noche anterior para el desayuno del día siguiente. Cuando tengas prisa, lleva un pedazo de queso, un aguacate fresco, una bolsa de plástico llena de pacanas y un puñado de frambuesas. O intenta una estrategia a la que llamo "cena de desayuno" que consiste en convertir los alimentos que normalmente consideras para la comida o la cena en alimentos para el desayuno. Aunque podría parecer un poco extraño a los observadores no informados, esta simple estrategia es una forma muy efectiva de mantener saludable la primera comida del día.

A continuación tienes una muestra de cómo se ve una dieta sin trigo de una semana. Nótese que una vez que se elimina el trigo y se sigue una estrategia nutricional cuidadosa en los demás aspectos, es decir, se consume una selección alimenticia no dominada por la industria de los alimentos procesados, sino rica en alimentos *reales*, no es necesario contar calorías ni adherirse a fórmulas que dicten porcentajes óptimos de calorías de grasa o proteínas. Estos problemas, de manera muy simple, se resuelven solos (a menos que tengas alguna enfermedad que requiera restricciones específicas, como gota, cálculos renales o enfermedad renal). Entonces, en la dieta de "panza de trigo" no encontrarás consejos como bebe leche baja en grasa o sin grasa, ni limítate a cuatro onzas de carne, ya que las restricciones como ésas simplemente son innecesarias cuando el metabolismo se revierte a la normalidad. Y esto casi siempre sucede una vez que los efectos que distorsionan el metabolismo están ausentes.

La única variable común de la dieta en este enfoque es el contenido de carbohidratos. Debido a la sensibilidad excesiva a los carbohidratos que la mayoría de los adultos ha adquirido a través de años de consumo excesivo de carbohidratos, me doy cuenta de que la mayoría tiene mejores resultados con un consumo diario de carbohidratos de 50 a 100 gramos por día. En ocasiones, se requiere una restricción aún más estricta de carbohidratos si estás tratando de revertir prediabetes o diabetes (por ejemplo, menos de 30 gramos diarios), mientras que la gente que hace ejercicio por periodos prolongados (por ejemplo, corredores de maratón, triatletas, ciclistas de largas distancias) necesitará incrementar su consumo de carbohidratos durante el ejercicio.

Nótese que los tamaños de las porciones que están especificadas son, por ende, sólo sugerencias, no restricciones. Todos los platillos para los que hay una receta en el Apéndice B están en negritas y llevan un asterisco (*). También se incluyen recetas adicionales en el Apéndice B. Además nótese que cualquiera que tenga enfermedad celíaca o cualquier otra forma positiva a anticuerpos de intolerancia al trigo y el gluten necesitará ser más estricto al examinar los ingredientes utilizados en este menú y en las recetas al buscar la garantía "sin gluten" del paquete. Todos los ingredientes necesarios están ampliamente disponibles como alimentos sin gluten.

DÍA 1

Desayuno

Cereal caliente de coco y semillas de linaza*

Comida

Tomate grande relleno de atún o cangrejo mezclado con cebolla o cebollinos picados, mayonesa

Selección de aceitunas mixtas, quesos, verduras en vinagre

Cena

Pizza sin trigo*

Ensalada verde mixta (o mezcla de lechugas de hojas rojas y verdes) con radicchio, pepino picado, rábanos picados, **aderezo ranch sin preocupaciones***

Pastel de zanahoria*

DÍA 2

Desayuno

Huevos revueltos con dos cucharadas de aceite de oliva extra
virgen, tomates deshidratados, pesto de albahaca, queso feta
Puñado de almendras, nueces, pacanas o pistachos crudos

Comida

Hongo portobello horneado relleno de cangrejo y queso
de cabra

Cena

Salmon silvestre horneado o filete de atún a la plancha con
salsa wasabi*
Ensalada de espinacas con nueces o piñones, cebolla roja
picada, queso Gorgonzola, **vinagreta***
Galletas de jengibre con especias

DÍA 3

Desayuno

Hummus con pimientos verdes rebanados, apio, jícama,
rábanos
"Pan" de manzana y nuez* untado con queso crema,
mantequilla de maní, mantequilla de almendra, mantequilla
de anacardo o mantequilla de semilla de girasol

Comida

Ensalada griega con aceitunas negras o kalamata, pepino
picado, rebanadas de tomate, queso feta en cubos; aceite de
oliva extra virgen con jugo de limón fresco o **vinagreta***

Cena

Pollo horneado o **berenjena horneada a los tres quesos***
"Pasta" de calabacín con hongos baby bella*
Mousse de chocolate oscuro y tofu*

DÍA 4

Desayuno

Cheesecake clásico de corteza sin trigo* (Sí, cheesecake para el desayuno. ¿Qué más se puede pedir?)
Puñado de almendras crudas, nueces, pacanas o pistachos

Comida

Wrap de pavo y aguacate* (con wraps de linaza*)
Granola*

Cena

Pollo cubierto de pacanas con tapenade*
Arroz salvaje
Espárragos con aceite de oliva y ajo asado*
Dulce de chocolate y mantequilla de maní*

DÍA 5

Desayuno

Ensalada Caprese (tomate rebanado, mozzarella rebanado, hojas de albahaca, aceite de oliva extra virgen)
"Pan" de manzana y nuez* untado con crema, mantequilla de maní natural, mantequilla de almendra, mantequilla de anacardo o mantequilla de semilla de girasol

Comida

Ensalada de atún y aguacate*
Galletas de jengibre con especias*

Cena

Fideos shirataki salteados*
Licuado de frutillas y coco*

DÍA 6

Desayuno

Wrap de huevo y pesto*
Puñado de almendras crudas, nueces, pacanas o pistachos

Comida

Sopa de verduras mixtas con semilla de linaza y aceite de oliva

Cena

Chuletas de cerdo empanizadas con parmesano acompañadas de vegetales asados con balsámico*
"Pan" de manzana y nuez con queso crema o mantequilla de calabaza

DÍA 7

Desayuno

Granola*
"Pan" de manzana y nuez untado con mantequilla de maní natural, mantequilla de almendra, mantequilla de anacardo o mantequilla de semilla de girasol

Comida

Ensalada de espinacas y hongos* con **aderezo ranch sin preocupaciones***

Cena

Burrito de linaza: **Wrap de linaza*** con frijoles negros, carne molida, pollo, cerdo, pavo o tofu, pimientos verdes, chiles jalapeños, queso Cheddar, salsa
Sopa de tortilla mexicana*
Jícama con pasta de guacamole
Cheesecake clásico de corteza sin trigo*

El menú de siete días está un poco cargado de recetas sólo para ilustrar la variedad posible al transformar recetas convencionales en recetas que son saludables y no dependen del trigo. De igual forma, puedes utilizar platillos sencillos que requieren poca planificación o preparación previas, por ejemplo, huevos revueltos y un puñado de moras azules y pacanas para el desayuno, pescado horneado con una simple ensalada verde para la cena.

Preparar alimentos sin trigo realmente es mucho más fácil de lo que piensas. Con un poco más esfuerzo del que se lleva planchar una camisa, puedes preparar varias comidas al día con alimentos reales que proporcionen la variedad necesaria para la salud verdadera y sean sin trigo.

ENTRE COMIDAS

En el plan de la dieta *Wheat Belly* rápidamente te desharás del hábito de "picotear" es decir, de comer muchas comidas pequeñas o refrigerios frecuentes entre comidas. Esta noción absurda pronto será un remanente de tu estilo de vida previo consumido por el trigo, pues tu apetito ya no estará dictado por los paseos en la montaña rusa del hambre y de glucosa e insulina de 90 a 120 minutos de duración. No obstante, es agradable tener algún refrigerio ocasional. En un régimen sin trigo la elección de refrigerios saludables incluye:

Frutos secos crudos: Nuevamente, escoge los crudos por encima de las variedades asadas en seco, ahumadas, rostizadas con miel o glaseadas (recuerda que los maníes, que son legumbres y no frutos secos, deben estar asados en seco, no crudos).

Queso: El queso no se acaba con el chedar. Un plato de quesos, frutos secos y aceitunas puede servir como un refrigerio más sustancioso. El queso se mantiene al menos algunas horas sin refrigeración, por lo que es un gran refrigerio portátil. El mundo del queso es tan diverso como el mundo del vino, tiene variedades maravillosas de sabores, olores y texturas, lo que permite añadir diversidad emparejado con otros alimentos.

Chocolates oscuros: Lo que necesitas es cacao con la justa cantidad de azúcar para hacerlo sabroso. La mayoría de los chocolates que se venden son azúcar con sabor a chocolate. Las mejores opciones contienen 85 por ciento o más de cacao. Lindt y Ghirardelli son dos marcas ampliamente distribuidas que hacen chocolates deliciosos con 85 a 90 por ciento de cacao. Algunas personas necesitan acostumbrarse al sabor ligeramente amargo y menos dulce del chocolate rico en cacao. Explora y encuentra tu marca favorita, pues algunos tienen sabores a vino, otros terrosos. El Lindt 90 por ciento es mi favorito, ya que me permite comer un poco más por su muy bajo contenido de azúcar. Dos cuadros no alterarán el azúcar en la sangre de la mayoría de las personas; algunos pueden comer cuatro cuadros (40 gramos, como 2 pulgadas por 2 pulgadas) y salirse con la suya.

Puedes sumergir o untar tu chocolate oscuro con mantequilla de maní natural, mantequilla de almendra, mantequilla de anacardo o mantequilla de semilla de girasol para tener una versión saludable de un "peanut butter cup". También puedes agregar cacao en polvo a las recetas; las variedades más saludables son las que carecen de lo "holandés", es decir, que no fueron tratadas con álcali, ya que este proceso quita muchos de los flavonoides saludables que bajan la presión sanguínea, incrementan el colesterol HDL e inducen la relajación de las arterias. Ghirardelli, Hershey y Scharffen Berger producen cacaos no holandeses. La mezcla de cacao en polvo, leche / leche de soya / leche de coco, canela y edulcorantes no nutritivos como stevia, sucralosa, xilitol y eritritol hace un excelente chocolate caliente.

Galletas bajas en carbohidratos: Como regla general, creo que es mejor mantenerse fiel a los alimentos "reales", no imitaciones ni modificaciones sintéticas. Sin embargo, para una golosina ocasional, hay algunas ricas galletas bajas en carbohidratos que puedes usar para sumergir en hummus, guacamole, pasta de pepino (recuerda: no estamos limitando aceites ni grasas) o salsa. Mary's Gone Crackers es un fabricante de galletas sin trigo (alcaravea, hierbas, pimienta negra y cebolla) y "pretzels" Sticks & Twigs (chipotle, tomate, sal de mar y curry) hechos con arroz integral, quinoa y semilla de linaza. Cada galleta o pretzel tiene poco más de 1 gramo de carbohidratos "netos" (carbohidratos totales menos fibra no digerible), así que comer varios no generará una elevación indeseable del azúcar en la sangre. Cada vez hay más fabricantes haciendo galletas cuyo principal ingrediente es la semilla de linaza, como las Flackers, hechas por Doctor in the Kitchen, en Mineápolis. Por otro lado, si tienes un deshidratador de alimentos, las verduras secas como la calabacita y la zanahoria son excelentes para mojarlas en salsas.

Dips de verduras: Todo lo que necesitas son verduras previamente cortadas como pimientos, habichuelas tiernas crudas, rábanos, calabacín rebanado o cebollinos y algunas pastas interesantes como pasta de frijol negro, hummus, pasta de verduras, pasta de wasabi, mostazas como la de Dijon o rábanos picantes o pastas con base de queso crema. Todas las anteriores están ampliamente disponibles ya preparadas.

A pesar de que eliminar el trigo y otros carbohidratos "chatarra" de la dieta puede dejar un gran vacío, realmente hay una gama y variedad increíbles de alimentos de dónde escoger para llenarlo. Tal vez tengas que aventurarte fuera de tus hábitos típicos con relación a las compras y la cocina, pero encontrarás abundantes alimentos para mantener interesado a tu paladar.

Con un sentido del gusto recién despertado, un menor impulso por comer y un consumo reducido de las calorías que acompañan la experiencia sin trigo, mucha gente también describe un mayor aprecio de los alimentos. Como resultado, la mayoría de la gente que elige este camino, de hecho, disfruta más la comida que durante la época en que consumían trigo.

HAY VIDA DESPUÉS DEL TRIGO

En la dieta sin trigo, hallarás que pasas más tiempo en el pasillo de las frutas y verduras, en el mercado de productores o en el puesto de verduras, así como en la carnicería y el pasillo de lácteos. Rara vez, si acaso, andarás por los pasillos de botanas, cereales, panes o alimentos congelados.

También podrás darte cuenta de que ya no estás a gusto con los fabricantes de Big Food o sus adquisiciones y marcas New Age.

Un nombre New Age, tal o cual cosa orgánica, etiqueta estilo "natural" y ¡zas! la enorme corporación multinacional de alimentos ahora parece un pequeño grupo de exhippies con consciencia ambiental tratando de salvar al mundo.

Los eventos sociales, como podrán confirmar muchos enfermos de celiaquía, pueden llegar a ser extravagantes ferias del trigo, con productos de trigo en absolutamente todo. La forma más diplomática de rechazar algún platillo que sabes que es una bomba de trigo es declarar que tienes alergia al trigo. La mayor parte de la gente civilizada respetará tu preocupación por la salud y preferirá tu privación a un vergonzoso caso de urticaria que podría arruinar las festividades. Si no has consumido trigo durante varias semanas, rechazar la bruschetta, los hongos rellenos de migas o los Chex Mix tendría que ser más fácil, ya que el impulso anormal de atragantarte de productos de trigo generado por las exorfinas ya tendría que haber cesado. Estarás totalmente conforme con el coctel de camarones, las aceitunas y los crudités.

Comer fuera de casa puede ser un campo minado de trigo, almidón de maíz, azúcar, sirope de maíz rico en fructosa y otros ingredientes poco saludables. Primero, la tentación. Si el mesero trae una canasta de panecillos calientitos y fragantes a tu mesa sólo tienes que rechazarlos. A menos de que tus acompañantes a la cena insistan en el pan, es más fácil no tenerlo justo frente a ti, seduciéndote y corroyendo tu voluntad. Segundo, no te compliques. El salmón ahumado con salsa de jengibre probablemente sea una apuesta segura. Pero un platillo francés con muchos ingredientes tiene muchas más probabilidades de tener ingredientes indeseables. En esta situación ayuda preguntar. Sin embargo, si tienes una sensibilidad al trigo inmunomediada, como la enfermedad celíaca o alguna otra sensibilidad grave al trigo, entonces puede ser que ni siquiera puedas confiar en lo que el mesero o la mesera te diga. Como cualquier víctima celíaca podría afirmar, prácticamente todos los enfermos de celiaquía han tenido algún episodio desencadenado por exposición inadvertida al gluten en un platillo "sin gluten". Cada vez más restaurantes anuncian un menú sin gluten. Sin embargo, ni eso es garantía de que no habrá problema si se utiliza por ejemplo almidón de maíz u otro ingrediente sin gluten que desencadene problemas de azúcar en la sangre. A fin de cuentas, comer fuera de casa presenta peligros que en mi experiencia sólo pueden ser minimizados, no eliminados. Siempre que sea posible, consume alimentos preparados por ti o por tu familia. De esta forma, podrás estar seguro de lo que contiene tu comida.

La realidad es que para mucha gente la mejor protección contra el trigo es estar sin él por un tiempo, ya que la reexposición puede inducir toda clase de fenómenos peculiares. Aunque pueda ser difícil rechazar una rebanada de pastel de cumpleaños, si pagas por el antojo con varias horas de retortijones estomacales y diarrea, es improbable que te permitas antojos frecuentemente (por supuesto, si padeces de enfermedad celíaca o cualquier historial de marcadores celíacos anormales, *nunca* deberías permitirte ningún alimento que contenga trigo o gluten).

Nuestra sociedad, en efecto, se ha convertido en un "mundo de grano entero" con productos de trigo que llenan los estantes de todas las tiendas locales, cafeterías, restaurantes y supermercados, así como tiendas enteras dedicadas por completo al trigo como panaderías y tiendas de bagels y donas. Habrá momentos en que tendrás que buscar y escarbar entre el escombro para encontrar lo que necesitas. Pero junto con el sueño, el ejercicio y recordar tu aniversario de bodas, eliminar el trigo puede verse como una necesidad básica para tener una vida larga y sana. Una vida sin trigo puede ser tan satisfactoria y llena de aventuras como la alternativa, aunque ciertamente es más segura.

EPÍLOGO

NO CABE DUDA de que el cultivo del trigo en el Creciente Fértil, hace 10,000 años, fue un parteaguas en el curso de la civilización, ya que se plantaron las semillas de la Revolución Agrícola. El cultivo del trigo fue el paso fundamental que convirtió a los cazadores-recolectores nómadas en sociedades fijas no migratorias, que crecieron hasta ser villas y ciudades, que produjeron alimento en exceso y que hicieron posible la especialización ocupacional. Sin el trigo, la vida hoy en día seguramente sería muy diferente.

Así que debemos estar agradecidos al trigo por haber impulsado la civilización humana por el camino que nos ha llevado a nuestra era tecnológica moderna. ¿O será que no?

Jared Diamond, profesor de geografía y fisiología en UCLA y autor del libro ganador del Premio Pulitzer, *Guns, Germs, and Steel* [Armas, gérmenes y acero], cree que la "adopción de la agricultura, supuestamente nuestro paso más decisivo hacia una mejor vida, fue, en muchas formas una catástrofe de la que nunca nos hemos recuperado"[1] El Dr. Diamond señala que, de acuerdo a las lecciones aprendidas a través de la paleopatología moderna, la conversión de la sociedad cazadora-recolectora en agrícola estuvo acompañada por una reducción de la estatura, una rápida propagación de enfermedades infecciosas como la tuberculosis y la peste bubónica, la generación de una estructura social de clases de campesinos hasta la realeza, y además sentó la base de la desigualdad sexual.

En sus libros *Paleopathology at the Origins of Agriculture* [Paleopatología en los orígenes de la agricultura] y *Health and the Rise of Civilization* [La salud y el surgimiento de la civilización], el antropólogo Mark Cohen, de la Universidad Estatal de Nueva York, argumenta que, aunque la agricultura produjo en exceso y permitió la división del trabajo, también implicó trabajar más y por más tiempo. Significó reducir la amplia variedad de plantas recolectadas a las pocas cosechas que podían cultivarse. También introdujo una serie completamente nueva de enfermedades que antes eran desconocidas. "No creo que la mayoría de los cazadores-recolectores hayan cultivado hasta que tuvieron que hacerlo y, cuando cambiaron a la agricultura, intercambiaron calidad por cantidad", escribe.

La noción estándar moderna de que la vida de cazador-recolector previa a la agricultura era corta, brutal y desesperada y de que era un callejón sin salida desde el punto de vista nutricional podría ser incorrecta. Según esta idea revisionista, la adopción de la agricultura puede verse como un compromiso en el que la conveniencia, la evolución de la sociedad y la abundancia de alimento fueron intercambiadas por la salud.

Hemos llevado al extremo este paradigma, reduciendo nuestra variedad alimenticia hasta llegar a frases populares pegajosas como "come más granos enteros saludables". La comodidad, la abundancia y la accesibilidad económica se han alcanzado a un nivel que habría sido inconcebible hace un siglo. El pasto silvestre de catorce cromosomas se ha transformado en la variedad de cuarenta y dos cromosomas, fertilizado con nitrato, de categoría superior y alto rendimiento que nos permite ahora comprar bagels por docena, pilas de panqueques y pretzels en bolsas de "tamaño familiar".

Por lo tanto, tales extremos de accesibilidad están acompañados de sacrificios extremos para la salud: obesidad, artritis, incapacidad neurológica, incluso muerte por enfermedades que se vuelven cada vez más comunes como la celiaquía. De manera involuntaria, hemos hecho un trato faustiano con la naturaleza, intercambiando abundancia por salud.

Esta idea de que el trigo no sólo está enfermando a la gente, sino que está matando a algunos de nosotros, unos rápido, otros más lento, arroja preguntas inquietantes: ¿Qué les decimos a los millones de personas de países del tercer mundo que, si se privan del trigo de alto rendimiento podrían tener menos enfermedades crónicas, pero mayores probabilidades de morir de inanición a corto plazo? ¿Deberíamos simplemente aceptar que nuestros medios, lejos de ser perfectos, justifican el fin de la reducción neta de la mortalidad?

¿Puede la tambaleante economía de Estados Unidos soportar la enorme reducción de ganancias que tendría lugar si el trigo llegara a experimentar una caída en su demanda para dar paso a otras cosechas y fuentes de alimento? ¿Es posible siquiera mantener el acceso a alimento barato y en grandes volúmenes para decenas de millones de personas que en la actualidad dependen del trigo de alto rendimiento para poder conseguir una pizza de $5.00 y barras de pan de $1.29?

¿Acaso el einkorn o el emmer, los trigos primitivos que preceden a las miles de hibridaciones que condujeron al trigo moderno, deberían sustituir nuestra versión moderna, pero a costa de menores rendimientos y precios más altos?

No pretendería tener todas las respuestas. De hecho, podrían pasar décadas antes de que estas preguntas puedan ser contestadas adecuadamente. Creo que resucitar granos antiguos (como hace Eli Rogosa al oeste de Massachusetts) podría proporcionar una pequeña parte de la solución, una solución que cobrará mayor importancia en el transcurso de muchos años, al igual que los huevos de granjas sin jaulas han logrado cierto empuje económico. Sospecho que para mucha gente el trigo ancestral representa una solución razonable, no necesariamente exenta por completo de implicaciones para la salud humana, pero al menos mucho más segura. Y, en una economía en la que la demanda finalmente controla la oferta, que haya un menor interés por parte de los consumidores por los productos modernos de trigo alterado genéticamente provocará que la producción agrícola cambie gradualmente para ajustarse a los gustos cambiantes.

¿Qué hacer con el espinoso tema de ayudar a la alimentación del tercer mundo? Sólo espero que las condiciones mejoradas de los años por venir también posibilite una mayor opción de alimentos que permitan a la gente alejarse de la mentalidad "es mejor que nada" que domina actualmente.

Entre tanto, tienes la libertad de ejercer tu proclamación de emancipación de la "panza de trigo" con el poder adquisitivo de tus dólares.

El mensaje "come más granos enteros saludables" debe acompañar a otros errores, como sustituir grasas hidrogenadas y poliinsaturadas por grasas saturadas, sustituir margarina por mantequilla y reemplazar sirope de maíz rico en fructosa por sacarosa, en el cementerio de los consejos nutricionales erróneos que ha confundido, engañado y engordado al público norteamericano.

El trigo *no* es un carbohidrato más, no más que la fisión nuclear es una reacción química más.

Es la gran arrogancia de los humanos modernos el creer que podemos cambiar y manipular el código genético de otra especie según nuestras necesidades. Quizá eso sea posible dentro cien años, cuando el código genético se pueda manipular tan fácilmente como tu cuenta de cheques. Pero hoy, la modificación genética y la hibridación de las plantas que llamamos alimento sigue siendo ciencia dura y sigue estando repleta de efectos no intencionales tanto en la misma planta como en los animales que la consumen.

Las plantas y los animales de la Tierra existen en su forma actual debido al resultado final de millones de años de mimos evolutivos. Llegamos nosotros y, en el absurdamente breve periodo de la última mitad de siglo, alteramos el curso de la evolución de una planta que ha prosperado junto a los seres humanos durante milenios, para sufrir después las consecuencias de nuestras manipulaciones cortas de visión.

En el viaje de 10,000 años desde el inocente pasto de trigo einkorn de bajo rendimiento y no tan bueno para hornear hasta el trigo enano de alto rendimiento, creado en laboratorio, incapaz de sobrevivir de manera silvestre, ajustado a los gustos modernos, hemos sido testigos de una transformación realizada mediante ingeniería humana que no es distinta a llenar al ganado de antibióticos y hormonas y confinarlo al almacén de una fábrica. Tal vez nos *podamos* recuperar de esta catástrofe llamada agricultura, pero un gran primer paso es darnos cuenta de lo que le hemos hecho a esta cosa llamada "trigo".

Nos vemos en el pasillo de las frutas y verduras.

APÉNDICE A

En busca del trigo en todos los lugares equivocados

AUNQUE LAS LISTAS SIGUIENTES pudieran ser desalentadoras, apegarse a los alimentos sin trigo y sin gluten puede ser tan fácil como restringirte a alimentos que no requieren etiqueta.

Alimentos como los pepinos, la col rizada, el bacalao, el salmón, el aceite de oliva, las nueces, los huevos y los aguacates no tienen nada que ver con el trigo o el gluten. Están naturalmente exentos de esas cosas; son naturales, sanos y sin el beneficio de una etiqueta que dice "sin gluten".

Sin embargo, si te aventuras fuera de los alimentos familiares completamente naturales, comes en eventos sociales, vas a restaurantes o viajas, entonces existe el potencial de tener una exposición inadvertida al trigo y al gluten.

Para algunas personas, esto no es sólo un juego. Alguien con enfermedad celíaca, por ejemplo, podría tener que soportar días de retortijones intestinales, diarrea e incluso hemorragia por un encuentro inadvertido con un poco de gluten de trigo mezclado en la pasta para empanizar pollo. Incluso después de que se cure la horrible erupción de dermatitis herpetiforme, puede estallar con sólo una pizca de salsa de soya que contenga trigo. O una persona que presenta síntomas neurológicos inflamatorios puede experimentar una disminución abrupta de su coordinación debido a que la cerveza sin gluten no lo era en realidad. Para muchos otros que no tienen sensibilidad al gluten mediada inmunológicamente o por inflamación, la exposición accidental al gluten puede ocasionar diarrea, asma, confusión mental, dolores o hinchazón articulares, edema de piernas, estallidos del comportamiento en personas con TDAH, autismo, enfermedad bipolar y esquizofrenia.

Muchas personas, por tanto, tienen que estar alertas a la exposición al trigo. Quienes padecen enfermedades autoinmunes como la celiaquía, la dermatitis herpetiforme y la ataxia cerebelosa también necesitan evitar otros granos que contienen gluten: centeno, cebada, espelta, triticale, kamut y bulgur.

El trigo y el gluten vienen en una gran variedad de formas. Cuscús, matzá, orzo, graham y salvado son todos trigo. También lo son el faro, el panko y el rusk. Las apariencias engañan. Por ejemplo, la mayoría de los cereales contienen harina de trigo, ingredientes derivados del trigo o gluten a pesar de tener nombres como Corn Flakes (copos de maíz) y Rice Krispies (arroz inflado).

La avena es todavía un tema controversial, en especial, debido a que los productos de avena, por lo general, se procesan en el mismo equipo o instalaciones que los productos de trigo. La mayoría de los enfermos celíacos, en consecuencia, evita también la avena.

Para ser calificados como sin gluten según criterios de la FDA, los productos manufacturados (no los productos producidos en restaurante) deben no tener gluten y producirse en instalaciones sin gluten para prevenir la contaminación cruzada (algunas personas son tan sensibles al gluten que incluso la pequeña cantidad a la que te expones al compartir una herramienta para cortar puede desencadenar los síntomas). Esto significa que, para los que son muy sensibles, incluso una etiqueta de ingredientes que no incluye el trigo ni ninguna palabreja que se refiera al trigo, como "almidón modificado", *aún* puede contener trigo en cierta medida. Si hay dudas, puede que sea necesario hacer una llamada o enviar un correo electrónico al departamento de servicios al cliente para indagar si se utilizaron instalaciones donde no hubiera gluten. También, cada vez hay más fabricantes que especifican en sus sitios de Internet si sus productos son sin gluten o no.

Nótese que en las etiquetas alimenticias sin trigo *no* equivale a sin gluten. Sin trigo puede significar, por ejemplo, que se utiliza malta de cebada o centeno en lugar de trigo, pero ambos también contienen gluten. Quienes son muy sensibles al gluten, como aquéllos con celiaquía, no deben suponer que sin trigo necesariamente significa sin gluten.

Ya sabes que el trigo y el gluten se pueden encontrar en abundancia en alimentos obvios como panes, pastas y pasteles. Pero hay algunos alimentos no tan obvios que contienen trigo, como los que se enlistan a continuación.

Almidón modificado de
   alimentos
Baguettes
Biscote
Brioche
Bulgur
Buñuelos
Burritos
Cebada
Centeno
Crepas
Crutones
Cuscús
Espelta
Farina
Faro
Focaccias
Germen de trigo
Harina de trigo sin cernir
Kamut
Matzá
Ñoquis
Orzo

Panko (mezcla de ralladura
   de pan utilizada en la cocina
   japonesa)
Proteína vegetal hidrolizada
Proteína vegetal texturizada
Ramen
Wraps
Roux (salsa con base de trigo
   o espesante)
Salvado
Seitán (gluten casi puro usado
   en lugar de carne)
Semolina
Soba (en su mayoría alforfón
   pero puede incluir trigo)
Estrúdel
Tartas
Trigo duro
Trigo emmer
Trigo einkorn
Triticale
Udon

PRODUCTOS QUE CONTIENEN TRIGO

El trigo es reflejo de la increíble inventiva de la especie humana, pues hemos transformado este grano en una increíble multitud de formas y presentaciones. Más allá de las configuraciones enumeradas arriba que puede tener el trigo, aún hay una variedad mayor de alimentos que en cierta medida contienen trigo o gluten. Éstos se encuentran enlistados más adelante.

Por favor, ten en mente que debido a la extraordinaria cantidad y variedad de productos en el mercado, esta lista no puede incluir todos los posibles alimentos que contienen trigo y gluten. La clave es permanecer alerta y preguntar (o huir) siempre que haya duda.

Muchos alimentos enumerados más adelante también existen en versiones sin gluten. Algunas versiones sin gluten son tanto deliciosas, como saludables, por ejemplo, la vinagreta para ensalada sin proteína vegetal hidrolizada. Pero ten en cuenta que el mundo cada vez mayor de panes, cereales y harinas sin gluten, que por lo general están hechos con almidón de arroz, almidón de maíz, almidón de papa o almidón de tapioca, no son sustitutos saludables. Nada que provoque que el azúcar en la sangre se dispare a niveles diabéticos debería ser etiquetado como "saludable", tenga o no gluten. Sirven, si acaso, para un antojo ocasional, no más.

También hay todo un mundo de fuentes silenciosas de trigo y gluten que no se pueden descifrar a partir de la etiqueta. Si la lista de ingredientes incluye términos no específicos como "almidón", "emulsificantes" "agentes de fermentación", entonces hay que contar con que el alimento contiene gluten hasta que se demuestre lo contrario.

Hay dudas respecto al contenido de gluten de algunos alimentos e ingredientes, como el colorante caramelo. El colorante caramelo es el producto caramelizado de azúcares calentados que casi siempre está hecho de sirope de maíz, pero algunos fabricantes lo hacen de alguna fuente derivada del trigo. Tales incertidumbres se expresan con un signo de interrogación junto a la lista.

No todo el mundo tiene que estar extra alerta por la más mínima exposición al gluten. Las listas siguientes simplemente son para que seas consciente de lo omnipresentes que son el trigo y el gluten y para proporcionar un punto de partida a las personas que realmente *sí* necesitan estar extra alertas a su exposición al gluten.

Aquí se presenta una lista de fuentes inesperadas de trigo y gluten:

BEBIDAS

Cafés, saborizados

Cervezas de fermentación alta tipo Ale, cervezas y cervezas de fermentación baja tipo Lager (aunque ha aumentado el número de cervezas sin gluten)

Licor de Malta

Preparados de Bloody Mary

Refrescos a base de vino (que contienen cebada, malta)

Tés herbales hechos con trigo, cebada o malta

Tés, saborizados

Vodkas destilados de trigo (Absolut, Grey Goose, Stolichnaya)

Whiskey destilado de trigo o cebada

CEREALES DE DESAYUNO:

Espero que ya sepas que los cereales como Shredded Wheat y Wheaties contienen trigo ('wheat' significa 'trigo' en inglés). Sin embargo, hay algunos que aparentan no tener trigo, pero lo más seguro es que sí lo tengan.

Cereales de arroz inflado (Rice Krispies)

Cereales de avena (Cheerios, Cracklin´Oat Bran, Honey Bunches of Oats)

Cereales de maíz inflado (Corn Pops)

Cereales de salvado (All Bran, Bran Buds, Raisin Bran)

Cereales de granola

Cereales "saludables" (Smart Start, Special K, Grape Nuts, Trail Mix Crunch)

Copos de maíz (Corn Flakes, Frosted Flakes, Crunchy Corn Bran)

Muesli, Mueslix

QUESO: Debido a que algunos de los cultivos utilizados para fermentar algunos quesos tienen contacto con el pan (moho del pan) presentan un riesgo potencial de exposición al gluten.

Queso azul	Queso gorgonzola
Queso cottage (no todos)	Queso roquefort

COLORANTES/RELLENOS/TEXTURIZANTES/ESPESANTES: Estas fuentes ocultas pueden estar entre las más problemáticas, ya que a menudo están enterradas en lo profundo de la lista de ingredientes o suenan como si no tuvieran nada que ver con el trigo o el gluten. Desafortunadamente, por lo general, no hay manera de saberlo a partir de la etiqueta, ni el fabricante podrá decírtelo, pues estos ingredientes son producidos generalmente por un proveedor.

Almidón modificado de alimentos	Estabilizadores
	Maltodextrina
Colorante caramelo	Saborizantes artificiales
Colorantes artificiales	Saborizante caramelo
Dextrimaltosa	Proteína vegetal
Emulsificantes	texturizada

BARRAS ENERGÉTICAS, BARRAS PROTEICAS Y BARRAS COMO SUSTITUTO DE COMIDA

Barras Clif	Barras GNC Pro
Barras comida Slim-Fast	Performance
Barras Gatorade Pre-Game	Barras Kashi GoLean
Fuel Nutrition	Barras Power

COMIDA RÁPIDA: En muchos restaurantes de comida rápida, el aceite que se utiliza para freír las papas fritas puede ser el mismo que se utiliza para freír hamburguesas de pollo empanizado. De igual forma, las superficies en que se cocina también pueden ser compartidas. Alimentos que por lo general no pensarías que contienen trigo, frecuentemente sí contienen trigo, como los huevos revueltos hechos con pasta para panqueques o los nachos o bocados de papa de Taco Bell. Las salsas, embutidos y burritos por lo general contienen trigo o ingredientes derivados del trigo.

De hecho, los alimentos que no contienen trigo o gluten son la excepción en los restaurantes de comida rápida. Por lo tanto, es difícil, algunos dicen que casi imposible, obtener con confianza alimentos sin trigo ni gluten en estos lugares (¡no deberías estar comiendo allí de cualquier forma!). Sin embargo, algunas cadenas como Subway, Arby's, Wendy's y Chipotle Mexican Grill, declaran confiadamente que muchos de sus productos no tienen gluten u ofrecen un menú sin gluten.

CEREALES CALIENTES

Avena

Cream of Wheat

Farina

Malt-O-Meal

Salvado de avena

CARNES

Carnes deli (carnes frías, salami)

Carnes empanizadas

Carnes enlatadas

Hamburguesa (si se añade pan molido)

Imitación de carne de cangrejo

Imitación de tocino

Pavo, marinado

Hot dogs

Salchichas

MISCELÁNEOS: Esta puede ser un área problemática, ya que los ingredientes que contienen trigo o gluten y se pueden identificar tal vez no aparezcan en la etiqueta del producto. Podría ser necesario llamar al fabricante.

Brillos y bálsamos para
labios
Lápices labiales
Estampillas (pegamento)
Medicamentos que
requieren prescripción
médica y medicamentos
que no requieren
prescripción médica
(un recurso útil en línea:
www.glutenfreedrugs.com,
donde se puede encontrar
un listado actualizado por
un farmacéutico).
Play-Doh
Sobres (pegamento)
Suplementos nutricionales
(Muchos fabricantes
especifican "sin gluten"
en la etiqueta).

SALSAS, ADEREZOS PARA ENSALADAS, CONDIMENTOS

Aderezos para ensalada
Ketchup
Escabeches
Miso
Mostazas que contienen
trigo
Salsa de soya
Salsa Teriyaki
Salsa tipo gravy espesada con
harina de trigo
Sirope de malta
Vinagre de malta

CONDIMENTOS

Condimentos para tacos
Curry en polvo
Mezcla de condimentos

REFRIGERIOS Y POSTRES: Las galletas dulces y saladas y los pretzels son refrigerios que evidentemente contienen trigo. No obstante, hay gran variedad de alimentos no tan obvios.

Barquillos de helado
Barras de dulce
Barras de frutos secos
Barritas de granola
Betún
Maníes asados
Papas fritas (incluso Pringles)
Chips de maíz
Chips de tortilla, saborizados
Fruta seca (ligeramente
cubierta de harina)
Frutos secos asados

Gomitas Jelly Beans
(sin incluir Jelly Bellies
ni Star-burst)
Goma de mascar
(recubrimiento de polvo)
Helado (galletas con crema,
galleta Oreo, masa de
galletas, cheesecake,
malta de chocolate)

Mezclas Chex
Mezclas Trail
Regaliz
Rellenos de fruta con
espesantes
Tartas
Tiramisú

SOPAS

Bases de sopa y caldo
Crema de mariscos
Caldos, consomé

Mezclas para sopa
Sopas enlatadas

PRODUCTOS DE SOYA Y VEGETARIANOS

Chili vegetariano
"Filete" vegetariano
Hamburguesas vegetarianas
(Boca Burgers,
Gardenburgers,
Morningstar Farms)

Hot dogs y salchichas
vegetarianas
Tiras de "pollo" vegetarianas
"Vieiras" vegetarianas

EDULCORANTES

Malta de cebada, extracto
de cebada
Dextrina y maltodextrina(?)

Malta, sirope de malta,
saborizante de malta.

APÉNDICE B

Recetas saludables para encoger la panza de trigo

ELIMINAR EL TRIGO DE TU DIETA no es insuperablemente difícil, pero sí requiere algo de creatividad en la cocina, ya que muchos de tus alimentos habituales y favoritos estarán ahora en la lista de alimentos prohibidos. He desarrollado unas recetas saludables, relativamente sencillas, incluyendo algunas que pueden servir para reemplazar platillos familiares que contienen trigo.

Estas recetas fueron creadas según varias reglas:

El trigo es sustituido por alternativas saludables. Esto podría parecer obvio, pero la mayoría de los alimentos sin trigo que hay en el mercado o las recetas sin gluten *no* tienen como resultado alimentos realmente saludables. Por ejemplo, sustituir trigo con almidón de maíz, almidón de arroz integral, almidón de papa o almidón de tapioca, algo que se hace frecuentemente en las recetas sin gluten, te generará obesidad y diabetes. En las recetas que se enumeran aquí, la harina de trigo es reemplazada por harinas de frutos secos, semilla de linaza molida y harina de coco, alimentos que son nutritivos y que no comparten ninguna de las respuestas anormales desencadenadas por el trigo u otros sustitutos comunes de trigo.

Se evitan las grasas no saludables como aceites hidrogenados, poliinsaturados y oxidados. Las grasas utilizadas en estas recetas tienden a ser más ricas en monoinsaturados y saturados, especialmente el aceite de oliva y el aceite de coco, rico en ácido láurico neutral.

Se mantiene una exposición baja a los carbohidratos. Dado que el esfuerzo de llevar una dieta baja en carbohidratos es más sano por muchas razones, como perder grasa visceral, suprimir el fenómeno inflamatorio, reducir la manifestación de partículas de LDL pequeñas y minimizar o revertir las excepcionalmente comunes tendencias diabéticas, estas recetas son todas bajas en contenido de carbohidratos. La única receta enumerada más adelante que contiene una cantidad más generosa de carbohidratos es la granola; sin embargo, la receta de granola se modifica fácilmente para adaptarse a tus necesidades.

Se utilizan edulcorantes artificiales. El sacrificio que hago para recrear varios platillos familiares sin azúcar es utilizar los edulcorantes artificiales o no nutritivos que considero los más benignos y mejor tolerados por la mayoría. Eritritol, xilitol, sucralosa y stevia están entre los edulcorantes que no impactan los niveles de azúcar ni provocan molestias gastrointestinales, a diferencia del manitol y el sorbitol. También son seguros, puesto que carecen de las consecuencias adversas potenciales para la salud del aspartame y la sacarina. Una mezcla disponible ampliamente de eritrol/stevia (que, de hecho, contiene un componente de stevia llamado rebiana) es Truvia, el edulcorante que utilicé para probar la mayoría de estas recetas.

La cantidad especificada de edulcorante también podría parecer baja y podría necesitar ajustarse de acuerdo a tu preferencia. Dado que la mayoría de la gente que elimina el trigo de su dieta desarrolla una renovada sensibilidad a lo dulce, les parece que gran parte de los alimentos dulces son *repugnantemente* dulces. Por ello, se redujo la dosis de edulcorante en las recetas. Si acabas de empezar tu viaje sin trigo y aún deseas sabor dulce, entonces siéntete libre de incrementar la cantidad de edulcorante artificial por encima de la especificada.

También nótese que la potencia de varios edulcorantes, especialmente los extractos en polvo de stevia, varía en dulzura, ya que algunos se combinan con rellenos como la maltodextrina o la inulina. Consulta la etiqueta del edulcorante que compres o usa las siguientes conversiones para determinar el equivalente en sacarosa de tu edulcorante.

1 taza de sacarosa =

1 taza de Stevia Extract in the Raw (y otros extractos de stevia mezclados con maltodextrina diseñados para igualar la sacarosa onza por onza)

1 taza de Splenda granulada

¼ de taza de extracto en polvo de stevia (por ejemplo, Trader Joe's); sin embargo, más que otros edulcorantes, los extractos en polvo de stevia varían mucho en dulzura. Es mejor consultar la etiqueta para obtener el equivalente en sacarosa para la marca específica que compres.

⅓ de taza + 1½ cucharadas (o aproximadamente 7 cucharadas) de Truvia

2 cucharadas de extracto de stevia líquido

1⅓ tazas de eritritol

1 taza xilitol

Por último estas recetas fueron creadas teniendo en cuenta las muchas ocupaciones y la poca disponibilidad de tiempo y, por tanto, son razonablemente fáciles de preparar. La mayoría de los ingredientes utilizados se consiguen con mucha facilidad.

Para estar seguros, por favor toma nota de que cualquiera que padezca enfermedad celíaca o sus equivalentes no intestinales también debería elegir ingredientes que no contengan gluten. Todos los ingredientes que he enumerado en las recetas fueron escogidos para estar fácilmente disponibles sin gluten, pero, por supuesto, nunca puedes controlar el comportamiento de cada fabricante de alimentos ni lo que pone en sus productos. Revisa para estar seguro.

LICUADO DE FRUTILLAS Y COCO

Este licuado es perfecto para un desayuno rápido o como un refrigerio sencillo. Gracias a la leche de coco, te parecerá más sustancioso que la mayoría de los licuados. Las frutillas son el único endulzante, lo cual mantiene el azúcar al mínimo.

Sirve para preparar una porción

½ taza de leche de coco

½ taza de yogurt natural bajo en calorías

¼ taza de moras azules, zarzamoras, fresas o cualquier otra frutilla

½ taza de proteína de suero de leche en polvo sin sabor o sabor vainilla

1 cucharada de semillas de linaza molidas (se pueden comprar ya molidas)

½ cucharadita de extracto de coco

4 cubos de hielo

Mezcla la leche de coco, el yogurt, las frutillas, la proteína de suero de leche, las semillas de linaza, el extracto de coco y los cubos de hielo. Licúa hasta que tenga una consistencia homogénea. Sirve inmediatamente.

GRANOLA

Esta granola servirá para satisfacer el deseo de la mayoría de la gente de comer un refrigerio dulce y crujiente, aunque su sabor y su aspecto son diferentes de la granola convencional. También puedes consumir esta granola como cereal con leche, leche de coco, leche de soya o leche de almendras sin azúcar. Los copos de avena (o quinoa) y la fruta seca que incluye esta mezcla pueden tener consecuencias en el nivel de azúcar en la sangre, pero las cantidades son pequeñas y, por lo tanto, es probable que sus efectos sobre el nivel de azúcar sean limitados en la mayoría de las personas.

Sirve para preparar seis porciones

½ taza de copos de quinoa o copos de avena estilo tradicional

½ taza de semillas de linaza molidas (se pueden comprar ya molidas)

¼ taza de semillas de calabaza crudas y peladas (pepitas)

1 taza de anacardos crudos picados

½ taza de sirope de vainilla sin azúcar (por ejemplo, Torani o DaVinci)

¼ taza de aceite de nuez

1 taza de pacanas picadas

½ taza de almendras rebanadas

¼ taza de pasas, cerezas secas o arándanos secos sin azúcar

Precalienta el horno a 325°F.

Mezcla la quinoa o los copos de avena, las semillas de linaza molidas, las semillas de calabaza, ½ taza de los anacardos, el sirope de vainilla y el aceite de nuez en un tazón grande; revuelve y cubre. Extiende la mezcla en una bandeja para hornear de 8 x 8 pulgadas y presiona para formar una capa pareja de aproximadamente ½ pulgada de grueso. Hornea hasta que quede casi seca y crujiente, como 30 minutos. Deja que la mezcla se enfríe en la bandeja por lo menos una hora.

Mientras tanto, mezcla las pacanas, las almendras, las frutas secas y la restante media taza de anacardos en un tazón grande.

Separa la mezcla ya fría de quinoa y linaza en pequeños pedazos. Incorpora en el tazón de las nueces y la fruta.

CEREAL CALIENTE DE COCO
Y SEMILLAS DE LINAZA

Te sorprenderá lo sustancioso que puede ser este simple cereal caliente para el desayuno, especialmente si usas leche de coco.

Sirve para preparar de una a dos porciones

½ taza de leche de coco, leche entera, leche de soya sin descremar o leche de almendras sin azúcar

½ taza de semillas de linaza molidas (se pueden comprar ya molidas)

½ taza de copos de coco sin azúcar

¼ taza de nueces picadas, mitades de nueces o semillas de girasol crudas peladas

Canela molida

¼ taza de fresas, moras azules u otras frutillas rebanadas (opcional)

Mezcla la leche, las semillas de linaza molidas, los copos de coco y las nueces o las semillas de girasol en un tazón para microondas y hornea en el microondas durante un minuto. Para servir, si así lo deseas, espolvorea encima un poco de canela y algunas frutillas.

WRAP DE HUEVO Y PESTO PARA EL DESAYUNO

Este delicioso wrap se puede preparar la noche anterior y refrigerar durante toda la noche para servirlo como un desayuno práctico y sustancioso.

Sirve para preparar una porción

1 wrap de semillas de linaza (página 280)

1 cucharada de pesto de albahaca o pesto de tomate deshidratado

1 huevo cocido, sin cáscara y rebanado finamente

2 rebanadas delgadas de tomate

Un puñado de espinacas baby o lechuga rallada

Si el wrap está recién hecho, permite que se enfríe por 5 minutos. Luego extiende el pesto en una tira de dos pulgadas en el centro del wrap. Coloca el huevo rebanado en la tira de pesto, seguido de las rebanadas de tomate. Termina con espinaca o lechuga. Enróllalo.

WRAP DE SEMILLAS DE LINAZA

Los wraps hechos con semillas de linaza y huevo son sorprendentemente sabrosos. Una vez que aprendas a hacerlos, podrás tener uno o dos wraps en pocos minutos. Si tienes dos bandejas para tarta, puedes hacer dos wraps al mismo tiempo y acelerar el proceso (aunque sólo podrás meter al microondas uno a la vez). Los wraps de semillas de linaza pueden ser refrigerados y se mantendrán bien durante varios días. Se pueden hacer algunas variaciones saludables usando diferentes jugos de vegetales (como espinaca o zanahoria) en lugar del agua necesaria para la receta.

Sirve para preparar una porción

3 cucharadas de semillas de linaza molidas (se pueden comprar ya molidas)

¼ cucharadita de polvo para hornear

¼ cucharadita de cebolla en polvo

¼ cucharadita de pimentón

1 pizca de sal de mar fina o sal de apio

1 cucharada de aceite de coco derretido y algo más para engrasar las bandejas

1 cucharada de agua

1 huevo grande

Mezcla las semillas de linaza molidas, el polvo para hornear, la cebolla en polvo, el pimentón y la sal en un tazón pequeño. Agrega la cucharada de aceite de coco y revuelve. Agrega el huevo y la cucharada de agua y bate hasta que esté bien incorporado.

Engrasa una bandeja de vidrio para microondas o una bandeja de plástico para tarta. Vierte en el molde y extiende de forma pareja sobre el fondo. Pon en el microondas durante 2 a 3 minutos a nivel alto hasta que esté cocinado. Deja enfriar 5 minutos.

Para sacarlo, levanta una orilla con una espátula. Si se pega, usa una espátula para panqueques para aflojarlo de la bandeja suavemente. Voltea el wrap y rellena con los ingredientes que gustes.

WRAP DE PAVO Y AGUACATE

He aquí una de las muchas maneras de usar los wraps de semillas de linaza para preparar un desayuno, una comida o una cena sabrosos y sustanciosos. Una alternativa para hacerlos con una salsa es extender una capa delgada de hummus o pesto en el wrap antes de agregar los otros ingredientes.

Sirve para preparar una porción

1 wrap de semillas de linaza (en la página anterior), dejarlo enfriar si se acaba de preparar

3 ó 4 rebanadas de pavo asado

2 rebanadas delgadas de queso suizo

¼ taza de brotes de frijol

½ aguacate Hass finamente rebanado

1 puñado de hojas de espinacas baby o lechuga rallada

1 cucharada de mayonesa, mostaza, mayonesa wasabi o aderezo para ensalada sin azúcar

Pon el pavo y el queso suizo en el centro del wrap. Extiende los brotes de frijol, el aguacate y la espinaca o lechuga encima. Cubre con un poco de mayonesa, mostaza o tu condimento favorito. Enróllalo.

SOPA MEXICANA DE TORTILLA

Esta sopa mexicana de tortilla no lleva tortilla, es sólo la idea de algo para acompañar las comidas que van con tortillas. Hice esta receta para mi familia y lamenté no haber hecho el doble, ya que todos quisieron repetir.

Sirve para preparar cuatro porciones

4 tazas de caldo de pollo bajo en sodio

¼ taza de aceite de oliva extra virgen

1 libra de pechugas de pollo deshuesadas y sin piel, cortadas en trozos de ½ pulgada

2 o 3 dientes de ajo picados

1 cebolla española grande, finamente picada

1 pimiento rojo finamente picado

2 tomates finamente picados

3 ó 4 chiles jalapeños, sin semillas y finamente picados

Sal de mar fina y pimienta negra molida

2 aguacates Hass

1 taza de queso Monterey Jack o Cheddar rallado (4 onzas)

½ taza de cilantro fresco picado

4 cucharadas de crema agria

Pon a hervir el caldo en una cacerola grande a fuego medio, mantenlo caliente.

Mientras, calienta el aceite en una sartén a fuego medio. Agrega el pollo y el ajo y cocina hasta que el pollo esté dorado durante 5 a 6 minutos.

Agrega al caldo el pollo cocido, la cebolla, el pimiento, los tomates y los jalapeños. Nuevamente pon el caldo a hervir. Hierve a fuego lento, tapa y cocina durante 30 minutos. Agrega sal y pimienta negra al gusto.

Parte los aguacates a la mitad y a lo largo, quita los huesos y la cáscara. Corta a lo largo rebanadas de ¼ de pulgada de ancho.

Sirve la sopa en tazones para sopa poco profundos. Decora cada tazón con aguacate rebanado, queso, cilantro y una cucharada de crema agria.

ENSALADA DE ATÚN Y AGUACATE

Pocas combinaciones muestran tanto sabor y sazón como esta mezcla de aguacate con limón verde y cilantro fresco. Si se prepara con anticipación, es mejor que el aguacate y el limón verde se agreguen justo antes de servirse. La ensalada puede servirse tal cual o se puede añadir un aderezo para ensaladas. Los aderezos de aguacate para ensalada combinan especialmente bien.

Sirve para preparar dos porciones

4 tazas de verduras mixtas o espinacas baby

1 zanahoria rallada

4 onzas de atún (en bolsa o enlatado)

1 cucharadita de cilantro fresco picado

1 aguacate deshuesado, pelado y cortado en cubos

2 rodajas de limón verde

Mezcla las verduras y la zanahoria en una ensaladera (o en un recipiente para refrigerador). Agrega el atún y el cilantro y revuelve hasta que esté mezclado. Justo antes de servir, agrega el aguacate y exprime las rodajas de limón verde sobre la ensalada. Revuelve y sirve inmediatamente.

PIZZA SIN TRIGO

La "corteza" de esta pizza sin trigo no es suficientemente fuerte para sostenerla en tu mano, pero ciertamente va a satisfacer tu antojo nostálgico por la pizza, sin ninguna de las consecuencias indeseables. Una sola rebanada o dos te dejará satisfecho y a los niños les encantará. Escoge una salsa para pizza embotellada sin sirope de maíz alto en fructosa o sacarosa.

Sirve para preparar de cuatro a seis porciones

1 cabeza de coliflor cortada en pedazos de 1 a 2 pulgadas

Aproximadamente ¾ taza de aceite de oliva extra virgen

2 huevos grandes

3 tazas de queso mozzarella rallado (12 onzas)

Escoge entre los siguientes ingredientes de carne:

½ libra de salchicha (de preferencia sin curar), pepperoni rebanado (de preferencia sin curar), carne de res, pavo o cerdo molida

12 onzas de salsa para pizza o 2 latas (de 6 onzas cada una) de pasta de tomate

Escoge entre los siguientes ingredientes vegetales:

Pimientos picados (verdes, rojos o amarillos), tomates deshidratados, cebollas blancas o cebollas de verdeo picadas, ajo picado, espinaca fresca, aceitunas rebanadas, hongos portobello picados o rebanados, brócoli o espárragos cortados en cubos

Albahaca fresca o seca

Orégano fresco o seco

Pimienta negra

¼ taza de queso parmesano rallado

En una vaporera o en una olla grande con agua hirviendo, cocina la coliflor hasta que esté suave, durante aproximadamente 20 minutos.

Escurre la coliflor y pásala a un tazón grande. Machácala hasta que tenga la consistencia de un puré de papa con pocos grumos. Agrega ¼ de taza del aceite, los huevos y una taza del queso mozzarella y mezcla bien.

Precalienta el horno a 350°F. Toma una bandeja para pizza o una bandeja para hornear con bordes grandes y cúbrela ligeramente con una cucharada de aceite de oliva.

Vierte la mezcla de coliflor en la bandeja para pizza y presiona la "masa" dándole forma de pizza plana de no más de ½ pulgada de grueso, haciendo las orillas más gruesas. Hornea durante 20 minutos.

Si usas carne molida, cocínala en una sartén hasta que esté dorada y cocinada del todo.

Saca la "corteza" de la pizza del horno (deja el horno encendido) y extiende sobre ella la salsa para pizza o pasta de tomate, las dos tazas restantes de queso mozzarella, los vegetales y la carne, la albahaca, el orégano y la pimienta. Cubre con la ½ taza de aceite de oliva restante y espolvorea con el queso parmesano. Hornea hasta que el queso mozzarella se derrita, de 10 a 15 minutos.

Corta la pizza en rebanadas y usa una espátula para servirla en los platos.

"PASTA" DE CALABACÍN CON HONGOS BABY BELLA

Usar calabacín en lugar de pasta de trigo convencional proporciona un sabor y una textura distintos, pero es delicioso. Como el calabacín tiene un sabor menos fuerte que la pasta de trigo, cuanto más interesantes sean la salsa y los acompañamientos, más interesante será la "pasta".

Sirve para preparar dos porciones

1   libra de calabacín

8   onzas de salchichas sin curar (sin nitritos), carne de res, pavo, pollo o cerdo molida (opcional)

3 a 4 cucharadas de aceite de oliva extra virgen

8 a 10 hongos baby bella o cremini, picados

2 a 3 dientes de ajo picados

2   cucharadas de albahaca fresca picada

Sal y pimienta negra molida

1   taza de salsa de tomate o 4 onzas de pesto

¼   taza de queso parmesano rallado

Pela el calabacín con un pelador de verduras. Corta el calabacín a lo largo en listones usando el pelador hasta que llegues al centro de semillas. (Guarda el centro de semillas y la cáscara para otra receta, como por ejemplo una ensalada).

Si usas carne: Calienta 1 cucharada de aceite en una sartén grande. Cocina la carne, deshaciéndola con una cuchara, hasta que esté cocida. Escurre la grasa. Agrega 2 cucharadas de aceite a la sartén junto con los hongos y el ajo. Cocina hasta que los hongos estén suaves, de 2 a 3 minutos.

Si no usas carne: Calienta 2 cucharadas de aceite en una sartén grande a fuego medio. Agrega los hongos y el ajo y cocina durante 2 a 3 minutos.

En cualquier caso: Agrega las tiras de calabacita a la sartén y cocina hasta que estén suaves, por 5 minutos máximo. Agrega la albahaca picada y sal y pimienta al gusto.

Cuando la sirvas, cubre con salsa de tomate o pesto y espolvorea el queso parmesano.

FIDEOS SHIRATAKI SALTEADOS

Los fideos shirataki son un reemplazo versátil de la pasta o fideos, sin trigo por supuesto, hechos de la raíz de konjac. Prácticamente no tienen ningún efecto en el nivel de azúcar en la sangre, ya que los fideos shirataki son bajos en carbohidratos (3 gramos o menos por cada paquete de 8 onzas). A algunos fideos shirataki se les ha agregado tofu y tienen una textura menos chiclosa, más parecida a la pasta con trigo. En mi opinión, saben asombrosamente parecido a los fideos ramen de mi juventud. Como el tofu, los fideos shirataki absorben los sabores y olores de la comida que acompañan, ya que casi no tienen sabor propio.

Aunque esta receta es una manera sencilla de usar los fideos al estilo asiático, los fideos shirataki también se pueden adaptar fácilmente a platillos italiano o de cualquier otro tipo, usándolos en lugar de la pasta de trigo convencional. (Hay un fabricante que también hace los fideos estilo fettuccine, penne rigate o cabello de ángel).

Sirve para preparar dos porciones

3 cucharadas de aceite de sésamo tostado

½ libra de pechuga de pollo deshuesada, lomo de cerdo o tofu firme, cortados en cubos de ¾ de pulgada

2 a 3 dientes de ajo picados

¼ libra de hongos shiitake frescos rebanados, sin tallos

2 a 3 cucharadas de salsa de soya (sin trigo)

½ libra de brócoli fresco o congelado cortado en pequeños racimos

4 onzas de brotes de bambú rebanados

1 cucharada de jengibre fresco rallado

2 cucharaditas de semillas de sésamo

½ cucharadita de copos de pimiento rojo

2 paquetes de fideos shirataki (de 8 onzas cada uno)

Calienta a fuego medio 2 cucharadas de aceite de sésamo en un wok o en una sartén grande. Agrega la carne o el tofu, el ajo, los hongos shiitake y la salsa de soya y cocina hasta que la carne esté completamente cocinada o el tofu esté ligeramente dorado por todos lados. (Agrega un poco de agua si la sartén se pone demasiado seca).

Agrega al wok el brócoli, los brotes de bambú, el jengibre, las semillas de sésamo, los copos de pimiento rojo y la cucharada de aceite de sésamo restante y revuelve a fuego medio hasta que el brócoli esté suave pero firme, durante 4 a 5 minutos.

Mientras se cocina el brócoli, pon a hervir 4 tazas de agua en una cacerola grande. Pon los fideos shirataki en un colador, enjuágalos con agua fría corriente por unos 15 segundos y escúrrelos. Vierte los fideos en el agua hirviendo y cocina durante 3 minutos. Escurre los fideos y ponlos en el wok con los vegetales. Cocina y revuelve a fuego medio-alto durante 2 minutos para que se calienten.

PASTELES DE CANGREJO

Estos pasteles de cangrejo "empanizados" sin trigo son increíblemente fáciles de preparar. Si se sirven con salsa tártara u otra salsa que se lleve bien y se acompañan con espinacas o lechuga de hojas verdes, este platillo puede servirse fácilmente como plato fuerte.

Sirve para preparar cuatro porciones

2 cucharadas de aceite de oliva extra virgen

½ pimiento rojo, cortado en dados finos

¼ de cebolla amarilla, finamente picada

2 cucharadas de chile verde fresco picado o al gusto

¼ taza de nueces molidas

1 huevo grande

1½ cucharadita de curry en polvo

½ cucharadita de comino molido

Sal de mar fina

1 lata de cangrejo de 6 onzas, escurrido y cortado en láminas

¼ taza de semillas de linaza molidas (se pueden comprar ya molidas)

1 cucharadita de cebolla en polvo

½ cucharadita de ajo en polvo

Espinacas baby o ensalada de verduras mixtas

Salsa tártara (opcional)

Precalienta el horno a 325°F. Forra una bandeja para hornear con papel aluminio.

Calienta el aceite en una sartén grande a fuego medio. Agrega el pimiento, la cebolla y el chile y cocina hasta que estén suaves, de 4 a 5 minutos. Colócalos aparte para que se enfríen un poco.

Pon los vegetales en un tazón grande. Revuelve con las nueces, el huevo, el curry en polvo, el comino y una pizca de sal de mar. Incorpora el cangrejo a la mezcla y revuelve bien. Forma cuatro tortitas y ponlas en la bandeja para hornear.

En un tazón pequeño, revuelve las semillas de linaza molidas, la cebolla en polvo y el ajo en polvo. Espolvorea el "empanizado" sobre los pasteles de cangrejo. Hornéalos hasta que doren y estén bien calientes, durante aproximadamente 25 minutos.

Si así lo deseas, sírvelos sobre una cama de espinacas o una ensalada de verduras con una cucharada de salsa tártara.

POLLO CUBIERTO DE PACANAS CON TAPENADE

Este platillo es una muy buena entrada para la cena o una excelente comida portátil para el almuerzo o cualquier otro momento. Y se puede preparar en un dos por tres cuando hay prisa, especialmente si tienes sobras de pollo. Sólo aparta una o dos pechugas de la cena de la noche anterior. Si gustas, en lugar de la tapenade, puedes cubrir el pollo con pesto (albahaca o tomate deshidratado) o caponata de berenjena.

Sirve para preparar dos porciones

2 pechugas de pollo de 4 onzas, deshuesadas y sin piel

1 huevo grande

¼ taza de leche de coco o leche de vaca

½ taza de pacanas molidas (se pueden comprar ya molidas)

3 cucharadas de queso parmesano rallado

2 cucharaditas de cebolla en polvo

1 cucharadita de orégano seco

Sal de mar fina y pimienta negra molida

4 cucharadas de tapenade, caponata o pesto comprados

Precalienta el horno a 350°F. Hornea el pollo hasta que esté cocido, durante alrededor de 30 minutos.

Bate el huevo ligeramente con un tenedor en un tazón poco profundo. Agrega la leche y sigue batiendo.

Revuelve las pacanas molidas, el queso parmesano, la cebolla en polvo, el orégano, la sal y la pimienta al gusto.

Pasa el pollo por el huevo y luego por la mezcla de pacanas. Colócalo en un plato para microondas y métalo en el horno de microondas durante 2 minutos a nivel alto.

Cubre con tapenade, caponata o pesto y sirve caliente.

CHULETAS DE CERDO EMPANIZADAS CON PARMESANO ACOMPAÑADAS DE VEGETALES ASADOS CON BALSÁMICO

Las nueces molidas se pueden usar como sustituto del pan molido para hacer una corteza "de pan" a la que fácilmente se le puede poner hierbas o condimentar como tú gustes.

Sirve para preparar cuatro porciones

1   cebolla blanca finamente rebanada

1   berenjena chica, sin piel, cortada en cubos de ½ pulgada

1   pimiento verde rebanado

1   pimiento amarillo o rojo rebanado

2   dientes de ajo picado en trozos gruesos

¼   taza de aceite de oliva extra virgen o más si se necesita

¼   taza de vinagre balsámico

Sal de mar (fina o gruesa) y pimienta negra molida

1   huevo grande

1   cucharada de leche de coco

½   taza de almendras o pacanas molidas (se pueden comprar ya molidas)

¼   taza de queso parmesano rallado

1   cucharadita de ajo en polvo

1   cucharadita de cebolla en polvo

4   chuletas de cerdo con hueso (como de 6 onzas cada una)

1   limón finamente rebanado

Precalienta el horno a 350°F.

Mezcla la cebolla, la berenjena, el pimiento y el ajo en un molde para hornear grande. Sobre la mezcla anterior, esparce 2 cucharadas de aceite y vinagre. Espolvorea con sal y pimienta negra al gusto y revuelve para cubrir los vegetales. Cubre el molde con papel aluminio y hornea durante 30 minutos.

Mientras, en un tazón poco profundo, bate el huevo con la leche de coco. Mezcla la harina de almendra o pacana, el queso parmesano, el ajo en polvo y la cebolla en polvo en otro tazón poco profundo. Sazona con sal y pimienta. Sumerge cada chuleta de cerdo en el huevo, cubriendo los dos lados. Después, pasa ambos lados por la mezcla de almendra molida con parmesano.

Calienta 2 cucharadas de aceite en una sartén grande a fuego medio-alto. Agrega las chuletas de cerdo y cocínalas hasta que estén suavemente doradas, de 2 a 3 minutos por lado.

Después de asar los vegetales durante 30 minutos, saca el molde para hornear y pon las chuletas de cerdo encima. Cúbrelas con las rebanadas de limón.

Vuelve a poner el molde en el horno y hornea sin tapar, hasta que las chuletas de cerdo estén cocidas (deben verse ligeramente rosas en el centro) y hasta que los vegetales estén muy suaves, aproximadamente 30 minutos.

ENSALADA DE ESPINACAS Y HONGOS

Esta sencilla ensalada es fácil de preparar en grandes cantidades (usando múltiplos de las cantidades especificadas) o por anticipado si la vas a usar pronto (por ejemplo, en el desayuno de mañana). Es mejor agregar el aderezo al momento de servir. Si prefieres usar un aderezo para ensalada comprado, lee la etiqueta: a menudo están hechos con sirope de maíz alto en fructosa y/o sacarosa. En particular, debes evitar a toda costa los aderezos para ensalada bajos en grasa o sin grasa. Si un aderezo comprado está hecho con aceite saludable y no contiene azúcar o tiene muy poca, úsalo tanto como gustes: rocía un poco, viértelo sobre la ensalada o inúndala con el aderezo cuanto quieras.

Sirve para preparar dos porciones

8 tazas de hojas de espinacas baby

2 tazas de hongos rebanados, de la variedad que quieras

½ pimiento rojo o amarillo picado

½ taza de cebollinos o cebolla roja picada

2 huevos cocidos rebanados

½ taza de mitades de nueces

6 onzas de queso feta en cubos

Vinagreta hecha en casa (aceite de oliva extra virgen y el vinagre de tu preferencia) o un aderezo comprado en tienda

Mezcla las espinacas, los hongos, el pimiento, los cebollinos, los huevos, las nueces y el queso feta en un tazón grande. Agrega el aderezo y revuelve nuevamente o divide la ensalada sin aderezo en dos recipientes herméticos y refrigérala. Mezcla con el aderezo al momento de servir.

Variaciones: Puedes jugar con esta receta de ensalada. Agrega hierbas como albahaca o cilantro; sustituye el queso feta con queso de cabra, Gouda cremoso o suizo; agrega aceitunas kalamata enteras deshuesadas o usa un aderezo cremoso (que no contenga azúcares ni sirope de maíz alto en fructosa) como por ejemplo el "Aderezo ranch sin preocupaciones" que se encuentra en la página 303.

ESPÁRRAGOS CON ACEITE DE OLIVA Y AJO ASADO

Los espárragos contienen muchos beneficios para la salud en un pequeño empaque. El poco esfuerzo adicional de asar el ajo valdrá mucho la pena para avivarlos.

Sirve para preparar dos porciones

1 cabeza de ajo

Aceite de oliva extra virgen

½ libra de espárragos cortados en trozos de 2 pulgadas.

1 cucharada de pacanas o almendras molidas

½ cucharadita de cebolla en polvo

Precalienta el horno a 400°F.

Quita las capas externas de la cabeza de ajo y luego rebana ¼ de pulgada de la parte de arriba para que los dientes de ajo queden expuestos. Coloca en el centro de un cuadrado de papel aluminio y rocía con aceite de oliva. Envuelve el ajo en el papel aluminio y coloca en una bandeja poco profunda. Hornea durante 30 minutos. Sácalo del papel aluminio y déjalo enfriar.

Calienta una cucharada de aceite en una sartén grande a fuego medio. Agrega los espárragos y cocina, revolviendo hasta que adquieran un color verde brillante, durante 3 a 4 minutos. Espolvorea con las pacanas o almendras molidas y luego con la cebolla en polvo.

Exprime el ajo asado para que salga de la cascarita y coloca en la cacerola. Continúa cocinando los espárragos, revolviendo hasta que estén suaves pero firmes, por 1 a 2 minutos.

BERENJENA HORNEADA A LOS TRES QUESOS

Si adoras el queso, te encantará la combinación de sabores de este guiso con tres quesos. Es suficiente para servir como entrada o, en porciones más pequeñas, como guarnición de un filete de res o de pescado a la parrilla. Las sobras son excelentes para el desayuno.

Sirve para preparar seis porciones

1 berenjena cortada transversalmente en rebanadas de ½ pulgada de grueso

½ taza de aceite de oliva extra virgen

1 cebolla amarilla o española picada

2 a 3 dientes de ajos picados

3 a 4 cucharadas de tomates deshidratados

4 a 6 tazas de hojas de espinacas

2 tomates cortados en rodajas

2 tazas de salsa de tomate

1 taza de queso ricotta

1 taza de queso mozzarela de leche entera rallado (4 onzas)

½ taza de queso parmesano rallado (2 onzas)

4 a 5 hojas de albahaca fresca picadas

Precalienta el horno a 325°F.

Coloca las rebanadas de berenjena en una bandeja para hornear. Con una brocha, unta los dos lados de las rebanadas con la mayor parte del aceite, aparta 2 cucharadas. Hornea durante 20 minutos. Saca la berenjena, pero deja el horno prendido.

Calienta las 2 cucharadas del aceite restante en una sartén grande a fuego medio. Agrega la cebolla, el ajo, los tomates deshidratados y la espinaca y cocina hasta que la cebolla se suavice.

Esparce las rebanadas de tomate sobre la berenjena. Extiende la mezcla de espinacas por encima. Vacía la salsa de tomate sobre las espinacas.

Mezcla el queso ricotta y el queso mozzarella en un tazón. Extiende la mezcla de queso sobre la salsa de tomate y espolvorea con la albahaca. Espolvorea encima el queso parmesano.

Hornea sin tapar hasta que esté burbujeando y el queso esté derretido, durante aproximadamente 30 minutos.

"PAN" DE MANZANA Y NUEZ

Mucha gente que se aventura a seguir una dieta sin trigo, en ocasiones necesita satisfacer un antojo de pan, y esta aromática hogaza alta en proteínas es perfecta para ello. El pan de nuez y manzana es absolutamente maravilloso con queso crema; mantequillas de maní, de semillas de girasol, de anacardo o de almendras; o la tradicional mantequilla láctea (sin sal si eres sensible a la sal). Sin embargo, no sirve para hacer un sándwich, debido a que tiende a desmoronarse porque no tiene gluten.

A pesar de la inclusión de fuentes de carbohidratos como el puré de manzana, el conteo total de gramos de carbohidratos es de apenas 5 gramos por rebanada. El puré de manzana fácilmente se puede dejar de lado sin sacrificar la calidad del pan.

Sirve para preparar de diez a doce porciones

2 tazas de almendras molidas (pueden comprarse ya molidas)

1 taza de nueces picadas

2 cucharadas de semillas de linaza molidas (pueden comprarse ya molidas)

1 cucharada de canela molida

2 cucharaditas de polvo para hornear

½ cucharadita de sal de mar fina

2 huevos grandes

1 taza de puré de manzana sin azúcar

½ taza de aceite de nuez, aceite de oliva extra virgen, aceite de coco derretido o mantequilla derretida

¼ taza de crema agria o leche de coco

Precalienta el horno a 325°F. Cubre generosamente con aceite un molde para pan de 9 x 5 pulgadas. (El aceite de coco es ideal para esto).

En un tazón, mezcla las almendras molidas, las nueces, las semillas de linaza molidas, la canela, el polvo para hornear y la sal y revuelve hasta que estén muy bien mezclados.

Mezcla los huevos, el puré de manzana, el aceite y la crema agria o la leche de coco en una taza de medir. Vierte la mezcla sobre los ingredientes secos y revuelve hasta que estén incorporados. Si la mezcla está muy seca, agrega de 1 a 2 cucharadas de leche de coco. Presiona la "masa" sobre el molde y hornéala aproximadamente durante 45 minutos, hasta que al pincharla con un palillo salga limpio. Permite que se enfríe en el molde durante 20 minutos, después sácalo. Rebánalo y sírvelo.

Variaciones: Considera esta receta como una base para hacer panes rápidos, que pueden ser pan de plátano, pan de calabacín y zanahoria, entre otros. Por ejemplo, reemplaza el puré de manzana con 1½ tazas de puré de calabaza enlatado y agrega 1½ cucharaditas de nuez moscada para hacer pan de calabaza, perfecto para las fiestas invernales.

MUFFINS DE PLÁTANO Y MORA AZUL

Como la mayoría de las recetas hechas con ingredientes saludables sin trigo, estos muffins tendrán una textura un poco más áspera que los hechos con harina de trigo. El plátano, una fruta conocida por su alto contenido de carbohidratos, les da a los muffins algo de su dulzura, y debido a que se distribuye entre 10 muffins, el nivel de carbohidratos se mantiene al mínimo. Las moras azules pueden ser reemplazadas por cantidades equivalentes de frambuesas, arándanos u otras frutillas.

Sirve para preparar de 10 a 12 muffins

2 tazas de almendras molidas (se pueden comprar ya molidas)

¼ taza de semillas de linaza molidas (se pueden comprar ya molidas)

Edulcorante (puede ser Truvia, extracto de stevia o Splenda) equivalente a ¾ de taza de sacarosa

1 cucharadita de polvo para hornear

1 pizca de sal de mar fina

1 plátano maduro

2 huevos grandes

½ taza de crema agria o leche de coco

¼ taza de aceite de nuez, aceite de coco o aceite de oliva extra ligero

1 taza de moras azules frescas o congeladas

Precalienta el horno a 325°F. Engrasa con aceite un molde para 12 muffins.

En un tazón, mezcla las almendras molidas, las semillas de linaza molidas, el edulcorante, el polvo para hornear y la sal y revuelve con una cuchara.

En otro tazón, machaca el plátano hasta que esté suave. Incorpora los huevos, la crema agria o la leche de coco y el aceite. Agrega la mezcla de plátano a la mezcla de almendra y revuelve a la perfección. Incorpora las moras azules.

Con una cuchara, pon la masa en los moldes para muffins, llenándolos hasta la mitad. Hornea aproximadamente durante 45 minutos, hasta que al pinchar con un palillo en el centro de un muffin salga limpio. Deja enfriar en los moldes de 10 a 15 minutos, luego desmóldalos y pásalos a una rejilla para que se enfríen por completo.

MUFFINS DE CALABAZA CON ESPECIAS

Me encanta comer estos muffins de desayuno en el otoño y el invierno. Unta uno con queso crema y no necesitarás nada más para estar satisfecho en una mañana fría.

Sirve para preparar 12 muffins pequeños

2 tazas de almendras molidas (se pueden comprar ya molidas)

1 taza de nueces picadas

¼ taza de semillas de linaza (se pueden comprar ya molidas)

Edulcorante (puede ser Truvia, extracto de stevia o Splenda) equivalente a ¾ de taza de sacarosa

2 cucharaditas de canela molida

1 cucharadita de pimienta de Jamaica molida

1 cucharadita de nuez moscada rallada

1 cucharadita de polvo para hornear

1 pizca de sal de mar fina

1 lata de puré de calabaza sin azúcar (15 onzas)

½ taza de crema agria o leche de coco

2 huevos grandes

¼ taza de aceite de nuez, aceite de coco derretido o aceite de oliva extra ligero

Precalienta el horno a 325°F. Engrasa con aceite un molde para 12 muffins.

En un tazón grande, revuelve las almendras, las nueces, las semillas de linaza molidas, el edulcorante, la canela, la pimienta de Jamaica, la nuez moscada, el polvo para hornear y la sal. En otro tazón grande, revuelve la calabaza, la crema agria o la leche de coco, los huevos y el aceite.

Revuelve la mezcla de calabaza con la de almendras hasta que sea una masa homogénea. Con una cuchara, pon la masa en los moldes para muffins, llenándolos hasta la mitad. Hornea aproximadamente durante 45 minutos hasta que al pinchar un muffin con un palillo éste salga limpio.

Deja enfriar en los moldes de 10 a 15 minutos, luego desmóldalos y pásalos a una rejilla para que se enfríen por completo.

MOUSSE DE CHOCOLATE OSCURO Y TOFU

Será muy difícil que notes la diferencia entre este postre y un mousse convencional, además proporciona una generosa cantidad de los flavonoides saludables por los que los productos de cacao comienzan a ser reconocidos. Para cualquier persona con sensibilidad a la soya, sustituye con 2 tazas (16 onzas) de yogurt griego natural tanto para el tofu como para la leche de soya.

Sirve para preparar cuatro porciones

16 onzas de tofu firme

½ taza de cacao en polvo sin azúcar

¼ taza de leche de almendras sin azúcar, leche de soya entera o leche de vaca entera Edulcorante (puede ser Truvia, extracto de stevia o Splenda) equivalente a ½ de taza de sacarosa

2 cucharaditas de extracto de vainilla puro

2 cucharaditas de extracto de almendra puro

Nata

3 a 4 fresas rebanadas o 10 a 12 frambuesas

Pon el tofu, el cacao, la leche de almendras, el edulcorante y los extractos de vainilla y almendra en una licuadora y licúa hasta que la mezcla esté suave y cremosa. Con una cuchara, pon la mezcla en platos para servir.

Corona con nata y frutillas.

GALLETAS DE JENGIBRE CON ESPECIAS

Estas galletas sin trigo van a satisfacer tu antojo ocasional. Al reemplazar la harina de trigo con harina de coco, se obtiene una galleta un poco más pesada y con menos cohesión, pero una vez que tus amigos y tu familia se familiaricen con esta textura inusual, te pedirán más. Al igual que algunas de las otras recetas de este libro, ésta es una receta básica que puede ser modificada en una gran cantidad de deliciosas maneras. Por ejemplo, los amantes del chocolate pueden agregar chispas de chocolate semidulce y eliminar la pimienta de Jamaica, la nuez moscada y el jengibre para hacer un equivalente saludable sin trigo de las galletas de chispas de chocolate.

Sirve para aproximadamente 25 galletas (de 2½ pulgadas)

- 2 tazas de harina de coco
- 1 taza de nueces finamente picadas
- 3 cucharadas de coco deshidratado
- 2 cucharadas de Truvia, ½ cucharadita de extracto de stevia en polvo o ½ taza de Splenda granulada
- 2 cucharaditas de canela molida
- 1 cucharadita de pimienta de Jamaica molida
- 1 cucharadita de jengibre molido
- 1 cucharadita de nuez moscada rallada
- 1 cucharadita de bicarbonato de sodio
- 1 taza de crema agria o leche de coco
- 1 taza de aceite de nuez, aceite de oliva extra ligero, aceite de coco derretido o mantequilla derretida
- ½ taza de sirope de vainilla sin azúcar (DaVinci y Torani son buenos)
- 3 huevos grandes ligeramente batidos
- 1 cucharada de cáscara de limón rallada
- 1 cucharadita de extracto de almendras puro

Leche, leche de almendras sin azúcar o leche de soya (opcional)

Precalienta el horno a 325°F. Engrasa una bandeja para hornear o utiliza papel encerado para hornear.

En un tazón grande, revuelve la harina de coco, las nueces, el coco rallado, el edulcorante, la canela, la pimienta de Jamaica, el jengibre, la nuez moscada y el bicarbonato de sodio.

Bate la crema agria o la leche de coco, el aceite o mantequilla, el sirope de vainilla, los huevos, la cáscara de limón y el extracto de almendras en una taza de medir de 4 tazas. Agrega la mezcla de huevo a la mezcla de harina de coco y revuelve hasta que esté todo incorporado. (Si la mezcla está demasiado densa para poder revolverla fácilmente, agrega la leche, la leche de almendra sin azúcar o la leche de soya, una cucharada cada vez hasta que tenga la consistencia de masa de pastel).

Deja caer montoncitos de una pulgada en la bandeja para hornear y aplánalos. Hornea durante 20 minutos o hasta que salga limpio un palillo. Deja enfriar en una rejilla.

PASTEL DE ZANAHORIA

De todas las recetas de este libro, ésta es la que más se acerca en sabor a la original que contiene trigo para satisfacer hasta el antojo del más exigente amante del trigo.

Sirve para preparar de ocho a diez porciones

PASTEL

1 taza de harina de coco

Edulcorante (puede ser Truvia, extracto de stevia o Splenda) equivalente a una taza de sacarosa

2 cucharadas de cáscara de naranja rallada

1 cucharada de semillas de linaza molidas

2 cucharaditas de canela molida

1 cucharadita de pimienta de Jamaica molida

1 cucharadita de nuez moscada rallada

1 cucharadita de polvo para hornear

1 pizca de sal de mar fina

4 huevos grandes

½ taza de aceite de coco derretido

1 taza de crema agria

½ taza de leche de coco

2 cucharaditas de extracto de vainilla puro

2 tazas de zanahorias finamente ralladas

1 taza de pacanas picadas

GLASEADO

8 onzas de queso crema con 1/3 de grasa menos (Neufchâtel), a temperatura ambiente

1 cucharadita de jugo de limón fresco

1 cucharada de Truvia, 1/8 de cucharadita de extracto de stevia en polvo o ¼ de taza de Splenda granulada

Precalienta el horno a 325°F. Engrasa un molde para hornear de 9 x 9 pulgadas o de 10 x 10 pulgadas.

Para hacer el pastel: En un tazón grande, pon la harina de coco, el edulcorante, la cáscara de naranja, las semillas de linaza molidas, la canela, la pimienta de Jamaica, la nuez moscada, la levadura y la sal y mezcla manualmente.

En un tazón mediano, bate los huevos, el aceite de coco, la crema agria, la leche de coco y la vainilla. Vierte la mezcla de huevo en la mezcla de harina de coco. Utiliza una batidora eléctrica para batir hasta que todo esté mezclado por completo. Incorpora las zanahorias y las pacanas manualmente. Vierte la mezcla en el molde para hornear.

Hornea durante una hora o hasta que salga limpio un palillo. Deja enfriar.

Para hacer el glaseado, combina el queso crema, el jugo de limón y el edulcorante en un tazón y mezcla completamente.

Extiende el glaseado sobre el pastel una vez que se haya enfriado.

CHEESECAKE CLÁSICO DE CORTEZA SIN TRIGO

Esto es motivo de celebración: ¡pastel de queso sin las indeseables consecuencias para la salud o el peso! Las pacanas molidas sirven para la base sin trigo de este decadente pastel de queso, aunque también puedes usar nueces o almendras molidas.

Sirve para preparar de seis a ocho porciones

CORTEZA

1½ tazas de pacanas molidas

Edulcorante (puede ser Truvia, extracto de stevia o Splenda) equivalente ½ de taza de sacarosa

1½ cucharadita de canela molida

6 cucharadas de mantequilla sin sal, derretida y enfriada

1 huevo grande ligeramente batido

1 cucharadita de extracto de vainilla

RELLENO

16 onzas de queso crema con 1/3 menos de grasa, a temperatura ambiente

¾ taza de crema agria

Edulcorante (puede ser Truvia, extracto de stevia o Splenda) equivalente a ½ de taza de sacarosa

1 pizca de sal de mar fina

3 huevos grandes

Jugo de un limón pequeño y una cucharada de cáscara de limón rallada

2 cucharaditas de extracto de vainilla puro

Precalienta el horno a 325°F.

Para hacer la corteza: Mezcla las pacanas molidas, el edulcorante y la canela en un tazón grande. Incorpora la mantequilla derretida, el huevo y la vainilla y mezcla completamente.

Presiona la mezcla en el fondo y los bordes de 1½ a 2 pulgadas de alto a los lados de un molde para tarta de 10 pulgadas.

Para hacer el relleno: Mezcla el queso crema, la crema agria, el edulcorante y la sal en un tazón. Utiliza una batidora eléctrica para batir a velocidad media durante un minuto los huevos, el jugo de limón, la cáscara de limón y la vainilla.

Vierte el relleno en la corteza. Hornea hasta que el centro esté casi firme, aproximadamente durante 50 minutos. Deja enfriar el pastel de queso en una rejilla. Refrigera hasta que esté bien frío antes de servir.

Variaciones: El relleno puede ser modificado en muchísimas formas. Puedes agregar ½ taza de cacao en polvo y cubrir con laminitas de chocolate oscuro o sustituir el limón con jugo y cáscara de limón verde o cubrir con frutillas, hojas de menta y nata.

DULCE DE CHOCOLATE Y MANTEQUILLA DE MANÍ

Quizá no existe tal cosa como un dulce verdaderamente saludable, pero éste está lo más cerca posible. Ten a la mano una provisión de este decadente postre para satisfacer aquellos ocasionales antojos de chocolate o golosinas.

Sirve para preparar doce porciones

DULCE

2 cucharaditas de aceite de coco derretido

8 onzas de chocolate sin azúcar

1 taza de mantequilla de maní natural a temperatura ambiente

4 onzas de queso crema con 1/3 de grasa menos, a temperatura ambiente

Edulcorante (puede ser Truvia, extracto de stevia o Splenda) equivalente a una taza de sacarosa

1 cucharadita de extracto de vainilla puro

1 pizca de sal

½ taza de maníes o nueces tostados sin sal, picados

COBERTURA (OPCIONAL)

½ taza de mantequilla de maní natural a temperatura ambiente

½ taza de maníes tostados sin sal, picados

Cubre una bandeja de 8 x 8 pulgadas con el aceite de coco derretido.

Para hacer el dulce: Coloca el chocolate en un tazón para microondas y mételo al microondas de 1½ a 2 minutos en intervalos de 30 segundos hasta que esté derretido. (Revuelve después de un minuto, ya que el chocolate mantiene su forma aunque ya esté derretido).

En otro tazón para microondas, mezcla la mantequilla de maní, el queso crema, el edulcorante, la vainilla y la sal. Mete al microondas durante un minuto para suavizar, luego revuelve para que todo quede bien mezclado. Incorpora la mezcla de mantequilla de maní al chocolate derretido y revuelve bien. (Si la mezcla se vuelve muy rígida, mete al microondas otros 30 a 40 segundos).

Extiende el dulce en la bandeja preparada y apártalo para que se enfríe. Si gustas, cubre el dulce con una capa de mantequilla de maní y espolvorea con maníes picados.

SALSA WASABI

Si todavía no has probado el wasabi, ten cuidado: puede ser extremadamente picante, pero de una manera única e indescriptible. Lo "picante" de la salsa puede ser atemperado si disminuyes la cantidad de polvo de wasabi. (Es mejor que seas precavido y uses una cucharadita primero hasta que tengas la oportunidad de medir el picante de tu wasabi, así como tu tolerancia). La salsa de wasabi funciona muy bien como acompañamiento para el pescado o el pollo. También puede ser usado como salsa para los wraps sin trigo (página 279). Para una versión más asiática, sustituye con 2 cucharadas de aceite de sésamo y 1 cucharada de salsa de soya (sin trigo) en lugar de usar mayonesa.

Sirve para preparar dos porciones

3 cucharadas de mayonesa

1 a 2 cucharaditas de wasabi en polvo

1 cucharadita de jengibre fresco o seco finamente picado

1 cucharadita de vinagre de arroz o agua

Mezcla todos los ingredientes en un tazón pequeño. Puedes almacenarlo bien tapado en el refrigerador por más de cinco días.

VINAGRETA

Esta receta para una vinagreta básica es extremadamente versátil y puede ser modificada de muchas formas con sólo agregar algunos ingredientes como pueden ser la mostaza Dijon, hierbas picadas (albahaca, orégano, perejil) o tomates deshidratados finamente picados. Si eliges vinagre balsámico para este aderezo, lee la etiqueta cuidadosamente, ya que muchos contienen azúcar. Otras buenas elecciones son el vinagre blanco destilado, el de arroz, el de vino blanco, el de vino tinto y el de sidra.

Sirve para preparar una taza

¾ taza de aceite de oliva extra virgen

¼ taza del vinagre de tu elección

1 diente de ajo finamente picado

1 cucharadita de cebolla en polvo

½ cucharadita de pimienta blanca o negra recién molida

1 pizca de sal de mar

Mezcla los ingredientes en un frasco de 12 onzas con tapa. Cierra el frasco fuertemente y agita para mezclar. Lo puedes almacenar en el refrigerador durante más de una semana. Agita bien antes de usar.

ADEREZO RANCH SIN PREOCUPACIONES

Cuando haces tu propio aderezo para ensaladas, incluso si usas algunos ingredientes preparados como la mayonesa, tienes mayor control sobre lo que contiene. Aquí tienes un aderezo ranch rápido que sólo contiene ingredientes saludables, siempre y cuando elijas una mayonesa que no contenga trigo, harina de maíz, sirope de maíz alto en fructosa, sacarosa o aceite hidrogenados. (La mayoría no los contienen).

Sirve para preparar aproximadamente 2 tazas

1 taza de crema agria

½ taza de mayonesa

1 cucharada de vinagre destilado blanco

½ taza de queso parmesano rallado (2 onzas)

1 cucharadita de ajo en polvo o ajo finamente picado

1½ cucharaditas de cebolla en polvo

1 pizca de sal de mar

En un tazón, mezcla la crema agria, la mayonesa, el vinagre y una cucharada de agua. Incorpora el queso parmesano, el ajo en polvo, la cebolla en polvo y la sal. Si quieres un aderezo menos espeso, agrega otra cucharada de agua. Almacena en el refrigerador.

AGRADECIMIENTOS

EL CAMINO QUE TOMÉ hacia la iluminación de vivir sin trigo fue todo menos una línea recta. En verdad, fue una lucha zigzagueante llena de altibajos para hacer las paces con lo que ha sido uno de los mayores errores nutricionales a escala internacional. Varias personas fueron fundamentales para ayudarme a entender estas cuestiones y poder transmitir este mensaje crucial a una audiencia mayor.

Tengo una deuda de gratitud hacia mi agente y amigo, Rick Broadhead, por haberme escuchado sobre algo que, como supe desde un principio, sonaba como una idea rara. Desde los primeros momentos, Rick estuvo detrás del proyecto al cien por ciento. Él catapultó mi propuesta al convertirla de una mera especulación en un plan completamente desarrollado y a todo vapor. Rick fue más que un agente dedicado, también me aconsejó cómo darle forma al mensaje y cómo transmitirlo de la manera más efectiva, sin mencionar su inquebrantable apoyo moral.

Pam Krauss, mi editora en Rodale, me hizo dar el cien por ciento de mi esfuerzo y me ayudó a transformar mi prosa dispersa en su forma actual. Estoy seguro de que Pam pasó muchas largas noches estudiando detenidamente mis reflexiones, jalándose el cabello, preparándose otra jarra de café nocturno mientras blandía su bolígrafo de tinta verde sobre mi borrador. ¡Te debo un año de galletas nocturnas, Pam!

Hay una lista de personas que merecen mi agradecimiento por haberme proporcionado conocimientos únicos. Elisheva Rogosa de la Heritage Wheat Foundation (www.growseed.org) no sólo me ayudó a entender el papel del trigo antiguo en esta travesía de 10,000 años, sino que también me proporcionó el grano einkorn real que me permitió experimentar de primera mano lo que significa consumir el antepasado directo del grano que consumían los cazadores-recolectores natufianos. Tanto el Dr. Allan Fritz, profesor de cultivo de trigo de la Universidad Estatal de Kansas, como el especialista en estadísticas en materia de agricultura y destacado analista de trigo del USDA, el Dr. Gary Vocke, me ayudaron al proporcionarme datos de sus investigaciones sobre el fenómeno del trigo moderno.

El Dr. Peter Green, director del Centro de Enfermedad Celíaca de la Universidad de Columbia en la ciudad de Nueva York, a través de sus innovadores estudios clínicos y sus comunicaciones personales, aportó el trabajo preliminar que me ayudó a entender de qué manera la enfermedad celíaca entra dentro de un problema mayor que es la intolerancia al trigo. El Dr. Joseph Murray, de la Clínica Mayo, no sólo proporcionó estudios clínicos extremadamente inteligentes que han ayudado a crear un caso incriminatorio contra la versión moderna del trigo generado por la industria agrícola, sino que se ofreció a ayudarme a entender aspectos que, en mi opinión, demostrarán las fechorías de este Frankengrano que se ha infiltrado en todos los aspectos de la cultura estadounidense.

Dos grupos de personas, demasiadas para nombrarlas y no obstante cerca de mi corazón, son mis pacientes y los seguidores de mi programa en línea para la prevención de la cardiopatía, *Track Your Plaque* (www.trackyourplaque.com). Ellos son la gente de carne y hueso que me ha enseñado muchas lecciones a lo largo del camino, las cuales me ayudaron a moldear y refinar estas ideas. Ellos son quienes me demostraron, una y otra vez, lo maravillosos que son los efectos en la salud al eliminar el trigo.

Mi amigo y gurú de la tecnología, Chris Kliesmet, me acompañó a lo largo de este esfuerzo, permitiéndome reflejar mis ideas en él con su manera de pensar siempre original.

Por supuesto, le debo un número infinito de detalles a mi maravillosa esposa, Dawn, a quien sin duda llevaré a muchos viajes bien merecidos después de haber sacrificado numerosas salidas familiares y noches juntos durante mi preocupación por llevar a cabo este esfuerzo. Mi amor, te amo y estoy agradecido porque me permitiste llevar a cabo este muy, muy importante proyecto.

Gracias a mi hijo, Bill, quien acaba de comenzar su primer año en la universidad, quien pacientemente me escuchó hablar una y otra vez sobre este tema. ¡Estoy impresionado por tu valor para discutir estas ideas con tus profesores! A mi hija, Lauren, quien anunció su estatus de tenista profesional cuando yo estaba trabajando en este libro, me aseguraré de estar apoyándote al lado de la cancha en más partidos. Por último, le ofrezco un amable consejo a Jacob, mi hijastro, quien soportó mis interminables regaños como "¡Deja ese palito de pan!": Deseo verte tener éxito, prosperar y disfrutar del momento sin sufrir décadas de estupor, somnolencia y confusión emocional a causa nada más y nada menos que del sándwich de jamón que te acabas de comer. Aguanta con firmeza y sigue adelante.

REFERENCIAS

CAPÍTULO 2

1   Rollo F., Ubaldi M., Ermini L., Marota I. "Ötzi's last meals: DNA analysis of the intestinal content of the Neolithic glacier mummy from the Alps" [Las últimas comidas de Ötzi: Análisis del ADN del contenido intestinal de la momia neolítica glaciar de los Alpes]. *Proc Nat Acad Sci* 2002, 1 de octubre; 99(20): 12594-9.

2   Shewry P.R. "Wheat" [Trigo]. *J Exp Botany*, 2009; 60(6): 1537-53.

3   Ibid.

4   Ibid.

5   Song X., Ni Z. Yao Y. *et al.* "Identification of differentially expressed proteins between hybrid and parents in wheat (*Triticum aestivum L.*) seedling leaves" [Identificación de proteínas expresadas diferencialmente entre el híbrido y los padres en las hojas de plantas de trigo (*Triticum aestivum L.*)]. *Theor Appl Genet*, 2009, enero; 118(2):213-25.

6   Gao X., Liu S.W., Sun Q., Xia G.M. "High frequency of HMW-GS sequence variation through somatic hybridization between *Agropyron elongatum* and common wheat" [Alta frecuencia de variaciones de secuencia de HMW-GS a través de la hibridación somática entre el *Agropyron elongatum* y el trigo común]. *Planta*, 2010, enero; 23(2): 245-50.

7   Van der Broeck, H.C., de Jong H.C., Salentijn, E.M., *et al.* "Presence of celiac disease epitopes in modern and old hexaploid wheat varieties: wheat breeding may have contributed to increased prevalence of celiac disease" [Presencia de epítopes de enfermedad celíaca en variedades de trigo hexaploide modernas y antiguas: la mejora vegetal del trigo puede haber contribuido a incrementar la prevalencia de la enfermedad celíaca]. *Theor Appli Genet*, 2010, 28 de julio.

8   Shewry. *J Exp Botany*, 2009; 60(6):1537-53.

9   Magaña-Gómez, J.A., Calderón de la Barca, A.M. "Risk assessment of genetically modified crops for nutrition and health" [Evaluación de riesgo de las cosechas modificadas genéticamente para nutrición y salud]. *Nutr Rev* 2009; 67(1):1-16.

10 Dubcovsky, J., Dvorak, J. "Genome plasticity a key factor in the success of polyploidy wheat under domestication" [Plasticidad genómica, un factor clave en el éxito del trigo poliploide en domesticación]. *Science*, 2007, 29 de junio; 316: 1862-6.

CAPÍTULO 3

[1] Raeker, R.Ö., Gaines C.S., Finney P.l., Donelson T. "Granule size distribution and chemical composition of starches from 12 soft wheat cultivars" [Distribución del tamaño del gránulo y composición química de almidones de 12 variedades cultivadas o cultivares de trigo suave]. *Cereal Chem*, 1998, 75(5): 721-8.

[2] Avivi, L. "High grain protein content in wild tetraploid wheat, *Triticum dioccoides*" [Alto contenido de proteínas en los granos de trigo tetraploide silvestre, *Titricum dioccoides*]. En el Quinto Simposium Internacional de Genética del Trigo, Nueva Delhi, India, 1978, del 23 al 28 de febrero; 372-80.

[3] Cummings, J.H., Englyst, H.N. "Gastrointestinal effects of food carbohydrate" [Efectos gastrointestinales de los carbohidratos de los alimentos]. *Am J Clin Nutr*, 1995; 61:938S-45S.

[4] Foster-Powell, Holt S.H.A., Brand-Miller, J.C. "International table of glycemic index and glycemic load values: 2002" [Tabla internacional de índice glucémico y valores de carga glucémica: 2002]. Am J Clin Nutr, 2002; 76(1):5-56.

[5] Jenkins, D.H.L., Wolever, T.M., Taylor, R.H., *et. al*. "Glycemic index on foods: a physiological basis for carbohydrate exchange" [Índice glucémico de los alimentos: una base fisiológica para el intercambio de carbohidratos]. *Am J Clin Nutr*, 1981, marzo; 34(3):362-6.

[6] Juntunen, K.S., Niskanen, l.K., Liukkonen, K.H., *et.al*. "Posprandial glucose, insulin, and incretin responses to grain products in healthy subjects" [Respuestas de la insulina, incretina y glucosa posprandial a productos de granos en sujetos saludables]. *Am J Clin Nutr*, 2002, febrero; 75(2):254-62.

[7] Järvi, A.E., Karlström, B.E., Granfeldt, Y.E., *et al*. "The influence of food structure on postprandial metabolism in patients with non-insulin-dependent diabetes mellitus" [La influencia de la estructura de los alimentos en el metabolismo postprandial en pacientes con diabetes mellitus no dependiente de insulina]. *Am J Clin Nutr*, 1995, abril; 61(4):837-42.

[8] Juntunen et. al. *Am J Clin Nutr*, 2002, febrero; 75(2):254-62.

[9] Järvi *et.al. Am J Clin Nutr*, 1995, abril; 61(4):837-42.

[10] Yoshimoto, Y., Tashiro, j., Takenouchi, T., Takeda, Y. "Molecular structure and some physiochemical properties of high-amylose barley starches" [Estructura molecular y algunas propiedades fisioquímicas de los almidones de la cebada altos en amilosa]. *Cereal Chemistry*, 2000; 77:279-85.

[11] Murray, J.A., Watson, T., Clearman, B.,m Mitros, F. "Effect of a gluten-free diet on gastrointestinal symptoms in celiac disease" [Efectos de una dieta sin gluten en los síntomas gastrointestinales presentes en la enfermedad celíaca]. *Am J Clin Nutr*, 2004, abril; 79(4):669-73.

[12] Cheng, J., Brar, P.S., Lee, A.R., Green, P.H., "Body mass index in celiac disease: beneficial effect of a gluten-free diet" [Índice de masa corporal en la enfermedad celíaca: efecto benéfico de una dieta sin gluten]. *J Clin Gastroenterol*, 2010, abril, 44(4):267-71.

[13] Shewry, P.R., Jones, H.D., "Transgenic wheat: Where do we stand after the first 12 years?" [Trigo transgénico: ¿En qué punto estamos después de 12 años?]. *Ann App Biol*, 2005; 147:1-14.

[14] Van Herpen, T., Goryunova, S.V., van derschoot, J., *et al.* "Alpha-gliadin genes from the A, B and D genomes of wheat containing different sets of celiac disease epitopes" [Genes Alfa-gliadína de genomas A, B y D de trigo con diferentes series de epitopes de enfermedad celíaca]. *BMC Genomics*, 2006, 10 de enero; 7:1.

[15] Molberg Ø, Uhlen A.K., Jensen, T., *et. al.* "Mapping of gluten T-cell epitopes in the bread wheat ancestors: implications for celiac disease" [Mapeo de epítopos de células T del gluten en los ancestros del pan de trigo: implicaciones para la enfermedad celíaca]. *Gastroenterol*, 2005; 128:393-401.

[16] Shewry, P.R., Halford, N.G., Belton, P.S., Tatham, A.S. "The structure and properties of gluten: an elastic protein from wheat grain" [La estructura y propiedades del gluten: una proteína elástica del grano de trigo]. *Phil Trans Roy Soc London*, 2002; 357:133-42.

[17] Molberg, *et.al. Gastroenterol*, 2005; 128-393-401.

[18] Tatham, A.S., Shewry, P.R., "Allergens in wheat and related cereals" [Alergenos en el trigo y cereales relacionados]. *Clin Exp Allergy*, 2008; 38:1712-26.

CAPÍTULO 4

[1] Dohan F.C., "Wheat 'consumption' and hospital admissions for schizophrenia during World war II. A preliminary report" [El "consumo" de trigo y las admisiones al hospital a causa de esquizofrenia durante la Segunda Guerra Mundial. Un reporte preliminar]. 1966, enero; 18(1):7-10.

[2] Dohan, F.C., "Coeliac disease and schizophrenia" [Enfermedad celíaca y esquizofrenia]. *Brit Med J*, 1973, 7 de julio; 51-52.

[3] Dohan F.C., "Hypothesis: Genes and neuroactive peptides from food as cause of schizophrenia" [Hipótesis: Genes y péptidos neuroactivos de los alimentos como causa de la esquizofrenia]. En: Costa, E., y Trabucchi M., eds. *Advances in Biochemical Psychopharmacology* [Avances en Psicofarmacología Bioquímica], Nueva York: Raven Press, 1980; 22:535-48.

[4] Vlissides, D.N., Venulet, A., Jenner, F.A., "A double-blind gluten-free/gluten-load controlled trial in a secure ward population" [Una prueba controlada doble ciega sin gluten/con gluten en la población del ala de seguridad]. *Br J Psych*, 1986; 148: 447-52.

[5] Kraft, B.D., West, E.C., "Schizophrenia, gluten, and low-carbohydrate, ketogenic diets: a case report and review of the literature" [Esquizofrenia, gluten y dietas cetogénicas bajas en carbohidratos: un informe de caso y revisión de la literatura]. *Nutr Metab*, 2009; 6:10.

[6] Cermak, S.A., Curtin, C., Bandini, L.G. "Food selectivity and sensory sensitivity in children with autism spectrum disorders" [Selectividad de alimentos y sensibilidad sensorial en niños con trastorno del espectro autista]. *J Am Diet Assoc*, 2010, febrero; 110(2):238-46.

[7] Knivsberg, A.M., Reicheltm K.L., Hoien,T., Nodland, M., "A randomized, controlled study of dietary intervention in autistic syndromes" [Un estudio controlado y aleatorio de intervención de la dieta en síndromes de autismo]. *Nutr Neurosci*, 2005; 5:251-61.

[8] Millward, C., Ferriter, M., Calver, S., *et.al.* "Gluten- and casein free diets for autistic spectrum disorder" [Dietas sin gluten ni caseína para el trastorno del espectro autista]. *Cochrane Database Syst Rev*, 2008, 16 de abril; (2):CD003498.

⁹   Whiteley, P., Haracopos, D., Knisberg, A.M., *et.al.* "The ScanBrit randomized controlled, single-blind study of gluten- and casein-free dietary intervention for children with autism spectrum disorders" [Estudio ScanBrit controlado, aleatorio y simple ciego de la intervención de la dieta sin gluten ni caseína en niños con trastorno del espectro autista]. *Nutr Neurosci*, 2010, abril; 13(2):87-100.

¹⁰   Niederhofer, H., Pittschieler, K., "A preliminary investigation of ADHD symptoms in persons with celiac disease" [Una investigación preliminar de los síntomas de TDAH en personas con enfermedad celíaca]. *J Atten Disord*, 2006, Nov; 10(2):200-4.

¹¹   Zioudrou, C., Streaty R.A., Klee, W.A., "Opioid peptides derived from food proteins. The exorphins" [Péptidos opioides derivados de las proteínas de los alimentos. Las exorfinas]. *J Biol Chem*, 1979, 10 de abril; 254(7):2446-9.

¹²   Pickar D., Vartanian, F., Bunney, W.E. Jr., *et.al.* "Short-term naloxone administration in schizophrenic and manic patients. A World Health Collaborative Study" [Administración de naloxona a corto plazo en pacientes esquizofrénicos y maníacos]. *Arch Gen Psychiatry*, 1982, marzo; 39(3):313-9.

¹³   Cohen, M.R., Cohen, R.M., Pickar, D., Murphy, D.L., "Naloxone reduces food intake in humans" [La naloxona reduce el consumo de alimentos en los seres humanos]. *Psychosomatic Med*, 1985, marzo/abril; 47(2):132-8.

¹⁴   Drewnowski, A., Krahn, D.D., Demitrack, M.A., *et.al.* "Naloxone, an opiate blocker, reduces the consumption of sweet high-fat foods in obese and lean female binge eaters" [La naloxona, un bloqueador de opiáceos reduce el consumo de alimentos dulces altos en grasa en mujeres obesas y delgadas que suelen atracarse de comida]. *Am J Clin Nutr*, 1995; 61:1206-12.

CAPÍTULO 5

1   Flegal, K.M., Carroll, M.D., Ogden, C.L., Curtin, L.R., "Prevalence and trends in obesity among US adults" [Prevalencia y tendencias en obesidad entre adultos de Estados Unidos].1999-2008. *JAMA*, 2010; 303(3):235-41.

²   Flegal, K.M., Carroll, M.D., Kuczmarski, R.J.,Johnson, C.L., "Overweight and obesity in the United States: prevalence and trends" [Sobrepeso y obesidad en Estados Unidos: prevalencia y tendencias]. 1960-1994. *Int J Obes Relat Metab Disord*, 1998; 22(1):39-47.

3   Costa D., Steckel, R.H., "Long-term trends in health, welfare, and economic growth in the United States" [Tendencias a largo plazo en salud, bienestar y crecimiento económico en Estados Unidos], en Steckel, R.H., Floud, R., (eds.): *Health and Welfare during Industrialization* [Salud y Bienestar durante la Industrialización], Univ. Chicago Press, 1997: 47-90.

⁴   Klöting N., Fasshauer, M., Dietrich, A., *et. al.* "Insulin sensitive obesity" [Obesidad sensible a la insulina]. *Am J Phisiol Endocrinol Metab*, 2010, 22 de junio, [Publicación digital anterior a la impresa].

⁵   DeMarco, V.G., Johnson, M.S., Whaley-Connell, A.T., Sowers, J.R., "Cytokine abnormalities in the etiology of the cardiometabolic syndrome" [Anomalías de citoquina en la etiología del síndrome cardiometabólico]. *Curr Hypertens Rep*, 2010, abril; 12(2):93-8.

⁶   Matsuzawa Y. "Establishment of a concept of visceral fat syndrome and discovery of adiponectin" [Establecimiento de un concepto de síndrome de grasa visceral y descubrimiento de adiponectina]. *Proc Jpn Acad Ser B Phys Buiol Sci*, 2010: 86(2):131-41.

[7] Ibid.

[8] Funahashi, T., Matsuzawa, Y. "Hypoadiponectinemia: a common basis for diseases associated with overnutrition" [Hipoadiponectinemia: una base común para enfermedades asociadas con la sobrenutrición. *Curr Atheroscler Rep*, 2006, sep; 8(5):433-8.

[9] Deprés, J., Lemieux, I., bergeron, J., *et.al.* "Abdominal obesity and the metabolic syndrome: contributions to global cardiometabolic risk". [Obesidad abdominal y el síndrome metabólico: contribuciones al riesgo global cardiometabólico]. *Arterioscl thromb Vasc Biol*, 2008; 28:1039-49.

[10] Lee., Y., Pratley, R. E. "Abdominal obesity and cardiovascular disease risk: the emerging role of the adipocyte" [Obesidad abdominal y riesgo de enfermedades cardiovasculares: el papel emergente de los adipocitos]. *J Cardiopulm Rehab Prev*, 2007; 27:2-10.

[11] Lautenbach A., Budde, A., Wrann, C.D., "Obesity and the associated mediators leptin, estrogen and IGF-I enhance the cell proliferation and early tumorigenesis of breast cancer cells" [Obesidad y los mediadores de leptina asociados, estrógenos e IGF-I mejoran la proliferación de células y la tumorigénesis temprana en células de cáncer de mama]. *Nutr Cancer*, 2009; 61(4):484-91.

[12] Endogenous Hormones and Breast Cancer Collaborative Group [Grupo Colaborativo de Hormonas Endógenas y Cáncer de Mama]. "Endogenous sex hormones and breast cancer in postmenopausal women: reanalysis of nine prospective studies" [Hormonas sexuales endógenas y cáncer de mama en mujeres postmenopáusicas: análisis repetido de nueve estudios prospectivos]. *J Natl cancer Inst*, 2002; 94:606-16.

[13] Johnson R.E., Murah, M. H. "Gynecomastia: pathophysiology, evaluation, and management" [Ginecomastia: patofisiología, evaluación y control]. *Mayo Clinic Proc*, 2009, nov; 84(11):1010-5.

[14] Phynnönen, P.A., Isometsä, E.T., Verkasalo, M.A., *et.al.* "Gluten-free diet may alleviate depressive and behavioral symptoms in adolescents with celiac disease: a prospective follow-up case-series study" [La dieta sin gluten puede aliviar síntomas depresivos y de comportamiento en adolescentes con enfermedad celíaca: un estudio de seguimiento prospectivo a series de casos]. *BMC Psychiatry*, 2005; 5:14.

[15] Green, P., Stavropoulos, S., Pangi, S., *et.al.* "Characteristics of adult celiac disease in the USA: results of a national survey" [Características de la enfermedad celíaca en Estados Unidos: resultados de una encuesta nacional]. *Am J Gastroenterol*, 2001; 96:126-31.

[16] Cranney, A., Zarkadas, M., Graham, I. D., *et.al.* "The Canadian Celiac Health Survey" [La Encuesta de Salud Celíaca de Canadá]. *Dig Dis Sci*, 2007, abril; (5294): 1087-95.

[17] Barera, G., Mora, S., Brambill a P *et.al.* "Body composition in children with celiac disease and the effects of a gluten-free diet: a prospective case-control study" [Composición corporal en niños con enfermedad celíaca y efectos de una dieta sin gluten: un estudio prospectivo de caso y control]. *Am J Clin Nutr*, 2000, julio; 72(1):71-5.

[18] Cheng, J., Brar, P.S., Lee, A. R., Green, P. H. "Body mass index in celiac disease: beneficial effect of a gluten-free diet" [Índice de masa corporal en la enfermedad celíaca: efecto benéfico de una dieta sin gluten]. *Am J Gastroenterol*, 2010, abril; 44(4):267-71.

[19] Dickey, W., Kearney, N. "Overweight in celiac disease: prevalence, clinical characteristics, and effect of a gluten-free diet" [Sobrepeso en la enfermedad celíaca: predominio, características clínicas y efecto de una dieta sin gluten]. *Am J Gastroenterol*, 2006, octubre; 101(10):2356-9.

[20] Murray, J.A., Watson, T., Clearman, B., Mitros, F. "Effect of a gluten-free diet on gastrointestinal symptoms in celiac disease" [Efecto de una dieta sin gluten en síntomas gastrointestinales en la enfermedad celíaca]. *Am J Clin Nutr*, 2004, abril; 79 (4):669-73.

[21] Cheng, *et.al. J Clin Gastroenterol*, 2010, abril; 44(4):267-71.

[22] Barrera, G., *et.al. Am J Clin Nutr*, 2000, julio; 72(1):71-5.

[23] Venkatasubramani, N., Telega, G., Werlin, S.L. "Obesity in pediatric celiac disease" [Obesidad en pacientes con enfermedad celíaca pediátrica]. *J Pediat Gastrolenterol Nutr*, 2010, 12 de mayo [Publicación digital anterior a la impresa].

[24] Bardella, M.T., Fredella, C., Prampolini, L. *et.al.* "Body composition and dietary intakes in adult celiac disease patients consuming a strict gluten-free diet" [Composición corporal y consumos alimenticios en enfermedad celíaca en pacientes adultos que tienen una dieta estricta sin gluten]. *Am J Clin Nutr*, 2000, octubre; 72(4):937-9.

[25] Smecuol, E., González, D., Mautalen, C. *et.al.* "Longitudinal study on the effect of treatment on body composition and anthropometry of celiac disease patients" [Estudio longitudinal sobre el efecto del tratamiento en la composición del cuerpo y la antropometría de pacientes con enfermedad celíaca]. *Am J Gastroenterol*, 1997, abril; 92(4):639-43.

[26] Green, P., Cellier, C. "Celiac disease" [Enfermedad celíaca]. *New Engl J Med*, 2007, 25 de octubre; 357-1731-43.

[27] Foster G.D., Wyatt, H.R., Hill, J.O. *et.al.* "A randomized trial of a low-carbohydrate diet for obesity" [Prueba aleatoria de una dieta baja en carbohidratos para la obesidad]. *N Engl J Med*, 2003; 348:2082-90.

[28] Samaha, F. F., Iqbal, N., Seshadri, P. *et.al.* "A low-carbohydrate as compared with a low-fat diet in sever obesity" [Una dieta baja en carbohidratos en comparación con una dieta baja en grasa en la obesidad severa]. *N Engl J Med*, 2003: 348:2074-81.

CAPÍTULO 6

[1] Paveley, W.F., "From Aretaeus to Crosby: a history of coeliac disease" [De Areteo a Crosby: una historia de la enfermedad celíaca]. *Brit Med j*, 1988, 34-31 de diciembre; 297:1646-9.

[2] Van Berge-Henegouwen, Mulder, C., "Pioneer in the gluten free-diet: Willem-Karel Dicke 1905-1962 over 50 years of gluten free diet" [Williem-Karel Dicke, pionero en la dieta sin gluten, 1905-1962, más de 50 años de dieta sin gluten]. *Gut*, 1993; 34:1473-5.

[3] Barton, S.H., Kelly, D.G., Murray, J.A. "Nutritional deficiencies in celiac disease" [Deficiencias nutricionales en la enfermedad celíaca]. *Gastroenterol Clin N Am*, 2007; 36-93-108.

[4] Fasano, A., "Systemic autoimmune disorders in celiac disease" [Trastornos autoinmunes sistémicos en la enfermedad celíaca]. *Curr Opin Gastroenterol*, 2006; 22(6):674-9.

[5] Fasano, A., Berti, I., Gerarduzzi, T., *et.al.* "Prevalence of celiac disease in at-risk and not-at-risk groups in the United States: a large multicenter study" [Prevalencia de la enfermedad celíaca en grupos de riesgo y sin riesgo en Estados Unidos: un amplio estudio de multicentros]. *Arch Intern Med*, 2003, 10 de febrero; 163(3):286-92.

[6] Farrell, R.J., Kelly, C.P. "Celiac sprue" [Celiaquía]. *N Engl J Med*, 2002; 34683):180-8.

[7] Garampazzi, A., Rapa A., Mura, S., *et.al.* "Clinical pattern of celiac disease is still changing" [El patrón clínico de la enfermedad celíaca sigue cambiando]. *J Ped Gastroenterol Nutr*, 2007; 45:611-4.

8   Steens, R., Csizmadia, C., Goerge, E., *et.al.* "A national prospective study on childhood celiac disease in the Netherlands 1993-2000: An increasing recognition and a changing clinical picture." [Un estudio prospectivo nacional en niños con enfermedad celíaca en los Países Bajos 1993-2000: Un mayor reconocimiento y una imagen clínica cambiante]. *J Pediatr*, 2005; 147-239-43.

9   McGowan, K.E., Castiglione, D.A., Butzner, J.D. "The changing face of childhood celiac disease in North America: impact of serological testing" [El rostro cambiante de la enfermedad celíaca infantil en Norteamérica: impacto de la prueba serológica]. *Pediatrics*, 2009, diciembre, 124(6):1572-8.

10   Rajani S., Huynh, H.Q., Turner, J. "The changing frequency of celiac disease diagnosed at the Stollery Children's Hospital" [La frecuencia cambiante de la enfermedad celíaca diagnosticada en el Hospital Infantil Stollery]. *Can J Gastroenterol*, 2010, febrero; 24(2): 109-12.

11   Bottaro, G., Cataldo, F., Rotolo, N., *et.al.* "The clinical pattern of subclinical/ silent celiac disease: an analysis on 1026 consecutive cases" [El patrón clínico de la enfermedad celíaca subclínica/silente: un análisis en 1026 casos consecutivos]. *Am J Gastroenterol*, 1999, marzo; 94(3):691-6.

12   Rubio-Tapia, A., Kyle, R.A., Kaplan, E., *et.al.* "Increased prevalence and mortality in undiagnosed celiac disease" [Mayor prevalencia y mortalidad en casos de enfermedad celíaca no diagnosticada]. *Gastroenterol*, 2009, julio; 137(1):88-93.

13   Lohi, S., Mustalahti, k., Kaukinen, K., *et.al.* "Increasing prevalence of celiac disease over time" [Mayor prevalencia de la enfermedad celíaca con el tiempo]. *Aliment Pharmacol Ther*, 2007; 26:1217-25.

14   Van der Windt, D., Jellema, P., Mulder, C.J. *et.al.* "Diagnostic testing for celiac disease among patients with abdominal symptoms: a systematic review" [Prueba de diagnóstico de enfermedad celíaca entre pacientes con síntomas abdominales: una revisión sistemática]. *J Am Med Assoc*, 2010; 303(17):1738-46.

15   Johnston, S.D., McMillan, S.A., Collins, J.S., *et.al.* "A comparison of antibodies to tissue transglutaminase with conventional serological tests in the diagnosis of coeliac disease" [Una comparación de anticuerpos contra transglutaminasa tisular con pruebas serológicas convencionales en el diagnóstico de enfermedad celíaca]. *Eur j Gastroenterol Hepatol*, 2003, septiembre; 15(9).1001-4.

16   Van der Windt, *et.al. J Am Med Assoc*, 2010; 303(17):1738-46.

17   Johnston, S.D. *et.al. Eur J Gastroenterol Hepatol*, 2003, septiembre; 15(9):1001-4.

18   Van der Windt *et.al. J Am Med Assoc*, 2010; 303(17):1738-46.

19   NIH Consensus Development Conference on Celiac Disease. [Conferencia de los NIH para la Generación de Consenso sobre la Enfermedad Celíaca]. *NIH Consens State Sci Statements*, 2004, junio, 28-30; 21(1):1-23.

20   Mustalahti, K., Lohiniemi, S., Collin, P., *et.al.* "Gluten-free diet and quality of life in patients with screen-detected celiac disease" [Dieta sin gluten y calidad de vida de pacientes con enfermedad celíaca detectada]. *Eff Clin Pract* 202, mayo-junio; 5(3):105-13.

21   Ensari, A., Marsh, M.N., Morgan, S. *et.al.* "Diagnosing coeliac disease by rectal gluten challenge: a prospective study based on immunopathology, computerized image analysis and logistic regression analysis" [Diagnóstico de la enfermedad celíaca a través del reto rectal del gluten: un estudio prospectivo basado en inmunopatología, análisis de imagen computarizada y análisis de regresión logística]. *Clin Sci* (Londres), 2001, Agosto; 101(2):199-207.

22 Bach, J.F. "The effect of infections on susceptibility to autoimmune and allergic disease" [El efecto de las infecciones en la susceptibilidad a enfermedades autoinmunes y alérgicas]. *N Engl Med*, 2002; 347:911-20.

23 Van den Broeck, H.C., de Jong, H.C., Salentijn, E.M., *et.al*. "Presence of celiac disease epitopes in modern and old hexaploid wheat varieties: Wheat breeding may have contributed to increased prevalence of celiac disease" [Presencia de epítopes de enfermedad celíaca en variedades de trigo hexaploides modernas y antiguas]. *Theor Appl Genet*, 2010, 28 de Julio [Publicación digital anterior al impreso].

24 Drago, S., El Asmar, R., Di Pierro, M., *et.al*. "Gliadin, zonulin and gut permeability: effects on celiac disease and nonceliac intestinal mucosa and intestinal cell lines" [Gliadina, zonulina y permeabilidad del intestino: efectos en la enfermedad celíaca y en la mucosa intestinal no celíaca y en las líneas célulares intestinales]. *Scand J Gastroenterol*, 2006; 41:408-19.

25 Guttman, J.A., Finlay, B.B. "Tight junctions as targets of infection agents" [Las uniones estrechas como blanco de agentes infecciosos]. *Biochim Biophys Acta*, 2009, abril; 1788(4):832-41.

26 Parnell N., Ciclitira, P.J. "Celiac disease" [Enfermedad celíaca]. *Curr Opin Gastroenterol*, 1999, marzo; 15(2):120-4.

27 Peters U., Asling, J., Gridley, G., *et.al*. "Causes of death in patients with celiac disease in a population-based Swedish cohort" [Causas de muerte en pacientes con enfermedad celíaca en cohortes suecas basadas en población]. *Arch Intern Med*, 2003; 163:1566-72.

28 Hafström, I., Ringertz, B., Spängberg, A., *et.al*. "A vegan diet free of gluten improves the signs and symptoms of rheumatoid arthritis: the effects on arthritis correlate with a reduction in antibodies to food antigens" [Una dieta vegana sin gluten mejora los signos y síntomas de artritis reumatoide: los efectos en la artritis se relacionan con una reducción en los anticuerpos contra los antígenos de los alimentos]. *Rheumatology* (Oxford), 2001, octubre; 40(10):1175-9.

29 Peters, *et.al*. *Arch Intern Med*, 2003; 163:1566-72.

30 Barrera, G., Bonfanti, R., Viscardi, M., *et.al*. "Occurrence of celiac disease after onset of type 1 diabetes: a 6-year prospective longitudinal study" [Ocurrencia de enfermedad celíaca después del inicio de diabetes tipo 1: un estudio longitudinal prospectivo de 6 años]. *Pediatrics*, 2002; 109:833-8.

31 Ascher, H., "Coeliac disease and type 1 diabetes: an affair still with much hidden behind the veil" [Enfermedad celíaca y diabetes tipo 1: un asunto con muchos aspectos aún escondidos tras el velo]. *Acta Paediatr*, 2001; 90; 1217-25.

32 Hadjivassiliou, M., Sanders, D.S., Grünewald, R.A., *et.al*. "Gluten sensitivity: from gut to brain" [Sensibilidad al gluten: del intestino al cerebro]. *Lancet*, 2010, marzo; 9:318-30.

33 Hadjivassiliou, Grünewald, R.A, Lawden, M., *et.al*. "Headache and CNS white matter abnormalities associated with gluten sensitivity" [Dolor de cabeza y anomalías en sustancia blanca del sistema nervioso central asociadas con la sensibilidad al gluten]. *Neurology*, 2001, 13 de febrero; 56(3):385-8.

34 Barton, S.H., Kelly, D.G., Murray, J.A. *Gastroenterol* Clin N Am, 2007; 36:93-108.

35 Ludvigsson, J.F., Montgomery, S.M., Ekbom A., *et.al*. "Small-intestinal histopathology and mortality risk in celiac disease" [Histopatología del intestino delgado y riesgo de mortalidad en la enfermedad celíaca]. *J Am Med Assoc*, 2009; 302(11):1171-8.

36 West, J., Logan, R., Smith, C., *et.al.* "Malignancy and mortality in people with celiac disease: population based cohort study" [Malignidad y mortalidad en personas con enfermedad celíaca: estudio basado en una población base]. *Brit Med J*, 2004, 21 de Julio; doi:10.1136/bmj.38169.486701.7C.

37 Askling, J., Linet, M., Gridley, G., *et.al.* "Cancer incidence in a population-based cohort of individuals hospitalized with celiac disease or dermatitis herpetiformis" [Incidencia de cáncer en una cohorte basada en población de individuos hospitalizados con enfermedad celíaca o dermatitis herpetiforme]. *Gastroenterol*, 2002, noviembre; 123(5):1428-35.

38 Peters, *et.al. Arch Intern Med*, 2003; 163: 1566-72.

39 Ludvigsson, *et.al. J Am Med Assoc*, 2009; 302(11):1171-8.

40 Holmes, G.K.T., Prior, P., Lane, M.R., *et.al.* "Malignancy in celiac disease –effect of a gluten free diet" [Malignidad en la enfermedad celíaca: efecto de una dieta sin gluten]. *Gut*, 1989; 30:333-8.

41 Ford, A.C., Chey, W.D., Talley, N.J., *et.al.* "Yield of diagnostic tests for celiac disease in individuals with symptoms suggestive of irritable bowel syndrome: systematic review and meta-analysis" [Resultados de las pruebas de diagnóstico de enfermedad celíaca en individuos con síntomas que sugieren síndrome del intestino irritable: revisión sistemática y metaanálisis]. *Arch Intern Med*, 13 de abril; 169(7): 651-8.

42 Ibid.

43 Bagci, S., Ercin, C.N., Yesilova, Z., *et.al.* "Levels of serologic markers of celiac disease in patients with reflux esophagitis" [Niveles de marcadores serológicos de enfermedad celíaca en pacientes con reflujo gastroesofágico]. *World J Gastroenterol*, 2006, 7 de noviembre; 12(41):6707-10.

44 Usai, P., Manca, R., Cuomo, R., *et.al.* "Effect of gluten-free diet and co-morbidity of irritable bowel syndrome-type symptoms on health-related quality of life in adult coeliac patients" [Efecto de una dieta sin gluten y comorbilidad de síntomas tipo síndrome del intestino irritable en la calidad de vida relacionada con la salud de los pacientes celíacos adultos]. *Dig Liver Dis*, 2007, septiembre; 39(9):824-8.

45 Collin, P.M., Mustalahti, K., Kyrönpalo, S., *et.al.* "Should we screen reflux oesophagitis patients for coeliac disease?" [¿Debemos evaluar a los pacientes con reflujo gastroesofágico para ver si padecen enfermedad celíaca?]. *Eur J Gastroenterol Hepatol*, 2004, septiembre; 16(9):917-20.

46 Cuomo, A., Romano, M., Rocco, A., *et.al.* "Reflux oesophagitis in adult coeliac disease: beneficial effect of a gluten free diet" [Reflujo gastroesofágico en enfermedad celíaca en adultos: efectos benéficos de una dieta sin gluten]. *Gut*, 2003, abril, 52(4): 514-7.

47 Ibid.

48 Verdu, E.F., Armstrong, D., Murray, J. A. "Between celiac disease and irritable bowel syndrome: the 'no man's land' of gluten sensitivity" [Entre la enfermedad celíaca y el síndrome del intestino irritable: la 'tierra de nadie' de la sensibilidad al gluten]. *Am J Gastroenterol*, 2009, junio; 104(6):1587-94.

CAPÍTULO 7

1 Zhao, X., 434-PP. Presentado en las Sesiones Científicas número 70 de la Asociación Americana de Diabetes; 25 de junio de 2010.

2   Franco, O.H., Steyerberg, E.W., Hu, F.B., *et.al.* "Associations of diabetes mellitus with total life expectancy and life expectancy with and without cardiovascular disease" [Asociaciones de la diabetes mellitus con la esperanza de vida total y la esperanza de vida con y sin enfermedad cardiovascular]. *Arch Intern Med*, 2007, 11 de junio, 167(11):1145-51.

3   Daniel, M., Rowley, K.G.,m McDermott, R., *et.al.* "Diabetes incidence in an Australian aboriginal population: a 8-year follow-up study [Incidencia de diabetes en una población aborigen australiana: un estudio de seguimiento de 8 años]. *Diabetes Care*, 1999; 22:1993-8.

4   Ebbeson, S.O., Schraer, C.D., Risica, P.M. *et.al.* "Diabetes and impaired glucose tolerance in three Alaskan Eskimo populations: the Alaska-Siberia Project" [Diabetes y afectación de la tolerancia a la glucosa en tres poblaciones esquimales de Alaska: el proyecto Alaska-Siberia]. *Diabetes Care*, 1998; 21:563-9.

5   Cordain, L. "Cereal grains: Humanity's double-edged sword" [Granos de cereales: el arma de dos filos de la humanidad]. En Simopoulous A.P. (ed.), "Evolutionary aspects of nutrition and health" [Aspectos evolutivos de la nutrición y la salud]. *World Rev Nutr Diet*, 1999; 84:19-73.

6   Reaven, G.M., "Banting Lecture 1988: Role of insulin resistance in human disease" [Conferencia Banting de 1988: Papel de la resistencia a la insulina en la enfermedad humana]. *Diabetes*, 1988; 37:1595-607.

7   Crawford, E.M., "Death rates from diabetes mellitus in Ireland 1833-1983: a historical commentary" [Tasas de mortalidad por diabetes mellitus en Irlanda 1833-1983: un comentario histórico]. *Ulster Med J*, 1987, octubre; 56(2):109-15.

8   Ginsberg, H.N., MacCallum, P. R. "The obesity, metabolic syndrome, and type 2 diabetes mellitus pandemic: Part I. increased cardiovascular disease risk and the importance of atherogenic dyslipidemia in persons with the metabolic syndrome and type 2 diabetes mellitus" [La pandemia de la obesidad, el síndrome metabólico y la diabetes mellitus tipo 2: Parte I. aumento en el riesgo de enfermedad cardiovascular y la importancia de dislipidemia aterogénica en personas con síndrome metabólico y diabetes mellitus tipo 2]. *J Cardiometab Syndr*, 2009; 4(2):113-9.

9   Centros para el Control de Enfermedades. Acta nacional de diabetes 2011, en http://apps.nccd.cdc.gov/DDTSTRS/FactSheet.aspx.

10   Ginsberg, *et.al. J Cardiometab Syndr*, 2009;(4):113-9.

11   Centros para el Control de Enfermedades. "Overweight and obesity trends among adults" [Tendencias de obrepeso y obesidad en adultos]. 2011, en http://www.cdc.gov/obesity/data/index.html.

12   Wang, Y., Beydoun, M.A., Liang, *et.al.* "Will all Americans become overweight or obese? Estimating the progression and cost of the US obesity epidemic" [¿Todos los norteamericanos tendrán sobrepeso u obesidad? Estimando de la progresión y costos de la epidemia de obesidad en Estados Unidos]. *Obesity* (Silver Spring), 2008, octubre; 16(10):2323-30.

13   USDA. "U.S. Per capita wheat use" [Uso per cápita de trigo en Estados Unidos], en http://www.ers.usda.gov/amberwaves/september08/findings/wheatflour.htm.

14   Macor C., Ruggeri, A., Mazzonetto, P., *et.al.* "Visceral adipose tissue impairs insulin secretion and insulin sensitivity but not energy expenditure in obesity" [El tejido adiposo visceral disminuye la secreción de insulina y la sensibilidad a la insulina pero no el gasto de energía en la obesidad]. Metabolism, 197, febrero; 46(2):123-9.

[15] Marchetti, P., Lupi, R., Del Guerra S., *et.al.* "The beta-cell in human type 2 diabetes" [Las células beta en la diabetes tipo 2 en seres humanos]. *Adv Exp Med Biol*, 2010; 654:501-14.

[16] Ibid.

[17] Wajchenberg, B.L., "Beta-cell failure in diabetes and preservation by clinical treatment" [Alteración de las células beta en la diabetes y preservación mediante tratamiento clínico]. *Endocr Rev*, 2007, abril; 28(2):187-218.

[18] Banting, F.G., Best C.H., Collip, J.B. *et.al.* "Pancreatic extracts in the treatment of diabetes mellitus: preliminary report" [Extractos pancreáticos en el tratamiento de diabetes mellitus: un reporte preliminar]. *Can Med Assoc J*, 1922, marzo; 12(3):141-6.

[19] Westman, E.C., Vernon, M.C. "Has carbohydrate-restriction been forgotten as a treatment for diabetes mellitus? A perspective on the ACCORD study design" [¿Acaso se ha olvidado la restricción de carbohidratos como tratamiento para la diabetes mellitus? Una perspectiva sobre el diseño de estudio ACCORD]. *Nutr Metab*, 2008; 5:10.

[20] Volek, J.S., Sharman, M., Gómez, A., *et.al.* "Comparison of energy-restricted very low-carbohydrate and low-fat diets on weight loss and body composition in overweight men and women" [Comparación de dietas muy bajas en carbohidratos con restricción de energía y dietas bajas en grasa en la pérdida de peso y la composición corporal en hombres y mujeres con sobrepeso]. *Nutr Metab* (Londres); 2004, 8 de noviembre; 1(1):13.

[21] Volek, J.S., Phinney, S.D., Forsythe, C.E., *et.al.* "Carbohydrate restriction has a more favorable impact on the metabolic syndrome than a low-fat diet" [La restricción de carbohidratos tiene un impacto más favorable en el síndrome metabólico que una dieta baja en grasa]. *Lipids*, 2009, abril; 44(4):297-309.

[22] Ster, L., Iqbal, N., Seshadri, P., *et.al.* "The effects of a low-carbohydrate versus conventional weight loss diets in severely obese adults: one-year follow-up of a randomized trial" [Los efectos de una dieta baja en carbohidratos versus dietas convencionales para perder peso en adultos con obesidad severa: seguimiento de un año a una prueba aleatorizada]. *Ann Intern Med*, 2004; 140:778-85.

[23] Samaha, F.F., Iqbal, N., Seshadri, P., *et.al.* "A low-carbohydrate as compared with a low-fat diet in severe obesity" [Una dieta baja en carbohidratos en comparación con una dieta baja en grasa en la obesidad severa]. *N Engl J Med*, 2003; 348:2074-81.

[24] Gannon, M.C., Nuttall, F.Q. "Effect of a high-protein, low-carbohydrate diet on blood glucose control in people with type 2 diabetes" [Efecto de una dieta alta en proteínas, baja en carbohidratos en el control de la glucosa de la sangre en personas con diabetes tipo 2]. *Diabetes*, 2004; 53.2375-82.

[25] Stern, *et.al. Ann Intern Med*, 2004; 140:778-85.

[26] Boden, G., Sargrad, K., Homko, C., *et.al.* "Effect of a low-carbohydrate diet on appetite, blood glucose levels and insulin resistance in obese patients with type 2 diabetes" [Efecto de una dieta baja en carbohidratos en el apetito, los niveles de glucosa en la sangre y la resistencia a la insulina en pacientes obesos con diabetes tipo 2]. *Ann Intern Med*, 2005; 142:403-11.

[27] Ventura A., Neri, E., Ughi, C., *et.al.* "Gluten-dependent diabetes-related and thyroid related autoantiobodies in patients with celiac disease" [Autoanticuerpos dependientes del gluten, relacionados con la diabetes y relacionados con la tiroides en pacientes con enfermedad celíaca]. *J. Pediatr*, 2000; 137-263-5.

28 Vehik, Hamman, R.F., Lezotte, D., *et.al.* "Increasing incidence of type 2 diabetes in 0- to 17-year old in Colorado youth" [Incremento en la incidencia de diabetes tipo 2 en personas de 0 a 17 años en la juventud de Colorado]. *Diabetes Care*, 2007, marzo; 30(3):503-9.

29 DIAMOND Project Group. "Incidence and trends of childhood type 1 diabetes worldwide 1990-1999" [Incidencia y tendencias de la diabetes tipo 1 infantil a nivel mundial 1990-1999]. *Diabet Med*, 2006, agosto; 23(8)857-66.

30 Hansen, D., Bennedbaek, F.N., Hansen, L.K. *et.al.* "High prevalence of coeliac disease in Danish children with type 1 diabetes mellitus" [Alta prevalencia de enfermedad celíaca en niños daneses con diabetes mellitus tipo 1]. *Acta Pediatr*, 2001, noviembre; 90(11):1238-43.

31 Barera, G., Bonfanti, R., Viscrdi, M., *et.al.* "Occurrence of celiac disease after onset of type 1 diabetes: A 6-year prospective longitudinal study" [Ocurrencia de enfermedad celiaca tras el inicio de la diabetes tipo 1: Un estudio prospectivo longitudinal de 6 años]. *Pediatrics*, 2002; 109:833-8.

32 Ibid.

33 Funda, D.P., Kaas, A., Bock, T., *et.al.* "Gluten-free diet prevents diabetes in NOD mice" [Una dieta sin gluten previene la diabetes en ratones NOD]: *Diabetes Metab Res Rev*, 1999; 15:323-7.

34 Maurano, F., Mazzarella, G., Luongo, D., *et.al.* "Small intestinal enteropathy in non-obese diabetic mice fed a diet containing wheat" [Enteropatía del intestino delgado en ratones diabéticos sin obesidad alimentados con una dieta que contiene trigo]. *Diabetologia*, 2005, mayo; 48(5):931-7.

35 Westman, E.C., Yancy, W.S., Mavropoulos, J.C., *et.al.* "The effect of a low-carbohydrate, ketogenic diet versus a low-glycemic index diet on glycemic control in type 2 diabetes mellitus" [El efecto de una dieta baja en carbohidratos, cetogénica versus una dieta de bajo índice glicémico para el control glicémico en la diabetes mellitus tipo 2]. *Nutr Metab*, 2008, 9 de diciembre; 5:36.

CAPÍTULO 8

1 Wyshak, G. "Teenaged girls, carbonated beverage consumption, and bone fractures" [Chicas adolescentes, consumo de bebidas carbonatdas y fracturas de huesos]. *Arch Pediatr Adolesc Med*, 2000, junio; 154(6):610-3.

2 Remer, T., Manz, F., "Potential renal acid load foods and its influence on urine pH" [Carga ácida potencial renal de los alimentos y su influencia en el pH de la orina]. *J Am Diet Assoc*; 1995; 95:791-7.

3 Alexy, U., Remer, T., Manz, F., *et.al.* "Long-term protein intake and dietary potential renal acid load are associated with bone modeling and remodeling at the proximal radius in healthy children" [El consumo de proteínas a largo plazo y la carga ácida renal potencial de la dieta se asocian con el modelado y remodelado de los huesos en el radio proximal de niños saludables]. *Am J Clin Nutr*, 2005, noviembre; 82(5):1107-14.

4 Sebastian, A., Frassetto, L.A., Sellmeyer, D.E. *et.al.* "Estimation of the net acid load of the diet of ancestral preagricultural *Homo sapiens* and their hominid ancestors" [Estimación de la carga ácida neta de la dieta del *Homo sapiens* ancestral previo a la agricultura y sus ancestros homínidos]. *Am J Clin Nutr*, 2002; 76:1308-16.

5   Kurtz, I., Maher, T., Hulter, H.N., *et.al.* "Effect of diet on plasma acid-base composition in normal humans" [Efecto de' la dieta en la composición ácido-base del plasma en seres humanos normales]. *Kidney Int*, 1983; 24:670-80.

6   Frassetto, L., Morris, R.C., Sellmeyer, D.E., *et.al.* "Diet evolution and aging" [Evolución de la dieta y envejecimiento]. *Eur J Nutr*, 2001; 40:200-13.

7   Ibid.

8   Frassetto, L.A., Todd, K.M., Morris, R.C. Jr, Sebastian, A. "Worldwide incidence of hip fracture in elderly women: relation to consumption of animal and vegetable foods" [Incidencia a nivel mundial de fractura de cadera en mujeres ancianas: relación con el consumo de alimentos animales y vegetales]. *J Gerontol A Biol Sci Med Sci*, 2000; 55:M585-92.

9   Van Staa, T.P., Dennison, E.M., Leufkens, H.G., *et.al.* "Epidemiology fractures in England and Wales" [Epidemiología de las fracturas en Inglaterra y Gales]. *Bone*, 2001; 29:517-22.

10 Grady, D., Rubin, S.M., Petitti, D.B., *et.al.* "Hormone therapy to prevent disease and prolong life in postmenopausal women" [Terapia hormonal para prevenir enfermedades y prolongar la vida en mujeres postmenopáusicas]. *Ann Intern Med*, 1992; 117:1016-37.

11 Dennison, E., Mohamed, M.A., Cooper, C. "Epidemiology of osteoporosis" [Epidemiología de la osteoporosis]. *Rheum Dis Clin N Am*, 2006; 32:617-29.

12 Berger, C., Langsetmo, L., Joseph, L., et.al. "Change in bone mineral density as a function of age in women and men and association with the use of antiresorptive agents" [Cambio en la densidad mineral de los huesos en función de la edad en mujeres y hombres y asociación con el uso de agentes antirresortivos]. CMAJ, 2008; 178:1660-8.

13 Massley L.K. "Dietary animal and plant protein and human bone health: a whole foods approach" [Proteínas animals y vegetales de la dieta y salud ósea en los seres humanos: perspectiva desde los alimentos integrales]. *J Nutr*, 133:862S-5S.

14 Sebastian, *et.al. Am J Clin Nutr*, 2002; 76:1308-16.

15 Jenkins, D.J., Kendall, C.W., Vidgen, *et.al.* "Effect of high vegetable protein diets on urinary calcium loss in middle-aged men and women" [Efecto de las dietas altas en proteínas vegetales en la pérdida de calcio a través de la orina en hombres y mujeres de edad media]. *Eur J Clin Nutr*, 2003, febrero; 57(2):376-82.

16 Sebastian, *et.al. Am J Clin Nutr*, 2002; 76:1308-16.

17 Denton, D. *The Hunger for Salt*. Nueva York: Springer-Verlag, 1962.

18 Sebastian, *et.al. Am J Clin Nutr*, 2002; 76:1308-16.

19 Asociación Americana de Cirujanos Ortopédicos. Actas sobre reemplazo de cadera, en http://www.aaos.org/research/stats/Hip_Facts.pdf.

20 Sacks, J.J., Luo, Y.H., Helmick, C.G. "Prevalence of specific types of arthritis and other rheumatic conditions in the ambulatory health care system in the United States, 2001-2005" [Prevalencia de tipos específicos de artritis y otras enfermedades reumáticas en el sistema de salud ambulatorio de Estados Unidos, 2001-2005]. *Arthr Care Res*, abril; 62(4):460-4.

21 Katz, J.D., Agrawal, S., Velasquez, M. "Getting to the heart of the matter: osteoarthritis takes place as part of the metabolic syndrome" [El meollo del asunto: la osteoartirits tiene lugar como parte del syndrome metabólico]. *Curr Opin Rheumatol*, 28 de junio de 2010. [Publicación digital anterior al impreso]

22 Dumond, H. Presle, N., Terlain, B., *et.al.* "Evidence for a key role of leptin in osteoarthiritis" [Evidencia del papel clave de la leptina en la osteoartirits]. *Arthr Rheum*, 2003, noviembre; 48(11):3118-29.

23 Wang, Y., Simpson, J.A., Wluka, A.E., *et.al.* "Relationship between body adiposity measures and risk of primary knee and hip replacement for osteoarthritis: a prospective cohort study" [Relación entre la medidas de adiposidad corporal y riesgo de reemplazo primario de rodilla y cadera en la osteoartritis: un estudio prospectivo de cohorte]. *Arthr Res Ther*, 2009; 11:R31.

24 Toda, Y., Toda, T., Takemura, S. *et.al.* "Change in body fat, but not body weight or metabolic correlates of obesity, is related to symptomatic relief of obese patients with knee osteoarthritis after a weight control program" [El cambio en la grasa corporal, pero no en el peso corporal ni en correlaciones metabólicas de la obesidad, se relaciona con alivio sintomático de pacientes obesos con osteoartritis de rodilla después de seguir un programa de control de peso]. *J Rheumatol*, 1998, noviembre, 25(11).2181-6.

25 Christensen, R., Astrup, A., Bliddal, H., *et.al.* "Weight loss: the treatment of choice for knee osteoarthritis? A randomized trial" [Pérdida de peso: ¿el tratamiento que hay que elegir para la osteoartritis de rodilla?]. *Osteoarthr Cart*, 2005, enero; 13(1):20-7.

26 Anderson, A.S., Loeser, R.F. "Why is osteoarthritis an age-related disease?" [¿Por qué la osteoartritis es una enfermedad relacionada con la edad?]. Best Prac Res Clin Rheum, 2010; 24:15-26.

27 Meyer, D., Stavropolous, S., Diamond, B., *et.al.* "Osteoporosis in a North American adult population with celiac disease" [Osteoporosis en una población de adultos con enfermdad celíaca en Norteamérica]. *Am J Gastroenterol*, 2001; 96:112-9.

28 Mazure, R., Vazquez, H., González, D., *et.al.* "Bone mineral affection in asymptomatic adult patients with celiac disease" [Afección mineral ósea en pacientes adultos asintomáticos con enfermedad celíaca]. *Am J Gastroenterol*, 1994, diciembre, 89(12):2130-4.

29 Stenson, W.F., Newberry, R., Lorenz, R., *et.al.* "Increased prevalence of celiac disease and need for routine screening among patients with osteoporosis" [Aumento en la prevalencia de la enfermedad celíaca y necesidad de exámenes de rutina entre los pacientes con osteoporosis]. *Arch Intern Med*, 2005, 28 de febrero; 165(4):393-9.

30 Bianchi, M.L., Bardella, M.T. "Bone in celiac disease" [Los huesos en la enfermedad celíaca]. *Osteoporos Int*, 2008; 19:1705-16.

31 Fritzsch, J., Hennicke, G., Tannapfel, A. "Ten fractures in 21 years" [Diez fracturas en 21 años]. *Unfallchirug*, 2005, noviembre; 1058(11):994-7.

32 Vásquez, H., Mazure, R., González, D., *et.al.* "Risk of fractures in celiac disease patients: a cross-sectional, case-control study" [Riesgo de fracturas en pacientes con enfermedad celíaca: un estudio transversal de control de casos]. *Am J Gastroenterol*, 2000, enero; 95(1):183-9.

33 Lindh, E., Ljunghall, S., Larsson, K., Lavö, B. "Screening for antibodies against gliadin patients with osteoporosis" [Buscando anticuerpos contra la gliadina en pacientes con osteoporosis]. *J Int Med*, 1992; 231:403-6.

34 Hafström, I., Ringertz, B., Spangberg, A. *et.al.* "A vegan diet free of gluten improves the signs and symptoms of rheumatoid arthritis: the effects on arthritis correlate with a reduction in antibodies to food antigens" [Una dieta vegana sin gluten mejora los signos y síntomas de artritis reumatoide: los efectos en la artritis se relacionan con una reducción en los anticuerpos contra los antígenos de la comida]. *Rehumatol*, 2001; 1175-9.

CAPÍTULO 9

[1] Bengmark, S., "Advanced glycation and lipoxidation end products –amplifiers of inflammation: The role of food" [Glicación avanzada y desechos de lipoxidación – amplificadores de inflamación: El papel de los alimentos]. *J Parent Enter Nutr*, 2007, septiembre-octubre; 31(5):430-40.

[2] Uribarri, J., Cai, W., Peppa, M., *et.al.* "Circulating glycotoxins and dietary advanced glycation end products: Two links to inflammatory response, oxidative stress and aging" [Glicotoxinas circulantes y desechos de glicación avanzada dietaria: Dos nexos con la respuesta inflamatoria, el estrés oxidativo y el envejecimiento]. *J. Gastroenterol*, 2007, abril; 62A:427-33.

[3] Epidemiology of Diabetes Interventions and Complications (EDIC). "Design, implementation, and preliminary results of a long-term follow-up of the Diabetes Control and Complications. Trial cohort" [Diseño, implementación y resultados preliminares de un seguimiento a largo plazo del Control y Complicaciones de la Diabetes. Prueba en cohorte]. *Diabetes Care*, 1999, enero; 22(1):99-111.

[4] Kilhovd, B.K., Giardino, I., Torjesen, P.A., *et.al.* "Increased serum levels of the specific AGE-compound methylglyoxal-derived hydroimidazolone in patients with type 2 diabetes" [Incremento en los niveles de suero del compuesto específico PGA de hidroimidazolona derivada del metilglioxal en pacientes con diabetes tipo 2]. *Metabolism*, 1003; 52:163-7.

[5] Goh, S., Cooper, M.E., "The role of advanced glycation end products in progression and complications of diabetes" [El papel de los desechos de glicación avanzada en la progresión y las complicaciones de la diabetes]. *J Clin Endocrinol Metab*, 2008; 93:1143-52.

[6] Uribarri, J., Tuttle, K.R. "Advanced glycation end products and nephrotoxicity of high-protein diets" [Desechos de glicación avanzada y nefrotoxicidad de dietas altas en proteínas]. *Clin J Am Soc Nephrol*, 2006; 1:1293-9.

[7] Bucala R., Makita, Z., Vega, G., *et.al.* "Modification of low density lipoprotein by advanced glycation end products contributes to the dyslipidemia of diabetes and renal insufficiency" [Modificación de lipoproteínas de baja densidad a causa de desechos de glicación avanzada contribuyen a la dislipidemia de diabetes e insuficiencia renal]. *Proc Natl Acad Sci USA*, 1994; 91:9441-5.

[8] Stitt, A.W., He, C., Friedman, S., *et.al.* "Elevated AGE-modified Apo B in sera of euglycemic, normolipidemic patients with atherosclerosis: relationship to tissue AGE's [Apo B modificados por PGA elevados en sueros de pacientes euglicémicos normolipidémicos con atherosclerosis: relación con los PGA del tejido]. *Mol Med*, 1997; 3:614-27.

[9] Moreira, P.I., Smith, M.A., Zhu, X., *et.al.* "Oxidative stress and neurodegeneration" [Estrés oxidativo y neurodegeneración]. *Ann NY Acad Sci*, 2005; 1043:543-52.

[10] Nicolls, M.R., "The clinical and biological relationship between type 2 diabetes mellitus and Alzheimer's disease" [Relación clínica y biológica entre la diabetes mellitus tipo 2 y el Alzheimer]. *Curr Alzheimer Res*, 2004; 1:47-54.

[11] Monnier, V.M., Battista, O., Kenny, D., *et.al.* "Skin collagen glycation, glycoxidation, and crosslinking are lower in subjects with long-term intensive versus conventional therapy of type 1 diabetes: Relevance of glycated collagen product versus HbA1c as markers of diabetic complications" [La glicación del colágeno de la piel, la glicoxidación y los enlaces cruzados son menores en sujetos con terapia intensiva a largo plazo que

con terapia convencional para la diabetes tipo 1: Relevancia del producto de colágeno glicado versus HbA1c como marcadores de complicaciones diabéticas]. Grupo de Estudio Auxiliar sobre el Colágeno de la Piel. Ensayo de Control y Complicaciones de la Diabetes. *Diabetes*, 1999; 48:870-80.

[12] Bengmark, *J Parent Enter Nutr*, 2007, sept-oct; 31(5):430-40.

[13] Seftel, A.D., Vaziri, N.D., Ni Z., *et.al.* "Advanced glycation end products in human penis: elevation in diabetic tissue, site of deposition, and posible effect through iNOS ore NOS" [Desechos de glicación avanzada en el pene humano: elevación en el tejido diabético, sitio de depósito y posible efecto a través de iNOS o NOS]. *Urology*, 1997; 50:1016-26.

[14] Stitt, A.W. "Advanced glycation: an important pathological event in diabetic and age related ocular disease" [Glicación avanzada: un evento patológico importante en enfermedad ocular relacionadacon la diabetes y con la edad]. *Br J Ophtalmol*, 2001; 85:746-53.

[15] Uribarri, J. *Gerontol*, 2007, abril; 62A:427-33.

[16] Vlassara, H., Cai, W., Crandall, *et.al.* "Inflammatory mediators are induced by dietary glycontoxins, a major risk for complications of diabetic angiopathy" [Los mediadores de inflamación son inducidos por las glicotoxinas de la dieta, un riesgo importante para complicaciones de la angiopatía diabética]. *Proc Natl Acad Sci USA*, 2002; 99:15596-601.

[17] Negrean, M., Stirban, A., Stratmann, B., *et.al.* "Effects of low- and high advanced glycation endproduct meals on macro- and microvascular endothelial function and oxidative stress in patients with type 2 diabetes mellitus" [Efectos de comidas que generan productos de glicación avanzada altos y bajos en la función endothelial macro y microvascular y estrés oxidativo en pacientes con diabetes mellitus tipo 2]. *Am J Clin Nutr*, 2007; 85:1236-43.

[18] Goh, *et.al. J Clin Endocrinol Metab*, 2008; 93:1143-52.

[19] Asociación Americana de Diabetes, en http:77www.diabetes.org/diabetes-basics/diabetes-statistics.

[20] Saki, M., Oimomi, M., Kasuga, M., "Experimental studies on the role of fructose in development of diabetic complications" [Estudios experimentales sobre el papel de la fructosa en el desarrollo de complicaciones diabéticas]. *Kobe J Med Sci*, 2002; 48(5):125-36.

[21] Goldberg, T., Cai, W., Peppa, M., *et.al.* "Advanced glycoxidation end products in commonly consumed foods" [Desechos de glicoxidación avanzada en alimentos que se consumen comúnmente]. *J Am Clin Nutr*, 2007; 85:1236-43.

[22] Negrean, *et.al. Am. J. Clin Nutr*, 2007; 85:1236-43.

[23] Sarwar, N., Aspelund, T., Eiriksdottir, G., *et.al.* "Markers of dysglycaemia and risk of coronary heart disease in people without diabetes: Reykjavik prospective study and systematic view" [Marcadores de disglicemia y riesgo de enfermedades coronarias en personas sin diabetes: estudio prospectivo y visión sistemática en Reikiavik]. *PLos Med*, 2010, 25 de mayo; 785):e1000278.

[24] Comité Internacional de Expertos. "International Expert Committee report on the role of the HbA1c assay in the diagnosis of diabetes" [Informe del Comité Internacional de Expertos en el papel del ensayo de la HbA1c en el diagnóstico de la diabetes]. *Diabetes Care*, 2009; 32:1327-44.

[25] Khaw, K.T., Wareham, N. *et.al.* "Glycated hemoglobin, diabetes, and mortality in men in Norfolk cohort of European Prospective Investigation of Cancer and Nutrition (EPIC-Norfolk) [Hemoglobina glicada, diabetes y mortalidad en la cohorte de hombres en Norfolk del Estudio Prospectivo Europeo sobre Cáncer y Nutrición]. *Brit Med J*, 2001, 6 de enero; 322(7277):15-8.

[26] Gerstein, H.C., Swedberg, K., Carlsson, J., *et.al.* "The hemoglobin A1c level as a progressive risk factor for cardiovascular death, hospitalization for heart failure, or death in patients with chronic heart failure: an analysis of the Candesartan in Heart Failure: Assessment of Reduction in Mortality and Morbidity (CHARM) program [El nivel de hemoglobin A1c como factor de riesgo progresivo para enfermedad cardiovascular, hospitalización por insuficiencia cardíaca o muerte en pacientes con insuficiencia cardíaca crónica: un análisis del Candesartán en la Insuficiencia Cardíaca: Evaluación de la Reducción de Mortalidad y Mordbilidad (CHARM, por sus siglas en inglés)]. *Arch Med Intern*, 2008, 11 de agosto; 168(15):1699-704.

[27] Khaw, *et.al. Brit Med J*, 2001, 6 de enero; 322(7277):15-8.

[28] Swami-Mruthinti, S., Shaw, S.M., Zhao, H.R., *et.al.* "Evidence of a glycemic threshold for the development of cataracts in diabetic rats" [Evidencia de umbral glicémico para el desarrollo de cataratas en ratas con diabetes]. *Curr Eye Res*, 1999, junio; 18(6):423-9.

[29] Rowe, N.G., Mitchell, P.G., Cumming, R.G., Wans, J. J. "Diabetes, fasting blood glucose and age-related cataract: the Blue Mountains Eye Study [Diabetes, glucosa en sangre en ayunas y cataratas relacionadas la edad: El estudio ocular Blue Mountains]. *Ophtalmic Epidemiol*, 2000, junio; 7(2):103-14.

[30] Sperduto, R.D., Seigel, D., "Senile lens and senile macular changes in a population-based sample" [Cristalinos seniles y degeneraciones maculares seniles en una muestra de población base]. *Am J Ophtalmol*, 1980, Julio; 90(1):86-91.

[31] Stitt, *et.al. Mol Med*, 1997; 3:617-27.

[32] Ishibashi, T., Kawaguchi, M., Sugimoto, K., *et.al.* "Advanced glycation end product-mediated matrix metalloproteinase-9 and apoptosis via reninangiotensin in type 2 diabetes" [Matriz de metaloproteinasa 9 mediada por desechos de glicación avanzada y apoptosis a través de renina-angiotensina en diabetes tipo 2]. *J Atheroscler Thromb*, 2010; 17(6):578-89.

[33] Vlassara, H., Torreggiani, M., Post, J.B., *et.al.* "Role of oxidants/inflammation in declining renal function in chronic kidney disease and normal aging" [Papel de oxidantes/inflamación en la disminución de funciones renales en enfermedades renales crónicas y el envejecimiento normal]. *Kidney Int Suppl*, 2009, diciembre; (114):S3-11.

CAPÍTULO 10

[1] Stalenhoef, A.F., de Graaf, J. "Association of fasting and nonfasting serum triglycerides with cardiovascular disease and the role of remnant-like proteins and small dense LDL." [Asociación de triglicéridos en suero en ayunas y no en ayunas con enfermedades cardiovasculares y el papel de proteínas tipo remanentes y LDL pequeñas y densas]. *Curr Opin Lipidol*, 2008; 19:355-61.

[2] Lamarche, B., Lemieux, I., Després, J.P. "The small, dense LDL phenotype and the risk of coronary heart disease: epidemiology, patho-physiology and therapeutic aspects" [El fenotipo de LDL pequeñas y densas y el riesgo de enfermedades cardíacas coronarias: epidemiología, patofisiología y aspectos terapéuticos]. *Diabetes Meth*, 1999, septiembre; 25(3):199-211.

[3] Packard, C.J. "Triacylglycerol-rich lipoproteins and the generation of small, dense low-density lipoprotein" [Lipoproteínas ricas en triacilglicerol y generación de lipoproteínas pequeñas y densas de baja densidad]. *Biochem Soc Trans*, 2003; 31:1066-9.

[4] De Graaf, J., Hak-Lemmers, H.L., Hectors, M.P., *et.al.* "Enhanced susceptibility to in vitro oxidation of the dense low density lipoprotein subfraction in healthy subjects" [Aumento de la susceptibilidad a la oxidación in vitro de la subfracción densa de lipoproteína de baja densidad en sujetos saludables]. *Arterioscler Thromb*, 1991, marzo-abril; 11(2):298-306.

[5] Younis, N., Sharma, R., Soran, H., *et.al.* "Glycation as an atherogenic modification of LDL" [La glicación como modificación aterogénica del LDL]. *Curr Opin Lipidol*, 2008, agosto, 19(4):378-84.

[6] Zambon, A., Hokanson, J.E., Brown, B.G., Brunzell, J.D. "Evidence for a new pathophysiological mechanism for coronary artery disease regression: hepatic lipase-mediated changes in LDL density" [Evidencia de un nuevo mecanismo patofisiológico de regresión de enfermedades en las arterias coronarias: cambios hepáticos mediados por la lipasa en la densidad de las LDL]. *Circulation*, 1999, 20 de abril; 99(15):1959-64.

[7] Ginsberg, H.N. "New perspectives on atherogenesis: role of abnormal triglyceride-rich lipoprotein metabolism" [Nuevas perspectivas sobre aterogénesis: papel de un metabolismo anormal de lipoproteínas ricas en triglicéridos]. *Circulation*, 2002; 106:2137-42.

[8] Stalenhoef, *et.al. Curr Opin Lipdiol*, 2008; 19:355-61.

[9] Ford, E.S., Li, C., Zhgao, G., *et.al.* "Hypertriglyceridemia and its pharmacologic treatment among US adults" [Hipertrigliceridemia y su tratamiento farmacológico en adultos estadounidenses]. *Arch Intern Med*, 2009, 23 de marzo; 169(6):572-8.

[10] Superko, H.R. "Beyond LDL cholesterol reduction" [Más allá de la reducción del colesterol LDL]. *Circulation*, 1996, 15 de noviembre; 94(10):2351-4.

[11] Lemieux, I., Couillard, C., Pascot, A., *et.al.* "The small, dense LDL phenotype as a correlate of posprandial lipemia in men" [El fenotipo de LDL pequeñas y densas como una correlación de la lipemia posprandial en hombres]. *Atherosclerosis*, 2000; 153:423-32.

[12] Nordestgaard, B.G., Benn, M., Schnohr, P., *et.al.* "Nonfasting triglycerides and risk of myocardial infarction, ischemic heart disease, and death in men and women" [Triglicéridos no en ayunas y riesgo de infarto al miocardio, cardiopatía isquémica y muerte en hombres y mujeres]. *JAMA*, 2007, 18 de Julio, 298(3):299-308.

[13] Sniderman, A.D., "How, when, and why to use apolipoprotein B in clinical practice" [Cómo, cuándo y por qué usar la apolipoproteína B en la práctica clínica]. *Am J Cardiol*, 2002, 17 de octubre; 90(8A):48i-54i.

[14] Otvos, J.D., Jeverajah, E.J., Cromwell, W.C. "Measurement issues related to lipoprotein heterogeneity" [Problemas de medición relacionados con la heterogeneidad de las lipoproteínas]. *Am J Cardiol*, 2002, 17 de octubre; 90(80A):22i-9i.

[15] Parks, E.J., Hellerstein, M.K. "Carbohydrate-induced hypertriacylglycerolemia: Historical perspective and review of biological mechanisms" [Hipertriacilglicerolemia inducida por carbohidratos: Perspectiva histórica y revisión de mecanismos biológicos]. *Am J Clin Nutr*, 2007; 71:412-23.

[16] Hudgins, L.C. "Effect of high-carbohydrate feeding on triglyceride and saturated fatty acid synthesis" [Efecto de una alimentación alta en carbohidratos en la síntesis de triglicéridos y ácidos grasos saturados]. *Proc Soc Exp Biol Med*, 2000; 225:178-83.

[17] Savage, D.B., Semple, R.K. "Recent insights into fatty liver, metabolic dyslipidaemia and their links to insulin resistance" [Revelaciones recientes del hígado graso, la dislipidemia metabólica y sus vínculos con la resistencia a la insulina]. *Curr Opin Lipidol*, 2010, agosto; 21(4):329-36.

[18] Therond, P. "Catabolism of lipoproteins and metabolic syndrome" [Catabolismo de las lipoproteínas y síndrome metabólico]. *Cur Opin Clin Nutr Metab Care*, 2009; 12:366-71.

[19] Centros para el Control de la Diabetes, 2010, "Dietary intake for adults 20 years of age and over" [Consumo alimenticio para adultos de 20 años en adelante], en http://www.cdc.gov/nchs/fastats/diet.htm.

[20] Capeau, J. "Insulin resistance and steatosis in humans" [Resistencia a la insulina y esteatosis en seres humanos]. *Diabetes Metab*, 2008; 34:649-57.

[21] Adiels, M., Olofsson, S., Taskinen, R., Borén, J. "Overproduction of very low-density lipoproteins is the hallmark of the dyslipidemia in the metabolic syndrome" [La sobreproducción de lipoproteínas de muy baja densidad es el preámbulo de la dislipidemia en el síndrome metabólico]. *Ateroscler Thromb Vasc Biol*, 2008; 28:1225-36.

[22] Westman, E.C., Yancy, WS Jr., Mavropoulos, J.C., et.al. "The effect of a low carbonate, ketogenic diet versus a low-glycemic index diet on glyucemic control in type2 diabetes mellitus" [Los efectos de una dieta cetogénica baja en carbonatos versus una dieta de bajo índice glicémico en el control glicémico en la diabetes mellitus tipo 2]. *Nutr Metab (Londres)*, 2008, 19 de diciembre; 5:36.

[23] Temelkova-Kurktschiev, T., Hanefeld, M. "The lipid triad in type 2 diabetes – prevalence and relevance of hypertriglyceridaemia/low high-density lipoprotein syndrome in type 2 diabetes" [La triada lipídica en la diabetes tipo 2: prevalencia y relevancia de la hipertrigliceridemia/síndrome de bajas lipoproteínas de alta densidad en diabetes tipo 2]. *Exp Clin Endocrinol Diabetes*, 2004, febrero; 112 (2);75-9.

[24] Krauss, R.M. "Atherogenic lipoprotein phenotype and diet-gene interactions" [Fenotipo de lipoproteína aterogénica e interacciones de la dieta en los genes]. *J Nutr*, 2001, febrero; 131(2):340S-3S.

[25] Wood, R. J., Volek, J.S., Liu, Y., et.al. "Carbohydrate restriction alters lipoprotein metabolism by modifying VLDL, LDL and HDL subfraction distribution and size in overweight men" [La restricción de carbohidratos altera el metabolismo de las lipoproteínas al modificar la distribución de las subfracciones de VLDL, LDL y HDL y la talla en hombres con sobrepeso]. *J Nutr*, 2006; 136:384-9.

CAPÍTULO 11

[1] Hadjivassiliou, M., Sanders, D.S., Grünewald, R.A., et.al. "Gluten sensitivity: from gut to brain" [Sensibilidad al gluten desde el intestino hasta el cerebro]. *Lancet*, 2010, marzo, 9:318-30.

[2] Holmes, G.N., Anderman, F., Naccarato, S., et.al., editors: *Epilepsy and other neurological disorders in coeliac disease* [Epilepsia y otros trastornos neurológicos en la enfermedad celíaca]. Londres: John Libbey; 1997:251-64.

[3] Hadjivassiliou, M., Grünewald, R.A., Sharrack, B., et.al. "Gluten ataxia in perspective: epidemiology, genetic susceptibility and clinical characteristics" [La ataxia por gluten en perspectiva: epidemiología, susceptibilidad genética y características clínicas]. *Brain*, 2003; 126:685-91.

4   Cooke, W., Smith, W. "Neurological disorders associated with adult coeliac disease" [Trastornos neurológicos asociados con la enfermedad celíaca en adultos]. *Brain*, 1996; 89:683-722.

5   Hadjivassiliou, M., Boscolo, S., Davies-Jones, G.A. *et.al.* "The humoral response in the pathogenesis of gluten ataxia" [La respuesta humoral en la patogénesis de la ataxia por gluten]. *Neurology*, 2002, 23 de abril; 58(8):1221-6.

6   Bürk, K., Bösch, S., Müller, C.A., *et.al.* "Sporadic cerebellar ataxia associated with gluten sensitivity" [Ataxia cerebellar esporádica asociada con la sensibilidad al gluten]. *Brain*, 2001; 124:1013-9.

7   Wilkinson, I.D., Hadjivassiliou, M., Dickinson, J.M., *et.al.* "Cerebellar abnormalities on proton MR spectroscopy in gluten ataxia" [Anomalías cerebelares en espectroscopía por resonancia mangética de protón en la ataxia por gluten]. *J Neurol Neurosurg Psychiatry*, 2005; 76:1011-3.

8   Hadjivassiliou, M., Davies-Jones G., Sanders, D.S., Grünewald, R.A. "Dietary treatment of gluten ataxia" [Tratamiento alimenticio para la ataxia por gluten]. *Brain*, 2003; 126:685-91.

9   Hadjivassiliou, *et.al. Brain*, 2003; 126:685-91.

10   Ibid.

11   Hadjivassiliou, M., Kandler, R.H., Chattopadhyay, A.K., *et.al.* "Dietary treatment of gluten neuropathy" [Tratamiento alimenticio para la neuropatía por gluten]. *Muscle Nerve*, 2006, diciembre; 34(6):762-6.

12   Bushara, K.O. "Neurological presentation of celiac disease" [Presentación neurológica de la enfermedad celíaca]. *Gastroenterol*, 2005; 128:S92-7.

13   Hadjivassiliou, M., *et.al. Lancet*, 2010, marzo; 9:318-30.

14   Hu, W.T., Murray, J.A., Greenway, M.C., *et.al.* "Cognitive impairment and celiac disease" [Problemas cognitivos y enfermedad celíaca]. *Arch Neurol*, 2006; 63:1440-6.

15   Ibid.

16   Hadjivassiliou, M., *et.al. Lancet*, 2010, marzo; 9:318-30.

17   Peltola, M., Kaukinen, K., Dastidar, P., *et.al.* "Hippocampal sclerosis in refractory temporal lobe epilepsy is associated with gluten sensitivity" [La esclerosis del hipo-campo en epilepsia refractoria de lóbulo temporal se asocia con la sensibilidad al gluten]. *J Neurol Neurosurg Psychiatry*, 2009, junio; 80(6): 626-30.

18   Cronin, C.C., Jackson, L.M., Freighery, C., *et.al.* "Coeliac disease and epilepsy" [Enfermedad celíaca y epilepsia]. *QJM*, 1998; 91:303-8.

19   Chapman, R.W., Laidlow, J.M., Colin-Jones, D., *et.al.* "Increased prevalence of epilepsy in celiac disease" [Mayor prevalencia de epilepsia en la enfermedad celíaca]. *Brit Med J*, 1978; 2:250-1.

20   Mavroudi, A., Karatza, E., Papastravrou, T., *et.al.* "Successful treatment of epilepsy and celiac disease with a gluten-free diet" [Tratamiento exitoso de la epilepsia en la enfermedad celíaca con una dieta sin gluten]. *Pediatr Neurol*, 2005; 33:292-5.

21   Harper, E., Moses, H., Lagrange, A. "Occult celiac disease presenting as epilepsy and MRI changes that responded to gluten-free diet" [La enfermedad celíaca oculta que se presenta como epilepsia y cambios de RMI que respondieron a una dieta sin gluten]. *Neurology*, 2007; 68:533.

22 Ranua, J., Luoma, K., Auvinen, A., *et.al.* "Celiac disease-related antibodies in an epilepsy cohort and matched reference population" [Anticuerpos relacionados con la enfermedad celíaca en una cohorte con epilepsia y en una población de referencia emparejada]. *Epilepsy Behav*, 2005, mayo; 6(3):388-92.

CAPÍTULO 12

1 Smith R.N., Mann, N.J., Braue, A., *et.al.* "A low-glycemic-load diet improves symptoms in acne vulgaris patients: a randomized controlled trial" [Una dieta con baja carga glicémica mejora los síntomas en pacientes con acné vulgaris: una prueba controlada aleatorizada]. *Am J Clin Nutr*, julio, 86(1):107-15.

2 Cordain, L. Lindeberg, S., Hurtado, M., *et.al.* "Acne vulgaris: A disease of Western civilization" [Acné vulgaris: una enfermedad de la civilización occidental]. *Arch Dermatol*, 2002, diciembre; 138:1584-90.

3 Miyagi, S., Iwama, N., Kawabata, T., Hasegawa, K., "Longevity and diet in Okinawa, Japan: the past, present and future" [Longevidad y dieta en Okinawa, Japón: pasado, presente y futuro]. *Asia Pac J Public Health*, 2003; 15 Supl: S3-9.

4 Cordain. *Arch Dermatol*, 2002, diciembre; 138:1584-90.

5 Bendiner, E., "Disastrous trade-off: Eskimo health for white civilization" [Intercambio desastroso: salud esquimal por civilización blanca]. *Hosp Pract*, 1974; 9:156-89.

6 Steiner, P.E. "Necropsies on Okinawans: anatomic and pathologic observations" [Necropsias en okinawenses: observaciones anatómicas y patológicas]. *Arch Pathol*, 1946; 42:359-80.

7 Schaefer, O. "When the Eskimo comes to town" [Cuando el esquimal viene a la ciudad]. *Nutr Today*, 1971; 6:8-16.

8 Fulton, J.E., Plewig, G., Kligman, A.M. "Effect of chocolate on acne vulgaris" [Efecto del chocolate en el acné vulgaris]. *JAMA*, 1969, 15 de diciembre; 210(11):2071-4.

9 Rudman, S.M., Philpott, M.P., Thomas, G., Kealey, T. "The role of IGF-I in human skin and its appendages: morphogen as well as mitogen?" [El papel del IGF-I en la piel humana y sus extremidades: ¿morfógeno y mitógeno?]. *J Invest Dermatol*, 1997, diciembre; 109(6):770-7.

10 Cordain. *Arch Dermatol*, 2002, diciembre; 138:1584-90.

11 Franks, S. "Polycystic ovary syndrome" [Síndrome de ovario poliquístico]. *N Engl J Med*, 2003; 13:853-61.

12 Tan, S., Hahn, S., Benson, S., *et.al.* "Metformin improves polycystic ovary syndrome symptoms irrespective of pre-treatment insuline resistance" [La metformina mejora los síntomas del síndrome de ovario poliquístico independientemente de la resistencia a la insulina previa al tratamiento]. *Eur J Endocrinol*, 2007, noviembre; 157(5):669-76.

13 Cordain, L. "Implications for the role of diet in acne" [Implicaciones del papel de la dieta en el acné]. *Semin Cutan Med Surg*, 2005, junio; 24(2):84-91.

14 Frid, H., Nilsson, M., Holst, J.J., Björck, I.M. "Effect of whey on blood glucose and insulin responses to composite breakfast and lunch meals in type 2 diabetic subjects" [Efecto del trigo en la glucosa en sangre y respuestas insulínicas a desayunos y almuerzos compuestos en sujetos con diabetes tipo 2]. *Am J Clin Nutr*, 2005, Julio, 82(1):69-75.

15 Adebamowo, C.A., Spiegelman, D., Danby, F.W., *et.al.* "High school dietary dairy intake and teenage acne" [Consumo de lácteos en la dieta de la secundaria y acné adolescente]. *J Am Acad Dermatol*, 2005, febrero; 52(2):207-14.

16 Abulnaja, K.O. "Changes in the hormone and lipid profile of obese adolescent Saudi females with acne vulgaris" [Cambios en el perfil hormonal y lipídico de adolescentes obesas saudíes con acné vulgaris]. *Braz J Med Biol Res*, 2009, junio; 42(6):501-5.

17 Smith, R.N., Mann, N.J., Braue, A., *et.al.* "A low-glycemic-load diet improves symptoms in acne vulgaris patients: a randomized controlled trial" [Una dieta con baja carga glicémica mejora los síntomas en pacientes con acné vulgaris: una prueba controlada aleatorizada]. *Am J Clin Nutr*, 2007, Julio; 86(1):107-15.

18 Abenavoli, L., Leggio, L., Ferrulli, A., *et.al.* "Cutaneous manifestations in celiac disease" [Manifestaciones cutáneas en la enfermedad celíaca]. *World J Gastroenterol*, 2006, 16 de febrero; 12(6):843-52.

19 Junkins-Hopkins, J. "Dermatitis herpetiformis: Pearls and pitfalls in diagnosis and management" [Dermatitis herpetiforme: pros y contras en el diagnóstico y el manejo]. *J Am Acad Dermatol*, 2001; 63:526-8.

20 Abenavoli, *et.al. World J Gastroenterol*, 2006, 16 de febrero; 12(6):843-52.

21 Kong, A.S., Williams, R.L., Rhyne, R., *et.al.* "Acanthosis nigricans: high prevalence and association with diabetes in a practice-based research network consortium – a PRImary care Multi-Etnich network (PRIME Net) study" [Acantosis nigricans: alta prevalencia y asociación con la diabetes en un consorcio de investigación basado en la práctica: estudio de red multiétnica de cuidado PRImario (PRIME Net)]. *J Am Board Fam Med*, 2010, julio-agosto; 23(4):476-85.

22 Corazza, G.R., Andreani, M.L., Venturo, N., *et.al.* "Celiac disease and alopecia areata: report of a new association" [Enfermedad celíaca y alopecia areata: reporte de una nueva asociación]. *Gastroenterol*, 1995, octubre; 109(4):1333-7.

23 Gregoriou, S., Papafragkaki, D., Kontochristopoulos, G., *et.al.* "Cytokines and other mediators in alopecia areata" [Citocinas y otros mediadores en la alopecia areata]. *Meditors Inflamm*, 2010; 928030.

CAPÍTULO 13

1 Trepanowski, J.F., Bloomer, R.J., "The impact of religious fasting on human health" [El impacto del ayuno religioso en la salud humana]. *Nutr J*, 2010, 22 de noviembre; 9:57.

2 Kendall, C.W., Josse, A.R., Esfahani, A., Jenkins, D.J. "Nuts, metabolic syndrome and diabetes" [Frutos secos, síndrome metabólico y diabetes]. *Br J Nutr*, 2010, agosto; 104(4):465-73.

3 Astrup, A., Dyerberg, J., Elwood, P., *et.al.* "The role of reducing intakes of saturated fat in the prevention of cardiovascular disease: where does the evidence stand in 2010?" [El papel de reducir el consumo de grasa saturada en la prevención de enfermedades cardiovasculares: ¿dónde está la evidencia en 2010?]. *Am J Clin Nutr*, 2011, abril; 93(4):684-8.

4 Ostman, E.M., Liljeberg Elmstähl, H.G., Björck, I.M. "Inconsistency between glycemic and insulinemic responses to regular and fermented milk products" [Inconsistencia entre las respuestas glicémicas e insulinémicas a los productos lácteos normales y fermentados]. *Am J Clin Nutr*, 2001, Julio; 74(1):96-100.

EPÍLOGO

1 Diamond, J. "The worst mistake in the history of human race" [El peor error en la historia de la raza humana]. *Discover*, 1987, mayo; 64-6.

ÍNDICE

Las referencias <u>subrayadas</u> indican tablas o texto en cuadros.

Acantosis nigricans, 211
Aceites en dieta sin trigo, 237
Ácido sulfúrico, 139, 140-141
Acidosis, 136-138
Acné, 204-209
Actos (pioglitazona), 121
Aderezo ranch, 303
Aderezos de ensalada, 270, 301-303
Adicción al trigo
    abstinencia, 49-52, 57, 58, 61, 225,
        228-231
    efectos por reexposición, <u>232</u>
    estimulación del apetito y, 60-61
    industria de los alimentos procesados, 68
    naloxona contrarrestar, 56-57
    no debida al gluten, 200
    obsesión con el trigo, 50-51
Adiponectina, 70
Adopción de la agricultura, males de la,
    257-258
Aegilops speltoid (hierba de cabras), 21
Aguacate, recetas con, 281-283
Alimentos que contienen trigo
    listas de, 265, 267-271
    amplia gama de, 104-105, 225, 264-266
Alimentos sin gluten, 72, 76, 82-83, 264
Alopecia areata, 214-<u>215</u>
Amilopectina A, 37-38, 40-45, 72-73, 159
Amilopectina B, 37
Amilopectina C, 37
Amilopectina, 36, 37
Amilosa, 36, 39
Anafilaxis inducida por el ejercicio
    dependiente del trigo (WDEIA, por sus
        siglas en inglés), 45
Anticuerpos HLA DQ2 y HLA DQ8,
    <u>92-93</u>
Anticuerpos, pruebas de sangre, <u>92-93</u>

Antigliadina, prueba de anticuerpos, <u>92</u>
Antojos nocturnos, 59-60
Apetito
    antojos nocturnos, 59-60
    durante el ayuno, <u>228</u>
    estimulado por trigo, 41, 59-62, 80, 110,
        225
    fármacos bloqueadores de opiatos que
        reducen, 57, 58
    reequilibrado al evitar el trigo, 80
Artritis reumatoide, 10, 145
Artritis, 10, 141-147
Asma, 10
Ataxia cerebelosa, 192, 195-198
Ataxia, 192-198
Ateroesclerosis, 168-170, <u>170-71</u>
Autismo, efecto del trigo sobre el, 54-55
Avena, 243, 264
Aves, recetas, 281-282, 286, 288
Ayuno, 228
Azúcar en la sangre. *Véase también* Diabetes
    amilopectina efecto sobre, 37, 38
    elevada por trigo, 10, 37-39, 72
    glicación de partículas LDL y, <u>170</u> alta
        daño debido a, 121 grasa debida a,
        39-40
        envejecimiento acelerado por, 153
        formación de PGA debida a, 154–57,
        158–59
        glicación con, 143 liberación de
        insulina con, 73
    granos que no son trigo, efecto sobre,
        235-36
    grasa visceral, crecimiento, y, 69-73
    legumbres, efecto sobre, 243
    normal, formación de PGA y, 157-58
    pasta, efecto sobre, 39

Barras de reemplazo de comida, 268
Barras energéticas, 268
Barras proteicas, 268
Barrera hematoencefálica, 55-56
Bebidas de frutas, 244
Bebidas, 244-45, 267
Berenjena horneada, 292
Bupropión, 58

Caída de pelo, 212-13, 215
Calabacín, pasta reemplazada por, 285
Calcio 134-141
Cáncer de colon, 67
Cáncer de mama, 73
Cáncer, 67, 73, 102-103, 157
Caramelo, 300
Carbohidratos
    acné promovido por, 206-209
    almacenamiento de grasa debido a,
        176-77
    complejos, en el trigo, 36-37, 159
    diabetes, relación con, 120-123
    dietas bajas en carbohidratos, 79-80
        125-31
    en alimentos sin gluten, 73, 77, 82-83, 266
    en dieta ADA para diabetes, 121-125
    en ejemplo de menú de 7 días, 220-21
    en recetas en este libro, 273-74
    formación de PGA y, 159
    partículas LDL ligadas a, 179-80
    porcentaje en el trigo, 36
    reducción en dieta sin trigo, 233-235
    triglicéridos elevados por, 175-78
Carbohidratos complejos, 36, 159
Carne y productos animales
    Estudio de China sobre, 183-84
    que contienen trigo o gluten, 269
    PGA exógenos en, 160-61
    osteoporosis y, 136-38
    pH afectado por, 133-35
    receta de chuletas de cerdo, 289
    recetas de aves, 281-82, 286, 288
    en dieta sin trigo, 237-39
Cataratas, 156-57
Cenar fuera, 254-56
Cerebro. Véase Efectos del trigo sobre la
    mente; Discapacidad neurológica
Cerveza, 243-44
Citoquinas, 70
Colesterol LDL (LDL ficticia), 174-75
    188-89

Colesterol, LDL ficticio, 174-75, 188, 189
Colorantes, 268
Comer fuera, 254-56
Comercio de alimentos, 222
Comida rápida, 268
Condimentos, 242, 270
Convulsiones de lóbulo temporal, 199
Convulsiones, 199
Cosecha natufiana de trigo, 17
Chocolate, 252, 296
Chocolatina Mars, 38, 39
Chocolatina Snickers, 39
Chuletas de cerdo, receta, 289

Daño ocular, PGA que causan, 156, 160
Demencia, 156, 198
Dermatitis herpetiforme, 98, 209-10, 263
Dermatomiositis, 212
Dermatosis ictiosiforme, 212
Desafío rectal para enfermedad celíaca, 93
Desayuno
    cereales con trigo o gluten, 267, 269
    recetas, 277, 278, 280
    sugerencias para, 243, 244
Diabetes. Véase también Azúcar en la sangre
    adaptación de células beta con, 113
    aliviada por evitar el trigo, 10
    aumento de peso que lleva a, 116-17
    complicaciones de, 116, 155, 194
    costos de, 110-11
    dieta ADA para, 121-125
    dieta baja en carbohidratos para, 125-128
    en niños (tipo 1), 112, 128-29
    enfermedad celíaca y, 96, 98-99, 129
    envejecimiento acelerado por, 152
    formación de PGA debida a, 155-158
    frutas, efecto sobre, 237
    granos enteros y, 7, 66
    historia de casos, 124-25
    historia de, 111-14, 125-26
    incremento en EUA (1980–2009), 115
    insulinodependiente, 100
    medicación para, 121-22
    prediabetes, 115-16
    prevalencia de, 115-16, 115
    prevención de, 130
    tipo 1 vs. tipo 113
    triada de lípidos con, 177
    trigo y riesgo de, 110, 118
Dieta baja en grasa, 121, 125, 178
Dieta sin gluten, 76, 77

Dieta sin trigo
  beneficios energéticos de, 226
  calorías en, 77-78, 221
  desafíos de, 219-220, 225-27
  efectos de re exposición al trigo, 231-32,
    232
  ejemplo de menú de una semana, 245-51
  fibra en, 223 alimentos en, 235-45,
    240-41
  listas de alimentos que contienen trigo,
    265, 267-71
  otros carbohidratos que evitar, 233-35
  para vegetarianos y veganos, 244
  pérdida de peso en, 10, 41-42, 75-79
  recetas, 275-300
  refrigerios en, 251-54
  reuniones sociales y comer fuera, 254-56
  síndrome de abstinencia de trigo en, 226,
    228-31
  vitaminas B en, 224
Dietas bajas en carbohidratos, 79-80,
  125-30
Dips de verduras, 253
Discapacidad neurológica
  ataxia, 192-94
  convulsiones, 199-200
  demencia, 198, 199
  diabetes con, 197-98
  encefalopatía por gluten, 198-99
  enfermedad celíaca con, 98-99, 195-97
  neuropatía periférica, 195-97
Disfunción eréctil masculina, 157
Disfunción eréctil, 157

Economía del trigo, 259
Ecuación de Friedewald, 174-75
Efectos del trigo sobre la mente. *Véase
  también* Adicción al trigo; Discapacidad
    neurológica
  aliviados por evitar el trigo, 60-61
  cuantificación difícil para, 50
  en niños autistas, 54
  en TDAH, 54
  esquizofrenia y, 52-56
  naloxona y, 55-57, 60
  polipéptidos que causan, 54-55, 57, 191
Ejemplo de menú de 7 días, 245-51
Ejemplo de menú de una semana, 245-51
Encefalopatía del gluten, 198
Endulzantes artificiales, 274-75
Endulzantes, 271, 274-75

Enfermedad cardiaca
  historias de casos, 146-47
  partículas LDL y, 168-70, 170-71, 173
  trigo y, 181-82, 184-85
  granos enteros y, 66
Enfermedad celíaca
  ataxia con, 192-94
  cambiar la cara de, 88-91
  como adaptación fallida al trigo, 85-86
  como condición permanente, 107-8
  convulsiones con, 198-99
  demencia con, 198
  desafío rectal para, 93
  desafíos para evadir el gluten, 104-5
  desencadenada por gluten, 44, 86-87
  desnutrición con, 41, 75-76, 87, 101
  diabetes asociada a, 96, 98, 129
  diagnóstico de, 75, 87-89, 92-93
  historia de casos 98-99
  intestino delgado y, 41, 87, 93
  intolerancia al gluten inmunomediada
    con, 96-101, 103, 145
  modificación genética del trigo y, 30
  pérdida de peso relacionada con el trigo
    y, 41, 75-79
  precauciones para recetas, 275
  prevalencia creciente de, 86, 88, 89, 94
  recursos en Internet, 105
  reflujo con, 106
  riesgo de cáncer con, 102-103
  riesgo de osteoporosis con, 147–48
  SII con, 107
  síntomas de, 44-45, 88-90, 96-101, 263
  tasa de mortalidad y, 101-102
  tratamientos tempranos para, 86
Enfermedad de Alzheimer, PGA que
  resultan en, 156
Enfermedad de Behcet, 211
Enfermedad de hígado graso no alcohólico
  (EHGNA), 176, 178
Enfermedad hepática, 98
Enfermedad renal, PGA que causan, 156
Enfermedades autoinmunes, 99-100
Envejecimiento
  acelerado por diabetes, 153-55
  causado por PGA, 153-59, 156-57,
    160-61, 164
  de piel, trigo y, 204
  falta de marcadores biológicos para,
    148–49
  glicación como medida de tasa, 156–65

medidas propuestas para, 148–50
retardo al dejar el trigo, 165–66
tasas variables de, 147–48
Eritema nodoso, 211
Erupciones, 10, 98, 209-12, 213, 263
Esofaguitis y reflujo, 105
Espárrago, 291
Especias y hierbas, 242
Espesantes, 268
Espinaca, 290
Esquizofrenia, 53-54, 55, 56-57
Esteatosis no alcohólica (ENA), 176, 178
Estrógeno, 73-74
Estudio de China, 211-212
Exorfinas, 56, 58, 191, 200–201

Factor de necrosis tumoral, 69-70
Fibra, 36, 223-24
Fideos Shirataki, 286
Frutas, 135, 235-37, 276, 293–94
Frutos secos, 237, 251, 293

Galletas, 28
Galletas, bajas en calorías, 252–53
Ganancia de peso, 64, 75, 116–18. *Véase también* Obesidad y sobrepeso
Genética del trigo
    acumulación de cromosomas, 21, 22
    genoma D, 43–44
    cambios del gluten, 43–44
    cambios en los últimos cincuenta años, 15–16, 18, 32-33, 89, 86, 128-29
    cambios en proteínas del gluten, 27–29, 86
    creación del trigo moderno, 23, 24, 25–26
    hibridación, 22–30, 43–44
    incremento del rendimiento de cosecha, 25–26
    modificación de genes, 31–32
    sin pruebas de seguridad, 27, 31-33
    trigo antiguo vs moderno, 16–17, 22, 23, 24
    Triticum aestivum desarrollo, 22
Ginecomastia, 74
Gliadinas, 49, 44–45, 86–87
Glicación, 143, 160–64, 170
    PGA, 150–51, 156-57, 160-61, 164
Glucosa. *Véase* Azúcar en la sangre
Glucotoxicidad, 119
Gluten. *Véase también* Enfermedad celíaca

beneficios para hornear, 42–43
cambios en el trigo moderno, 27–28, 86
desafíos para evitar, 104–105
diferencias en las cepas de trigo, 43–44
en granos que no son trigo, 264
exorfinas que aumentan los efectos de, 200-01
fuentes sigilosas de, 266
gliadinas, 43, 44–45, 86–87
gluteninas, 43
intestino hecho permeable por, 86–87
polipéptidos de la digestión de, 55-56, 57
porcentaje de la proteína del trigo, 43
síntomas relacionados con, 263–264
trastornos de la piel relacionados con, 211–12
trigo como fuente principal de, 7, 42
ubicuidad del, 104, 105
Gluteninas, 43
Gluteomorfina, 55-56
Granos
    mensaje de "granos enteros saludables", 7, 15, 64, 65–68, 103, 114, 121, 125, 141, 146, 177, 220, 258, 259–60
    que no son trigo, 242-43, 264
    subproductos ácidos de, 138–39
    triglicéridos elevados por, 177–78
Grasa central. *Véase* Grasa visceral
Grasa visceral. *Véase también* Obesidad y sobrepeso
    azúcar en la sangre y, 39–40, 68–69, 71–72
    citoquinas producidas por, 69
    como depósito de triglicéridos, 177
    condiciones de la salud desencadenadas por, 69
    estrógeno producido por, 73–74
    inflamación desencadenada por, 69
    inflamada, 70
    insulina y acumulación de, 72
    osteoartritis con, 141–43
    resistencia a la insulina con, 72
    riesgo de cáncer de mama con, 73
    unicidad de, 4, 70–71
Grasa, en la dieta
    dieta baja en grasa, 121, 125, 178
    en dieta sin trigo, 234-35
    movimiento médico para reducir, 67
    niveles de triglicéridos poco afectados por, 174

VLDL poco afectados por, 177
Grasa, panza. *Véase* Grasa visceral

Hemoglobina, prueba de sangre HbA1c
    para, 163-65
Hibridación del trigo, 24-33, 43–44
Hierba de cabras (*Aegilops speltoid*), 21
Hierbas y especias, 242
Hígado, 174, 175–76
Hipoglucemia, 72–73
Historia de la diabetes, 110–115, 125
Historia del cultivo de trigo
    a finales del siglo XX, 19-20
    cambios genéticos durante, 17–18, 19,
        21, 22, 23, 24
    creación del trigo moderno, 23, 24,
        25–26
    desde el siglo XVII hasta mediados del
        XX, 18
    en el Tercer Mundo, 29–30
    incremento del rendimiento de cosecha,
        24–26
    introducción al Nuevo Mundo, 22
    males de la adopción de la agricultura,
        257-58
    Natufianos en el Pleistoceno, 17–18
Hongos, recetas, 285, 286, 290
Huesos
    como depósitos de, 135–36
    extracción de calcio inducida por ácido,
        138-39
    osteoporosis, 136–37, 141, 144–49
Huevos, 237, 276–77, 284

IMC, 66, 76–77, 117, 188
Índice glicémico (IG), 9-10, 37–38, 82
Industria de los alimentos procesados,
    67–68, 222-24
Inflamación, 70–71, 82, 119, 142, 143
Insulina
    acné desencadenado por, 206-209
    acumulación de grasa debida a, 72
    azúcar en la sangre y liberación de, 71
    mal entendimiento de la diabetes, 113-14
    reducción de carbohidratos y, 127
Intestino delgado, 41, 89, 93
Intolerancia a la lactosa, 239
Intolerancia al gluten inmunomediada,
    98-101, 103, 145
Intolerancia al trigo. *Véase* Enfermedad
    celíaca

Lácteos, 208, 309. *Véase también* Queso
LDL (lipoproteína de baja densidad)
    antioxidantes que modifican, 171
    cálculo vs. medición, 174-75
    carbohidratos que incrementan, 178,
        179–80
    glicación de partículas, 171
    historia de casos, 180
    reducción, 178–79, 182, 188
    tamaño de partículas y enfermedad
        cardiaca, 168–70, 170-71, 172
    trigo que causa encogimiento de,
        170, 174
    trigo que incrementa, 182
    VLDL y reducción en el tamaño de,
        170–71
Legumbres, precauciones para comer, 243
Leptina, 70, 73, 142, 143
Linfoma no de Hodgkin, 103
Lino, molido, 243, 278, 279

Maní, 237–38, 300
Mariscos, recetas, 283, 287
Medicamentos de estatina, 175
Menús para una semana, 245–50
Metformina, 121
Muffin, recetas, 294–95
Muffins de calabaza, 295

Naloxona, 55–57, 60
Naltrexona, 58, 232
Neuropatía periférica, 194–97

Obesidad y sobrepeso. *Véase también* Grasa
    visceral; Ganancia de peso
    acné con, 208-209
    IMC para, 66, 117
    en pacientes con enfermedad celíaca,
        41, 75
    incremento desde la mitad de la década
        de 1980, 66
    incremento con consumo de granos
        enteros, 6-7
    razones "oficiales" para, 67
    razones típicas dadas para, 5
    correlación del trigo con, 187
    prevalencia de, 3, 4–5, 66, 116–117, 117
    experiencia del autor sobre, 7–8
Osteoporosis, 136–37, 141, 144–45
Ötzi (hombre de hielo tirolés), 140–41

Páncreas, 119
Panza de trigo. *Véase* Grasa visceral
Pasta, 38, 285
Pastel de zanahoria, 298
Pasteles de cangrejo, 287
Pérdida de peso
  en dieta sin trigo, 10, 41–42, 75–80
  en pacientes con enfermedad celíaca, 41, 75–79
  historias de casos, 65, 81
  naltrexona para, 58
  osteoartritis reducida por, 142–143
  ritmo inicial de, 79
Pescados y mariscos, recetas, 283, 287
PGA endógenos, 160
PGA exógenos, 160-61
pH del cuerpo
  ácidos que desafían, 134
  acidosis, 136-38
  alimentos alcalinos, 136
  efecto de los productos animales sobre, 134-35
  efecto del trigo sobre, 136, 138-41
  regulación de, 133–34
Piel
  acné, 204–09
  caída de pelo, 213-15, 215
  erupciones, 10, 98, 209–11, 213, 263
  gama de males debidos al trigo, 214–16
  procesos corporales reflejados en, 203-04
Pioderma gangrenoso, 212
Pioglitazona (Actos), 121
Pirámide alimenticia de la USDA, 67
Polipéptidos, 55-56, 58, 191
Postres, 270, 296-300
Prediabetes, 115–117, 159
Productos animales. *Véase* Carnes y productos animales
Productos de soya, 239–40, 271
Productos finales de la glicación avanzada (PGA), 150–52, 156-57, 160-61, 164
Prolactina, 74
Proteína, 36, 43, 44–45, 136–37. *Véase también* Gluten
Prueba de anticuerpos de endomisio, 92-93
Prueba de anticuerpos de transglutaminasa, 92-93
Prueba de sangre HbA1c, 163–65
Psoriasis, 211
Publicidad para alimentos, 222

Queso
  en dieta sin trigo, 239
  intolerancia a la lactosa y, 239
  para refrigerios, 251
  que contiene trigo o gluten, 267
  recetas, 282, 284, 289-90, 292,299

Recetas
  "Pan" de manzana y nuez, 293
  "Pasta" de calabacín con hongos baby bella, 285
  Aderezo ranch sin preocupaciones, 303
  Berenjena horneada a los tres quesos, 292
  Caramelo de chocolate y mantequilla de maní, 300
  Cereal caliente de coco y semillas de linaza, 278
  Chuletas de cerdo empanizadas con parmesano acompañadas de vegetales asados con balsámico, 289
  en ejemplo de menú de 7 días, 247-50
  enfermedad celíaca y, 275
  Ensalada de atún y aguacate, 283
  Ensalada de espinaca y hongos, 290
  Espárragos con aceite de oliva y ajo asado, 291
  Fideos Shirataki salteados, 286
  Galletas de jengibre con especias, 297
  Granola, 277 reglas para, 273-74
  Licuado de frutillas y coco, 276
  Mousse de chocolate oscuro y tofu, 296
  Muffins de calabaza con especias, 295
  Muffins de plátano y mora azul, 294
  Pastel de zanahoria, 298
  Pasteles de cangrejo, 287
  Pizza sin trigo, 284
  Pollo cubierto de pacanas con tapenade, 288
  Salsa de wasabi, 301
  Sopa de tortilla mexicana, 282
  Tarta de queso clásica de corteza sin trigo, 299
  Vinagreta, 302
  Wrap de huevo y pesto de desayuno, 279
  Wrap de pavo y aguacate, 281
  Wrap de semilla de linaza, 279
Recetas de ensalada, 283, 290
Recetas para platillo principal, 284-89, 292
Reflujo, 10, 105, 106
Refrescos, 243

Refrigerios, 251–53, 270, 276-77, 293–95
Rellenos, 270
Resistencia a la insulina, 82, 110, 113
Restaurantes, comer en, 254–55, 268
Retinopatía, PGA que causan, 157
Reuniones sociales, 254
RPGA (receptor PGA), 158

Sacarosa, trigo vs., 9-10, 38, 82
Salsa de wasabi, 301
Salsas, 270, 301
Sazonadores, 242, 270
Semillas crudas, 241
Senos de hombre, 73–74
Senos, aumento en hombres, 73–74
Shock anafiláctico, 45
Síndrome de Intestino Irritable (SII), 10, 105–106
Sopas, 271, 282
Sustituto de pan (receta), 293

Tarta de queso, 299
Tasa de mortalidad, exposición al gluten de trigo y, 101-02
TDAH (Trastorno por déficit de atención con hiperactividad), 54
Texturizantes, 268
Trastorno por déficit de atención con hiperactividad (TDAH), 54
Triglicéridos, 171–78
Trigo einkorn
    cambio gradual lejos de, 18
    código genético de, 19
    emmer como descendencia de, 21
    en la dieta de Ötzi, 140–42
    encontrar actualmente, 23–24, 23
    experimento del autor con, 28-29
    pobre para hornear, 21, 36
    preservación de, 25
    resurrección, 259
    trigo moderno comparado con, 24
    uso europeo antiguo, 20–21
    uso natufiano en el Pleistoceno, 17
Trigo emmer (Triticum turgidum), 18, 21–22, 23-24, 259
Triticum aestivum (trigo de pan)
    cambio gradual por uso de, 18
    cambios en proteínas de gluten, 27–28
    composición de la harina de, 36
    desarrollo de, 22
    descendencia cultivada por humanos, 23, 24

einkorn comparado con, 24
impacto de largo alcance de, 6
variedad de gluten en, 43–44
Triticum compactum, 23
Triticum durum, 23
Triticum tauschii, 22
Triticum turgidum (emmer wheat), 18, 21–22, 23–24, 259

Úlceras orales, 211 Osteoartritis, 141–43

Vasculitis cutánea, 211
Vegetarianos y veganos, 245
Verduras en vinagre, 240-41
Verduras, 135, 138-39, 235, 253
Vinagreta, 301-302
Vitaminas B, 224-25
Vitiligo, 211
VLDL (proteína de muy baja densidad), 170-71, 180-81

Wraps, recetas para, 276–78

Zonulinas, 95

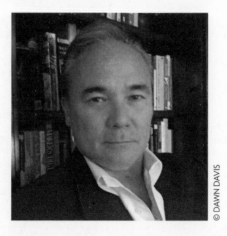

© DAWN DAVIS

DR. WILLIAM DAVIS es un cardiólogo preventivo cuyo acercamiento único a una dieta libre de trigo le permite defender la reversión, no sólo la prevención, de las enfermedades cardiacas. Es director médico de Track Your Plaque, un programa en línea de prevención; además colabora en publicaciones para varias revistas y en sitios web de salud. Vive con su esposa y sus tres hijos en Fox Point, Wisconsin, donde no hay bagels ni cupcakes en su despensa.